医学統計学シリーズ
丹後俊郎＝編集
6

医薬開発のための
臨床試験の計画と解析

上坂浩之
［著］

朝倉書店

序

　医薬品の開発は，新化学物質の創製あるいは発見・抽出に始まり，製剤化研究，動物実験による毒性と薬理作用の研究，そしてヒトでの臨床研究に至るまで，長い年月をかけ，非常に多額の費用と膨大な資源，そして労力をかけて達成される巨大プロジェクトである．医薬品の候補物質である試験薬剤の臨床研究は，初めてヒトに投与する段階から，その薬剤による治療が有効であることを多くの患者を対象として確認するまで，安全性と有効性を一歩一歩確認しながら進められる．そこでは，探索と検証の積み重ねという科学研究の過程が具現されている．臨床研究では，試験薬剤の作用を的確に反映しているデータに基づき，最少の被験者で正しい結論を得る必要がある．統計学は，それを達成するための基本的な方法論を与えると考えられている．すなわち，最少の被験者で，偏りのない最大限の情報を得るための，研究計画の立案とデータ解析の方法を提供している．

　本書は，前半（第1～4章）では，様々な型の試験に共通な研究計画書の作成に関する主要な事項と，その基礎にある考え方を述べている．後半（第5～11章）では，臨床開発の段階ごとに，典型的な試験のデザインと統計解析の方法を解説している．臨床試験に関する書物の多くは，検証試験としての無作為化比較試験を主として扱っている．しかし，臨床開発の初期段階では，投与量と効果および有害作用の関係（用量反応関係）を明らかにし，最も適切な投与方法と投与量を決定するための情報を得ることが目的となる．第5～8章では，この用量反応関係を探索するための試験デザインと解析方法を扱っている．第9,10章は，検証試験を対象にしているが，層別因子を含む試験および非劣性試験について，多くの書物では扱われていない話題に絞って述べている．第11章では，特別な状況で工夫された試験方法を紹介している．臨床試験で収集される様々なデータの解析方法に関してはすでに多くの書物が出版されており，本書では扱わなかった．

　医薬品の臨床開発の方法は，1990年代半ば以降，大きく変貌してきた．これ

は，日米EU 3地域で，共通の方法に従って医薬品開発を進めるための，医薬品規制調和国際会議（International Conference on Harmonisation of Technical Requirements for Registration of Pharmaceuticals for Human Use: ICH）によるところが大きい．ICHでは，医薬品開発を現代の最高の科学水準で実施するためのガイドラインを整備してきており，それらは本書でしばしば引用されている．ICHにより医薬開発の国際化が進み，臨床開発は，国内のみで実施する臨床試験だけでなく，国際共同試験を含めた開発へと移行しつつある．さらに，臨床開発の規模の拡大に伴い，探索試験と検証試験を統合した試験や，試験の中間情報によって試験デザインを変更する適応的デザインの導入など，臨床試験の方法はいま大きく変化しつつある．

本書の執筆は，国立保健医療科学院の丹後俊郎博士にお勧めいただいた．それはちょうど，日本の臨床開発が，従来の国内試験のみから，海外試験を参考としたブリッジング試験へと変わろうとしているときであった．そのため，構成を考え始めた頃には，私が関わってきた，本書に述べたような開発の進め方がどこまで日本国内で実現されるのだろうかという疑問があった．しかし，それから数年を経たいま上述の変化をみると，臨床開発を効果的に進めるためには，探索的研究を含む臨床開発の全過程において統計的な考え方を活用していくことが，以前にも増して必要になっているように思われる．本書がその基本となる事柄の理解に役立つことを願っている．

最後に，本書の執筆をお勧めいただいた丹後俊郎博士，また，私が臨床試験に関して多くの経験を積むきっかけを与えていただいた恩師浅野長一郎九州大学名誉教授，ならびにそれぞれの時期に一緒に臨床試験を計画・実施・解析した同僚諸氏，校正等でたいへんお世話になった朝倉書店編集部に感謝申し上げます．最後に，私の研究活動と本書の執筆は妻千代子によって支えられていたことを申し添えたい．

2006年11月

上坂浩之

目　　次

1. **医薬品の臨床開発と臨床試験** ……………………………………………… 1
   1.1 医薬品の段階的開発と臨床試験 ……………………………………… 1
      1.1.1 安全性の探索と臨床薬理試験（第Ⅰ相）(2)／1.1.2 患者における探索試験（第Ⅱ相）(2)／1.1.3 有効性の検証（第Ⅲ相）(3)／1.1.4 市販後試験と安全性監視（第Ⅳ相）(3)
   1.2 倫　理 ……………………………………………………………………… 4
   1.3 臨床開発における法的規制 …………………………………………… 4
      1.3.1 薬事法 (4)／1.3.2 医薬品の臨床試験の実施の基準 (5)／1.3.3 医師が自ら実施する臨床試験 (6)／1.3.4 治験計画の届出 (6)／1.3.5 倫理規定 (7)
   1.4 臨床試験の計画・実施・解析・報告に関わる統計関連文書 ………… 8
      1.4.1 試験実施計画書 (8)／1.4.2 解析計画と解析計画書 (8)／1.4.3 試験の報告書 (9)／1.4.4 データ処理 (9)
   1.5 医薬品の臨床試験に関するガイドライン …………………………… 9

2. **試　験　計　画** ……………………………………………………………… 11
   2.1 試験の目的 ……………………………………………………………… 11
      2.1.1 開発計画と試験の目的 (11)／2.1.2 試験目的の性格 (13)
   2.2 試　験　対　象 ………………………………………………………… 16
      2.2.1 対象とする患者母集団の定義 (17)／2.2.2 被験者標本 (20)／2.2.3 対象母集団の変動性 (20)／2.2.4 個体間変動と個体内変動 (22)
   2.3 処理または試験治療 …………………………………………………… 22
      2.3.1 実験因子としての薬剤または試験治療 (22)／2.3.2 試験治療の規定 (23)
   2.4 応　　　答 ……………………………………………………………… 24
      2.4.1 応答とは (24)／2.4.2 主要な観測変数と副次的な観測変数 (25)／

  2.4.3 代替評価変数（25）／2.4.4 観測変数の測定尺度（26）／2.4.5 評価尺度（28）／2.4.6 合成変数（29）／2.4.7 測定および尺度の要件（29）／2.4.8 観測時点と観測方法（29）

 2.5 効果の測定尺度 ……………………………………………………… 30
  2.5.1 個々の被験者における効果の指標（30）／2.5.2 集団における要約指標と2治療法間の比較（31）

 2.6 対照と薬効の測定 …………………………………………………… 33
  2.6.1 対　照（33）／2.6.2 プラセボ対照（34）／2.6.3 実薬対照（36）／2.6.4 用量対照（37）／2.6.5 用法対照（37）

 2.7 安全性情報の収集 …………………………………………………… 37
  2.7.1 安全性情報の収集の目的と原則（37）／2.7.2 安全性に関する用語（38）／2.7.3 有害事象に関して収集すべき情報（40）／2.7.4 安全性情報の収集にあたっての留意点（42）

3. 無作為化対照試験 …………………………………………………… 43

 3.1 試験群の構成と基本的な試験デザイン ………………………… 44
  3.1.1 個体間比較と個体内比較（44）／3.1.2 並行群試験（44）／3.1.3 クロスオーバー試験（46）／3.1.4 ラテン方格配置試験（50）／3.1.5 無作為化完備ブロック配置と不完備ブロック配置（52）／3.1.6 時期効果について釣り合わせた不完備ブロック配置（53）

 3.2 対照群の型 …………………………………………………………… 54
  3.2.2 同時対照群と外部対照群（54）／3.2.2 対照治療を受ける同時対照群（54）／3.2.3 無治療同時対照試験（54）／3.2.4 無対照試験（55）／3.2.5 歴史対照（56）

 3.3 偏　　り ……………………………………………………………… 56
  3.3.1 試験計画の規定によりもたらされる偏り（57）／3.3.2 試験の実施時点で入る偏り（57）／3.3.3 データ解析，解釈，および報告で発生する偏り（57）

 3.4 共変量と層別 ………………………………………………………… 58
  層　別（58）

 3.5 無作為化とその方法 ………………………………………………… 59
  3.5.1 無作為化の定義と意義（59）／3.5.2 無作為割付の方法（61）／3.5.3 無作為割付において考慮すべき事項（67）

 3.6 盲　検　化 …………………………………………………………… 69
  3.6.1 盲検化の種類（69）／3.6.2 盲検化の意義（70）／3.6.3 盲検化の方法

(71)／3.6.4 二重盲検の実現可能性（72）
3.7 施設および多施設共同試験 ……………………………………………… 74
　3.7.1 施設の定義（74）／3.7.2 単一施設試験（75）／3.7.3 多施設共同試験（75）
3.8 被験者数の設定 …………………………………………………………… 75
　3.8.1 被験者数設定の重要性（75）／3.8.2 被験者数設定の指導原理（75）／3.8.3 検証試験におけるエフェクトサイズの推定（77）／3.8.4 実施可能性に関わる問題（78）／3.8.5 試験を実施することができるように工夫すること（79）

4. 解析計画と結果の報告 ……………………………………………………… 81
4.1 解析計画書 ………………………………………………………………… 81
　4.1.1 解析計画書の目的（81）／4.1.2 解析計画の策定（82）
4.2 被験者集団とその変容過程 ……………………………………………… 83
　4.2.1 被験者集団の変容過程（87）／4.2.2 施設別の割付ならびに試験計画違反発生状況（87）／4.2.3 脱落状況の記述と分析（87）／4.2.4 来院または診察の間隔（90）／4.2.5 観測値の分布形状と外れ値の要約（92）
4.3 実施された治療の実態を明らかにすること …………………………… 93
4.4 解析対象集団 ……………………………………………………………… 93
　4.4.1 解析対象集団に関する問題（93）／4.4.2 統計的推測の結果を適用する集団（95）／4.4.3 ITT の原則（97）／4.4.4 最大の解析対象集団（99）／4.4.5 試験実施計画書に適合した対象集団（101）／4.4.6 欠測値および脱落被験者の取扱い（102）
4.5 対象患者の試験開始時の状態と治療群間の比較可能性 ……………… 104
　4.5.1 被験者概要の提示（104）／4.5.2 割付群間の比較可能性（105）
4.6 有効性に関する計画 ……………………………………………………… 106
　4.6.1 主要な解析（106）／4.6.2 副次的な解析（107）／4.6.3 有意水準（107）
4.7 多重命題，検定の多重性および仮説の構造化 ………………………… 108
　4.7.1 多重命題（108）／4.7.2 多重性と和命題（109）／4.7.3 積命題（110）／4.7.4 逐次推測（111）／4.7.5 仮説の構造化（111）／4.7.6 多重性（112）
4.8 解析方法の選択 …………………………………………………………… 116
　4.8.1 前後差と比の選択（116）／4.8.2 投与前値を共変量とする共分散分析（118）／4.8.3 正規性と正規理論に基づく方法の頑健性（121）／4.8.4 正規分布以外の統計モデルの利用（123）／4.8.5 ノンパラメトリック法（123）／

4.8.6 変数変換 (126)／4.8.7 解析法の決定における留意点 (128)
4.9 安全性データの解析 ………………………………………………… 129
4.9.1 安全性評価の考え方 (129)／4.9.2 有害事象に関する解析の内容 (131)／4.9.3 臨床検査値の一般的な解析 (132)／4.9.4 有害事象をまとめること (133)／4.9.5 脱落の影響 (133)／4.9.6 個々の被験者における総合的な安全性 (134)／4.9.7 多施設試験における臨床検査値の問題 (134)
4.10 データレビュー ……………………………………………………… 134
4.10.1 データレビューの定義および役割 (134)／4.10.2 手　順 (135)

5. 用量反応関係と用量反応情報 …………………………………………… 137
5.1 用量反応関係とは何か ………………………………………………… 137
5.2 種々の用量反応関係 …………………………………………………… 141
5.2.1 定量応答の場合 (141)／5.2.2 定性反応における用量反応関係 (143)
5.3 用量反応情報と臨床推奨用量 ………………………………………… 144
5.3.1 用量反応情報 (144)／5.3.2 臨床推奨用量 (145)
5.4 個体別用量反応関係と母集団解析 …………………………………… 147

6. 臨床薬理試験 ………………………………………………………………… 148
6.1 開発初期における安全性評価を目的とする臨床薬理試験 ………… 148
6.1.1 試験の目的 (148)／6.1.2 試験デザインおよび解析 (149)
6.2 薬物動態の評価 ………………………………………………………… 150
6.2.1 薬物動態パラメータ (150)／6.2.2 薬物動態パラメータの統計的特徴 (151)／6.2.3 線形薬物動態 (152)／6.2.4 試験デザイン (153)
6.3 個体差の解析と母集団薬物動態・薬力学解析 ……………………… 153
6.4 その他の薬物動態に関する試験 ……………………………………… 153

7. 臨床用量の初期探索と試験デザイン …………………………………… 154
7.1 初期探索試験の目的 …………………………………………………… 154
7.2 試験デザイン …………………………………………………………… 154
7.2.1 群増量試験 (155)／7.2.2 個体内増量試験 (156)／7.2.3 用量反応関係の評価 (157)
7.3 無対照試験のデザインと被験者数の算定の考え方 ………………… 158
7.3.1 探索試験の考え方 (158)／7.3.2 デザイン設計の考え方 (158)／7.3.3 統計モデルと記法 (159)

7.4 単一標本デザイン ……………………………………………… 160
 7.4.1 被験者数と棄却限界の設定（160）／7.4.2 適用方法（161）／7.4.3 有効率の推定（161）／7.4.4 注意点（161）
7.5 Gehan デザイン ………………………………………………… 162
7.6 多段階デザイン ………………………………………………… 163
 7.6.1 多段階デザインの考え方（163）／7.6.2 試験の性能を評価する指標（164）／7.6.3 Fleming デザイン（165）／7.6.4 Simon デザイン（166）
7.7 その他のデザイン ……………………………………………… 168
 7.7.1 その他の評価指標による最適デザイン（168）／7.7.2 三段階デザイン（168）／7.7.3 組入れ停止を伴わない計画（169）／7.7.4 総説および Bayes デザイン（169）
7.8 多段階デザインにおける反応割合の推定と信頼区間 ………… 169
7.9 デザインの選択ならびに計算上の留意点 ……………………… 171

8. 用量反応試験 …………………………………………………… 172

8.1 用量反応試験の目的・試験の型および方法 …………………… 172
 8.1.1 目 的（172）／8.1.2 対象集団の考え方（175）／8.1.3 解析変数（175）
8.2 試験デザイン …………………………………………………… 175
 8.2.1 無作為化固定用量並行群試験（176）／8.2.2 用量調整期を伴う固定用量並行群試験（177）／8.2.3 ラテン方格配置用量反応試験（177）／8.2.4 不完備ブロック配置用量反応試験（178）／8.2.5 強制増量試験（178）／8.2.6 条件付き増量試験（179）
8.3 固定用量並行群デザインにおける定性応答の用量反応曲線の推定 … 180
 8.3.1 用量反応曲線のモデル（180）／8.3.2 閾用量の母集団分布の推定（181）／8.3.3 Box-Cox 変換による歪んだ分布のあてはめ（183）／8.3.4 一般化線形モデルによる解析（184）／8.3.5 順序カテゴリー応答に対する潜在的なパラメトリックモデルの適用（184）／8.3.6 プラセボ反応および無反応がある場合（184）
8.4 定量応答における用量反応曲線の推定 ………………………… 184
8.5 固定用量並行群デザインによる探索的用量反応試験の解析 ……… 185
 8.5.1 単調回帰に基づく解析（186）／8.5.2 対比を利用した検定（190）
8.6 検証的用量反応試験における検定方法 ………………………… 193
 8.6.1 連続変数の解析（193）／8.6.2 順序カテゴリー変数における用量反応関係の解析（194）／8.6.3 二値応答変数における用量反応関係の解析（195）

/8.6.4 検証的用量反応試験における被験者数の計算 (195)
　8.7　その他の方法および検定法の比較 ……………………………… 197
　8.8　個体内増量試験における用量反応関係の解析 …………………… 197
　　　8.8.1 個体内増量試験における個体別用量反応関係の解析 (198)/8.8.2 個体内増量法における定性反応の母集団用量反応曲線の推定 (199)/8.8.3 解析の例示 (199)/8.8.4 条件付き増量試験における用量反応関係の解析 (201)

9. 2治療の比較における無作為化並行群試験の計画と解析 …………… 203
　9.1　優越性試験の計画 ……………………………………………… 203
　　　9.1.1 正規分布を仮定した標本サイズの問題 (204)/9.1.2 正規分布以外の分布の場合 (205)
　9.2　層別割付試験における優越性仮説の評価 ………………………… 206
　　　9.2.1 治療法と層の交互作用の定義と解析方針 (206)/9.2.2 重み付き平均による解析 (207)/9.2.3 非加重平均法による解析 (209)/9.2.4 二つの主効果推定値の比較 (212)
　9.3　正規分布以外の尺度の解析 ……………………………………… 212
　　　9.3.1 連続変数におけるノンパラメトリック法 (212)/9.3.2 順序カテゴリー変数の解析 (212)/9.3.3 二値変数の解析 (213)
　9.4　多施設試験 ……………………………………………………… 213
　　　9.4.1 多施設試験における優越性仮説の評価 (213)/9.4.2 母数モデルによる解析 (214)/9.4.3 施設を無視した2群比較 (215)/9.4.4 施設を変量因子とした解析 (216)

10. 非劣性試験および実対照薬とプラセボを対照とする試験 ……………… 218
　10.1　非劣性試験の考え方 …………………………………………… 218
　10.2　非劣性試験の妥当性と分析感度 ………………………………… 219
　10.3　非劣性の限界値の決定 ………………………………………… 220
　　　10.3.1 臨床的に重要な差を決定すること (220)/10.3.2 過去の試験の薬効の大きさから非劣性の限界値を決定する方法 (221)
　10.4　非劣性試験の計画と信頼性の確保 ……………………………… 221
　10.5　統 計 解 析 …………………………………………………… 222
　　　10.5.1 方　法 (222)/10.5.2 解析対象集団 (222)
　10.6　仮説の切替えの問題 …………………………………………… 222
　10.7　プラセボおよび実薬の双方を対照とする試験 …………………… 224

11. 種々の試験デザイン …………………………………………… 226
11.1 対象患者の絞込み ………………………………………… 226
11.2 プラセボの使用を最小限にしたプラセボ対照試験 …………… 227
11.2.1 被験治療が有効とみなされる患者を対象としたプラセボ対照試験（227）／11.2.2 早期中止試験（229）／11.2.3 早期切替え条件付き増量デザイン（229）／11.2.4 早期中止を伴う非劣性試験（230）／11.2.5 上乗せ試験（230）

11.3 離脱の影響を薬剤間で比較する無作為化中止試験 …………… 230
11.4 用量反応試験の変法 …………………………………………… 231
11.4.1 要因デザインによる併用治療の適切な用量の組合わせの選択（231）／11.4.2 並行群デザインによる2薬剤の用量反応曲線の比較（232）／11.4.3 漸増治療における累積効果の用量反応関係の2薬剤間比較（232）／11.4.4 漸増治療における開始用量の選択のための並行群試験（232）／11.4.5 実対照薬とプラセボを含む用量反応試験（232）／11.4.6 用量反応曲線の用法間比較試験（233）／11.4.7 2薬剤の最小有効用量を決定する漸減法デザイン（233）

11.5 要因配置試験 ………………………………………………… 233

文　献 …………………………………………………………………… 235
索　引 …………………………………………………………………… 251

1

医薬品の臨床開発と臨床試験

　医薬品は人工的に合成された化学物質，生体成分またはその抽出物，あるいはその類似物質の生物学的な生成物質などであり，生体にとっては異物である．そのため，医薬品は体内に吸収されると非選択的に広範囲の器官に分布する可能性を有し，治療目的に必要な有益な作用とともに，有害な作用も合わせもっている[1]．したがって，それが日常の臨床治療に用いられるためには，その有効性と安全性が厳密な科学的方法によって確認されていなければならない．その方法は，一定の管理条件のもとで，試験薬剤を意図的にヒトに施し，その作用を研究することを目的として実施される実験研究であり，臨床試験といわれる．臨床試験はヒトを対象としているので，被験者の安全と人権を確保して行われなければならない．したがって医薬品の臨床開発は，科学的・倫理的な観点からの種々の規制のもとに行われる．

1.1 医薬品の段階的開発と臨床試験

　薬による治療法の研究では，有害作用を最小限に抑えて最大の効果を発揮する投与量を明らかにすることが重要である．多くの薬物では，投与量が少ないと反応はほとんど認められず，投与量をしだいに増していくに従って反応も大きくなり，投与量がある一定量を超えると，好ましい反応はそれ以上増大しなくなる．一方，有害な作用は投与量を増すに従って増強し，最終的には中毒症状や重大な有害作用を発生する可能性がある．したがって，薬物治療を適切に行うためには，有益な反応と有害な反応の大きさが，投与量によってどのように変化するかを知ることが重要である．この投与量と反応の大きさの関係を用量反応関係という．有効性および安全性に関する用量反応関係の研究によって治療に用いる投与量が推定されたならば，その単一のあるいは二，三の投与量が様々な条件のもと

で，また多様な患者に安全に使用でき，かつ有効であることを確認することにより，医薬品として認められるための情報が整う．以上の研究の過程は，三つの相に区分されている[2]．

1.1.1　安全性の探索と臨床薬理試験（第 I 相）

　研究の第一歩は，試験薬剤を初めてヒトに投与し，投与量と安全性および薬物動態の関係を明らかにすることであり，通常は少人数の健康な成人を対象とする．この段階では，1 回投与および多回投与による薬剤の安全性および薬物動態の特徴，ならびに用量反応関係を明らかにする．もし可能であれば，これらの試験で薬力学的研究も合わせて実施される．また，薬物の吸収量を調べる生物学的利用性試験，食物が薬物動態に及ぼす影響，薬物間の相互作用の研究なども行われる．これらの試験は，臨床薬理試験と総称されている．臨床薬理試験については第 6 章で詳しく述べる．

1.1.2　患者における探索試験（第 II 相）

　患者を対象として効果の有無や安全性を調べる最初の試験の開始から，安全な用量の範囲，あるいは効果が認められる用量の範囲を検索し，次の有効性に関する確認試験を開始するまでの段階である．有効性の期待できる疾患あるいは患者集団を探索し，適切な投与量と投与方法（投与間隔と投与量の組合わせなどを含む）を調べる段階でもある．限られた患者群を対象とした比較試験も行われる．この段階は，前期と後期に分けられる．

a.　用量反応の探索（第 II 相前期）

　第 II 相の最初の試験は，患者に最初に新薬を投与する段階であるため，患者における安全性を確認する．さらに，最大の有効性が期待できる用量および無効とみなせる用量を探索し，次に実施する用量反応試験に用いる用量の範囲を見当づける必要がある．また，予定した対象疾患における有効性の有無を判断することも重要である．初期の探索試験では対象患者層，被験者数あるいは試験方法に制限があるために，この用量反応関係はさらに以降の試験で確認されるべきものである．用量反応関係を探索する試験のデザインと解析については，第 7, 8 章で詳細に述べる．

b.　用量反応の確認（第 II 相後期）

　限られた患者における安全かつ有効な用量の範囲が推定されれば，次の試験では，有効性における用量反応関係の存在を確認し，さらに最大効果の大きさお

び安全性における受入れ可能な投与量の範囲を推定し，次に実施する対照薬との比較に用いる用量の決定根拠となる情報を収集する．この対照薬との比較に用いる用量は，いわゆる臨床推奨用量である．用量反応関係の存在を確認する試験のデザインと解析は，第8章で詳細に述べる．

1.1.3 有効性の検証（第 III 相）

検証的研究の段階である．第 II 相の探索的研究ならびに用量反応試験によって見当づけられた適応患者層と，用法・用量における有効性および安全性を，直接，治療効果を表す評価変数で，多様な患者集団・治療環境のもとで確認する段階である．さらに，長期間の治療が必要な疾患の場合には，1年以上にわたる長期間投与により，どのような有害作用が発生するのかを調べる試験，腎機能や肝機能の低下した患者，高齢者など特定の条件の被験者における薬物の体内動態や作用の検討，あるいは生物学的同等性試験も第 II 相後期から第 III 相の段階で実施される．この段階での主要な試験デザインである並行群試験の解析については，第9, 10章で詳細に述べる．

1.1.4 市販後試験と安全性監視（第 IV 相）

新薬が承認された後，治療の場での副作用の発生状況の調査，第 III 相までででは研究されていない特別な患者あるいは使用状態での効果や安全性の研究，より適切な投与量の探索など，適切な使用方法と安全性に関する知識を集積する段階である．医薬品の使用方法や治療対象患者ならびに併用治療など，医薬品が使用される条件や環境が開発段階に比べて非常に広範囲になるため，市販前の試験では知られていなかった副作用が発生し，緊急安全性情報を発出して使用方法を制限したり，販売中止に至ることはしばしば経験されてきた．したがって，そのような事態を可能な限り招かないために，市販前の研究から予想される問題や，市販前では実施されなかった課題に関する調査研究を市販後早期に実施し，より適切な薬剤の使用方法を確立していくことが必要である．そこでは，開発段階の試験のような介入研究のみでなく，実態調査や観察研究などの疫学的方法を駆使することが必要である．市販後には，副作用に関する報告制度によって世界各国で副作用情報が集積されるようになっているので，そのデータを分析し，まれに発生する重篤な副作用を早期に発見し，薬害の拡大を防止する努力も重要である．このような市販後の安全性監視体制について，国際的な合意が得られるに至っている[3]．

1.2 倫　　理

　臨床試験はヒトを対象とする実験である．したがって，試験の計画から結果の報告に至るまで，常に被験者の安全と人権に配慮しなければならない．臨床試験に関する倫理的規範は，世界医師会が1964年の第18回総会で採択した宣言である「ヘルシンキ宣言」[4]に述べられている．この宣言は，その副題を「人を対象とする医学研究の倫理的原則（Ethical Principle for Medical Research Involving Human Subjects）」としているように，対象とする医学研究（個人を特定できるヒト由来の材料，および個人を特定できるデータの研究を含む）に関わる医師ならびに関係者に対する倫理的指針となっている．この宣言は1964年以来5回の修正を経ており，最近では2000年の英国エジンバラでの第52回総会で修正がなされた．世界医師会は，2002年にプラセボの使用を禁止した第29条に対して脚注を加え，一定の条件下でのプラセボの使用を認めた[4]．ヘルシンキ宣言は，被験者から文書によるインフォームドコンセントを取得すること，臨床試験の実施に関する倫理委員会の承認，結果の公表の重要性などを謳っている．臨床試験に関わる倫理の問題については，文献を参照していただきたい[5〜10]．日本ではさらに2003年7月30日に「臨床研究に関する倫理指針」[11]が厚生労働省によって示され（2004年12月28日全部改正），また疫学研究[12]，ヒトゲノム・遺伝子解析研究[13]，ヒト組織を用いた研究開発[14]，遺伝子治療臨床研究[15]などに関する倫理規範が整備されてきている．これらの指針に関しては，厚生労働省のホームページ（http://www.mhlw.go.jp/general/seido/kousei/i-kenkyu/index.html）を参照されたい．

1.3　臨床開発における法的規制

1.3.1　薬　事　法

　ほとんどの新医薬品は，製薬会社の手で開発される．新しい医薬品の候補は，一定の基準に基づいて国の審査機関によって審査され，医薬品として製造あるいは販売の許可を得てはじめて日常の治療に使用できるようになる．医薬品を製造または販売するための承認を受けるための基準は，薬事法で定められている．現薬事法は1960年に制定され，数々の改定を経て現在に至っている．最近では1996年6月の改定（1997年4月1日から施行）および2003年7月の改定（2005

年4月1日より完全施行）が重要である．現薬事法第14条は，「医薬品，医薬部外品，厚生労働大臣の指定する成分を含有する化粧品又は医療機器の製造販売をしようとする者は，品目ごとにその製造販売についての厚生労働大臣の承認を受けなければならない」と定めている．また，「第一項の承認を受けようとする者は，厚生労働省令で定めるところにより，申請書に臨床試験の試験成績に関する資料その他の資料を添付して申請しなければならない．この場合において，当該申請に係る医薬品又は医療機器が厚生労働省令で定める医薬品又は医療機器であるときには，当該資料は，厚生労働大臣の定める基準に従って収集され，かつ，作成されたものでなければならない」と定めている．この基準は，医薬品においては「医薬品の臨床試験の実施の基準に関する省令」[16]に示された基準である．また，第14条の4で「医薬品または医療機器につき第14条の規定による製造販売の承認を受けた者は，当該医薬品又は医療機器について，当該各号に定める期間内に申請して，厚生労働大臣の再審査を受けなければならない」と定めている．さらに当該医薬品の使用成績を調査し厚生労働大臣に報告すること（第14条の4第6項）が義務づけられている．再審査の申請において必要な資料の内容と収集にあたっての基準は，厚生労働省令「医薬品の製造販売後の調査および試験の実施の基準に関する省令」[17]によって定められている．また，製造販売後の医薬品の安全性を確保するために必要な措置をとることができるように，「医薬品，医薬部外品，化粧品及び医療機器の製造販売後安全管理の基準に関する省令」[18]が示され，市販直後調査を含む，販売開始後の安全管理情報の収集などに関する規制が設けられた．

臨床試験は，有効性および安全性に関するデータを収集し評価するための最も重要な方法である．市販後は日常臨床治療の場での使用に伴う有効性や安全性に関するデータを収集し，必要に応じて安全性に関わる対策を立てなければならない．そのためのデータの収集と評価の方法もまた重要である．薬事法では，製造販売の承認が得られるまでの臨床試験を特に治験と呼び，製造販売承認後に実施される試験を製造販売後臨床試験と呼んで区別している．しかし，本書ではこれらを特に区別することなく臨床試験と呼ぶ．

1.3.2 医薬品の臨床試験の実施の基準

臨床試験はヒトを対象とする実験であるため，被験者の人権を保護し科学的に適切な計画に基づき実施されなければならない．そのために，日本では薬事法により医薬の開発ならびに臨床試験の実施に関する法的な規制を設けている．

日本の臨床試験の実施における基準については,「医薬品の臨床試験の実施の基準(案)」が 1985 年 12 月に公表され,1989 年 10 月に「医薬品の臨床試験の実施に関する基準」として薬務局長通知[19]が発出され,1990 年 10 月から実施された.この基準を簡略して GCP という.また,臨床開発の方法や各薬効領域での開発の方法と有効性・安全性評価の方法が一定の考え方のもとで実施されるように,各種のガイドラインが作成されてきた.日本における GCP の施行と相前後して日本,米国,EU 諸国は各地域で実施された試験の結果を相互に利用できるようにするために,日・米・EU 医薬品規制調和国際会議(ICH)を組織し,医薬品開発における各種のガイドラインを制定してきた.GCP も ICH において議論され,ICH-GCP が合意された[20].中央薬事審議会は,これに準拠した新たな日本の GCP[21]を厚生労働省に提出した.これは答申 GCP と呼ばれている.

ヘルシンキ宣言の倫理規範は,臨床試験に携わる者が遵守すべき規範であるが,それは法的な拘束力をもつものではない.しかし,ヘルシンキ宣言の精神は GCP に取り入れられている.厚生労働省は 1996 年の薬事法改正において,医薬品の製造承認に必要な臨床試験成績の収集にあたっては,1997 年に公布された厚生労働省令「医薬品の臨床試験の実施の基準に関する省令」[22]に従うこととし[23],ここに答申 GCP の内容が法制化された.この改正薬事法は 1997 年 4 月に施行された.

1.3.3 医師が自ら実施する臨床試験

医薬品の開発を行う製薬会社などは,臨床試験の実施を医師に依頼する.他方,医師は新治療法の研究を目的として自ら臨床試験を計画し実施することができる.これについて,2003 年 6 月に「医薬品の臨床試験の実施の基準に関する省令」の一部を改定する省令[24]が公布され,医師が自ら試験を実施する場合についても製薬会社が行う試験の場合と同様の基準が GCP に盛り込まれ,2003 年 7 月より施行された.これらの内容は薬事法第 80 条の 2(治験の取扱い)で,治験を依頼しようとする者および自ら治験を実施しようとする者が遵守すべき事項として定められている.

1.3.4 治験計画の届出

薬事法第 80 条の 2 第 2,3 項では,治験計画の届出を義務づけている.新薬開発のための臨床試験の実施にあたって,治験依頼者または自ら治験を実施しようとする者は,その旨を「治験計画届書」により,また実施した試験の計画を変更

した場合には「治験計画変更届書」により，そして中止あるいは終了にあたってはその旨をそれぞれ「治験中止届書」または「治験終了届書」により，厚生労働大臣に届け出なければならない．また，新しい有効成分，投与経路または配合剤ではじめてヒトに投与する試験では，治験計画届書が厚生労働大臣に提出されると，厚生労働大臣は治験の実施に関し保健衛生上の危害の発生を防止するため，必要な調査をする．そのため，治験依頼者は計画届書提出後 30 日を経過した後でなければ，医療機関へ治験の依頼をしてはならないとされている．

1.3.5 倫理規定

GCP は，ヒトを対象とした試験の実施にあたっては，被験者の人権を保護するために，試験の計画と実施方法が倫理的に受入れ可能であるか否かを審議する「治験審査委員会」の承認を求めている．「治験審査委員会」はヘルシンキ宣言における「倫理委員会」を意図している．GCP は治験審査委員会を，「医学・歯学・薬学等の専門家およびそれ以外の者によって構成される医療機関の長，治験責任医師および治験依頼者から独立した委員会．当委員会の責務は，特に，治験実施計画書並びに被験者から文書によるインフォームド・コンセントを得るのに使用される方法および資料等を審査し，また継続審査を行うことによって，被験者の人権，安全および福祉の保護を確保することである」と説明している（答申 GCP 用語解説）．

インフォームドコンセントとは，「被験者の治験への参加の意思決定と関連する，治験に関するあらゆる角度からの説明が十分なされた後に，被験者がこれを理解し，自由な意思によって治験への参加に同意し，書面によってそのことを確認すること．インフォームド・コンセントは，被験者若しくは代諾者による記名捺印または署名と日付が記入された同意文書をもって証明される」ものである（答申 GCP 用語解説）．インフォームド・コンセントを確実にするために，治験依頼者と治験責任医師は GCP で定められた必要事項を「同意説明文書」に記載しなければならない．

GCP は特に，治験における被験者の人権，安全性および福祉の保護のもとに，治験の科学的な質と信頼性を確保することを目的としており，その規範として特に，ヘルシンキ宣言に基づく倫理的原則を遵守すべきことを強調している．

1.4 臨床試験の計画・実施・解析・報告に関わる統計関連文書

1.4.1 試験実施計画書

　臨床試験の実施にあたって，試験が適切に実施でき，目的を達成できるように実施計画書を作成する．臨床試験において被験者に薬剤（候補物質としての被験薬を含む）を投与し，身体的あるいは精神的反応を調べ記録するのは医師の役割であり，試験を計画するのは，医師が自ら実施する試験を除けば医薬を開発しようとする製薬会社である．GCPでは後者を「治験を依頼する者」と呼んでいる．臨床試験では，治験責任医師は個々の被験者の症例報告書（CRF）を作成し，治験依頼者は症例報告書を回収し，確認し，記録内容をコンピュータに入力し，統計解析を実施し，その結果を試験の総括報告書にまとめる．医療機関では，試験を担当する医師だけでなく，薬剤師，検査技師，看護師および治験コーディネーターをはじめとする医療関係者が試験に参加する．このように，一つの臨床試験を実施するためには，多くの分野の専門家の協力が必須である．したがって試験の目的や実施方法，データの収集や記録，解析などに関して，試験に携わる人たちが理解した上で試験を実施できるように，試験の詳細な実施計画書を作成する．この文書はまた，後に試験データを利用する人にとっては，試験データがどのような目的でどのようにとられたかを知るための最も重要な情報源でもある．試験実施計画書は，試験の実施に先立ち厚生労働省に提出され，保健衛生上の問題に関する調査の対象ともなり，新薬の承認のための審査では，重要な資料となる．このように試験実施計画書は，試験の実施にあたって最も重要な文書であり，試験に関する情報を正確に伝達するために欠かせないものである．

　試験実施計画書に必ず記載すべき事項は，以下のとおりICH-GCP[20]で定められている．

　1. 試験実施体制，2. 背景情報，3. 試験の目的，4. 試験デザイン，5. 被験者の選択，除外，中止基準，6. 被験者に対する治療，7. 有効性の評価，8. 安全性の評価，9. 統計解析，10. 原資料などの直接閲覧，11. 試験の品質管理および品質保証，12. 倫理，13. データの取扱いおよび記録の保存，14. 金銭の支払いおよび保険，15. 公表に関する取決め，16. 試験期間，17. 参考資料．

1.4.2 解析計画と解析計画書

　試験計画の立案にあたって，得られた試験データをどのように解析すれば試験

目的に定めた問題に答えることができるかを吟味し，試験目的に最もふさわしい解析ができるように，試験方法を定めることが必要である．このための解析計画では，主要な事項を試験実施計画書に記載するとともに，必要十分な解析が正しく実施されるように，予定するすべての解析について詳細な解析計画書を作成することが望ましい．試験実施計画書とは独立した解析計画書の作成は，GCPなどで義務づけられてはいないが，ガイドライン「臨床試験のための統計的原則」[25]では検証的試験における解析の事前規定の重要性を強調し，解析計画書の作成を奨励している．解析計画書は，解析すべき事項を臨床開発関係者や臨床研究者と十分に話し合って，計画した解析が医学的観点から適切かつ十分であることを確認するためにも有意義である．

1.4.3 試験の報告書

試験結果は，総括報告書にまとめられる．解析計画書には，この報告書に含めるべき解析を含めなければならない．試験の総括報告書の書き方に関するガイドライン[26]は，GCPに従って実施した試験の概要ならびに結果に関する報告書の構成および内容について詳細な指針を示している．

1.4.4 データ処理

臨床試験で収集されるデータは膨大である．1人の被験者から収集される観測値の個数は，多い場合には1000件を超える．これらの観測値を誤りなく記録し，コンピュータに入力し，解析に用いられるようにするためには，観測値の記録方法あるいはコンピュータへの入力方法を，細心の注意と工夫をもって詳細に定める必要がある．データの記録またはコンピュータ上のデータの作成と質の確保に関する業務をデータマネジメントと呼んでいる．データマネジメントは正確なデータを得るために不可欠であるが，その技術的詳細は非常に多岐にわたっており，本書とは別の解説書が必要であり，本書では扱わない．

1.5 医薬品の臨床試験に関するガイドライン

医薬品の臨床試験の計画・実施・解析および報告にあたって，試験全体の科学的な質を確保するための日・米・EUで合意されたガイドライン（通称ICHガイドライン）が作成されており，すべての臨床試験はこれらに準拠して実施される．ガイドラインにはまた，個別の目的，疾患あるいは適応症のために，厚生

表1.1 ICHにおける有効性に関するガイドライン

コード	ガイドライン名	通知
E1	致命的でない疾患に対し長期間の投与が想定される新医薬品の治療段階において安全性を評価するために必要な症例数と投与期間について	1995/05/24
E2A	治験中に得られる安全性情報の取扱いについて	1995/03/20
E2B	個別症例安全性報告を伝送するためのデータ項目	2001/03/30
E2C	臨床安全性のデータの取扱い：市販医薬品に関する定期安全性最新報告（PSUR）	1997/03/27
E2D	ICH E2Cに対する補遺：臨床安全性データの取扱い：市販医薬品に関する定期安全性最新報告について	2003/04/25
E2E	医薬品安全性監視の計画	2005/09/16
E3	治験の総括報告書の構成と内容に関するガイドライン	1996/05/01
E4	新医薬品の承認に必要な用量-反応関係の検討のための指針	1994/07/25
E5	外国臨床データを受け入れる際に考慮すべき民族的要因についての指針	1998/08/11
E6	医薬品の臨床試験の実施の基準（GCP）	1997/03/27
E7	高齢者に使用される医薬品の臨床評価法に関するガイドライン	1993/12/02
E8	臨床評価の一般指針	1998/04/21
E9	臨床試験のための統計的原則	1998/11/30
E10	臨床試験における対照群の選択とそれに関連する諸問題	2001/02/27
E11	小児集団における医薬品の臨床試験に関するガイダンス	2000/12/15

労働省が定めたものもある．表1.1には，ICHガイドラインを示す．これらのガイドラインは国立医薬品食品衛生研究所のホームページ（http://www.nihs.go.jp/dig/ich/ichindex.html）でみることができる．

2

試 験 計 画

　臨床研究において，研究者は一定の目的をもって，特定の被験者に治療あるいは処理を施し，反応を観測してデータを記録し，データの分析を通して何らかの陳述をする．試験を成功させるためには，試験の目的や意義を明確にして試験実施の動機を与える必要がある．目的を達成するためには，試験の目的と意義，実施方法ならびに期待する結果について，自ら質問を発しそれに対する答えをつくる過程を通して考えを明確にし，よりよい試験法を構想する過程を経ることが大切である．試験対象となる被験者の特性は個人ごとに異なるのみでなく，個人内でも状態が変動する．また試験の実施者および環境も変動している．したがって試験により得られるデータは変動を伴い，さらに種々の交絡因子や偏りが介入するおそれがある．試験結果の解釈は，これらの変動や偏りの可能性を考慮した統計解析に基づいていなければならない．試験の方法は変動と偏りをできるだけ小さくし，統計的方法を適切に適用しうるように計画されなければならない．試験計画に関する留意点については，臨床試験に関する他書[1〜7]およびガイドライン「臨床試験のための統計的原則」[8]などが参考になる．本章では，試験を構成する基本的な要素である，試験の目的，試験の型，対象の母集団，試験治療または処理，観測・評価変数，薬効の計量の方法，対照治療・対照処理，および安全性情報について解説する．

2.1　試験の目的

2.1.1　開発計画と試験の目的

　試験の目的は，試験のデザインと収集すべきデータ，解析方法および規模を規定する．多くの試験が，試験薬剤の有効性または安全性に関する問いに答えることを目的としている．しかし試験の目的を単に「有効性を評価すること」あるい

は「安全性を評価すること」と述べても，その試験が答えようとしている問題を知ることはできない．試験目的は，それを達成するために必要な試験の方法を定め，解析ならびに評価の方法を特定できるように，具体的かつ限定的に述べる必要がある．試験で明らかにしようとしている医学・薬学上の問題に対する答えは，①対象とする被験者集団，②被験治療および対照治療，③被験薬剤と対照薬剤の用法・用量および投与期間，④薬剤への反応または治療効果を表す観測変数と評価方法などの，試験を規定する要素によって異なりうるので，目的の説明にはこれらの要素を含めるべきである．試験方法の妥当性を検討するためには，さらに，期待している試験の結果を述べることが有益である．

　試験目的を明確にし，その意義を理解するために，試験が医薬の臨床開発の全過程の中で果たすべき役割を明らかにする．すでに実施した試験によって明らかになった事柄，現在実施中の試験または今後実施する予定の各試験の目的，およびすべての試験を通して最終的に主張したい事柄を文章で記述し，その結論を導くための推論の筋道を図表に整理する．試験の目的を明確にするためには，次の問いに答えることが有益である．

(1) この試験を含む開発の全体計画はどのようになっているか？

(2) すべての試験を通して，どのようにしてどのような結論を導こうとしているか？

(3) 個々の試験およびいま計画している試験は，開発計画全体の中でどのような位置にあるか，それぞれの固有の役割は何か？

(4) すでに行われた試験の目的は何であったか，どのようなデザインであったか，そしてその試験から何がわかったか，その知見はこの試験にどのように活用されるか？

(5) この試験の目的は何か，また，この試験の目的は全体の開発計画の中で妥当であるか，この試験の結果は以後の試験計画にどのように役立てられるか？

(6) 並行して行われている試験，および今後計画している試験は何を明らかにしようとしているか？

(7) それぞれの試験の対象患者，試験薬剤，対照薬剤の用法・用量，試験期間などはどのようなものか？

(8) 個々の試験の目的が達成されたことをどのような基準で判断するか？

(9) それらの試験が目的とする結論を導けなかった場合，どのような問題が発生するか？

試験の目的はただ一つとは限らない．臨床試験は多数の人，膨大な資源，時間をかけて実施され，得られるデータはきわめて貴重なものである．したがって，一つの試験から多くのことを知りたいと思うのは自然である．しかし，互いに関連のない複数の目的をすべて同時に満たそうとすると試験が複雑になり，また規模も大きくなるため，計画に無理が生じる．そこで，次の作業が必要になる．「明らかにすべき問題を重要度に従って順位づけること」．すなわち，目的を試験の成功と失敗を判断する基準となる最も重要なものとそれ以外のものに分ける．前者は主要な目的であり，後者は副次的な目的である．試験は，この主要な目的を達成できるように工夫し，必要な場合には副次的な目的を犠牲にすることも起こりうる．最後に，試験の内容を具体化するために次の作業が必要である．「試験結果を論文にまとめるときの構想を明らかにし，書き下すこと」．この作業は，目的とする試験結果，試験デザインや解析方法，および結果の提示などをより具体的に理解することに役立つ．

2.1.2　試験目的の性格
a.　検証と探索

試験の目的は，ある命題が成立することを確かめることである場合と，どのような結果が得られるかを知ることである場合がある．試験で確かめようとしている命題を仮説と呼ぶ．設定された仮説に十分な経験的あるいは論理的根拠があり，その仮説が成立することを確かめることを目的とする試験を検証的試験と呼ぶ．医薬開発における規制の国際的に合意された考え方[8]では，検証的試験では試験計画書の目的の項において確認すべき仮説と，その確認が試験の主たる目的であることを明示し，確認のための統計的な手続きを示すべきであるとされている．検証的試験では，その仮説が実証されるように試験条件を積極的に制御・管理し，必要な被験者数を確保しなければならない．なお，ICH 統計ガイドライン[8]は，承認申請する有効性の確かな根拠を与える試験を「検証的試験」と呼んでいる．

一方，仮説といえるほどには，期待される結果が明らかでないことも多い．特に，開発の初期では薬に対する反応は未知であるため，まず結果を観察し，そこから仮説や統計モデルを組み立てる．また，開発が進んでからでも，新しい目的の場合には，同様に結果をみることからはじめる場合もある．このような，試験治療によりどのような結果が得られるかを調査したり，結果に基づいて新たな仮説を組み立てることを主たる目的とする試験を探索的試験と呼ぶ．探索的試験で

あっても，具体的に予想している結果，あるいは期待している結果があるのが通常である．何を探索し明らかにしようとしているかは常に明確にしておく必要があり，その内容を目的の項に明示する．統計解析の方法は，探索目的により異なる．探索のための具体的な統計解析の方法を試験計画の段階で十分に考え，意図する知見を導きうる被験者数を定めることが肝要である．

臨床試験は莫大な費用，人，そして時間を費やす人体実験の一つである．一つの試験から膨大な量のデータが得られる．試験を無駄にしないためにも，得られたデータを最大限に利用すべきである．検証的試験であっても，検証目的以外の副次的な目的を含み，また得られたデータから新たな知見を得て，新たな仮説の構築に進むこともある．試験計画の段階で，可能な限りこれらの事項も考慮すべきである．

b. 実践的試験と説明的試験

Schwartz and Lellouch[9]は，臨床試験を実践的試験と説明的試験とに区分し，実践的試験の重要性と実践的試験における解析対象集団の考え方を論じた．またGent[10]とSackett[11]は，実践的試験を管理的試験と呼び，さらに両者の相違を議論した．このような試験の性格づけは，試験結果の適用場面と一般化可能性を考える上で意味がある．これらの議論についてはGail[12]も参考になる．

実践的試験とは，治療法の選択のための指針を与えることを目的とした試験である．したがって，可能な限り治療実態を反映した実施条件のもとでの比較が必要である．例えば，適切な投与量が患者ごとに大きく異なる可能性がある場合には，安全性を考慮して低用量から投与を開始し，しだいに高用量へと移行しながら，個々の患者にとって最も適切な投与量（すなわち安全で最大の効果が得られる投与量）で治療したときに，どれくらいの患者を成功裏に治療できるかが問題となる．したがって，用量を調節しながら最適な用量を投与する方式を被験治療法とし，対照治療としても同様の用量調節を模したプラセボ投与，あるいは対照とする実薬の用量調節法を用いる．試験薬の投与量を一定にした試験では，有害事象の発生あるいは無効のために脱落する被験者が多くなれば，試験薬の実際の治療効果を知ることはできない．それゆえ，被験薬剤を実対照薬と比較する場合には，いずれの薬剤も各被験者に最適な投与量が投与されている必要がある．一方，試験結果を治療の選択に用いるのでなく，薬物の作用を研究するような試験，あるいは薬物の投与量と作用の関係の記述を目的とするような試験を説明的試験という．例えば，薬物動態試験では一定量の薬物を投与した場合の血液中薬物濃度の推移を追跡し，投与量と血液中薬物濃度の関係を明らかにする．また，個々

の投与量のもとでの反応の大きさに基づき投与量と反応の関係を知るためには，いくつかの投与量を定めて一定期間投与した結果を比較することが必要になる．この場合には，試験条件を統制して，投与量間の比較が可能なようにしなければならない．しかし，高用量では安全性が問題となって脱落被験者が多くなり，有効性の比較ができなくなる可能性がある場合には，試験対象集団を安全性の問題が生じにくいと予想される患者に限定する必要がある．したがって，試験の結論を実際の治療の場へ一般化できなくなる可能性がある．

各用量群がどれだけの治療効果を有するかを比較して特定の用量を選択するためには，安全性の問題，あるいは有効性の問題により当該用量による治療を完遂できないことも重要な一つの結果であるとした評価方法が必要である．このような試験は，各投与量がどのような反応の大きさを与えるか記述することを目的とする試験とは，性格が異なるといえる．

新治療法が有効な治療法として確立されるためには，実際の治療の場で有効かつ安全でなければならない．またその治療は，眼前の患者に対して適切であるか否かを可能な限り判断できることが望ましい．したがって臨床試験では，そのような実践の場に結果を適用できるような状況を設定して試験し評価する必要がある．このことは被験者集団の定義，試験治療の実施方法，併用治療の制限，試験結果の解析方法などに関係する．

個々の試験を計画するとき，実践的な状況での試験を意図するのか，実験的状況での結果を出すことを意図するのかを考慮し，結論の適用範囲を明らかにする．

c. 主要な目的と副次的な目的

目的の設定で重要な事項の一つは，主要な目的と副次的な目的とを区別することである．主要な目的とは，その試験を実施する根拠となる目的である．したがって，主要な目的として掲げた問題に明瞭な回答を与えられなければ，試験は失敗であるといってよい．試験計画では，第一に主要な目的を達成できるように計画し，実施し，解析できるようにする．したがって，計画・実施・解析の適否を判断できるように，主要な目的を具体的に記述することがきわめて重要である．特に検証的な試験では，検証すべき命題に対して明確な結論を下せるように計画する．例えば，新薬が有効であることをプラセボを対照として試験するのであれば，有効であるとの結論を下せることによって試験が成功したといえる．もし有効との結論を下すことができないならば，その理由は期待した効果を有しないからなのか，試験方法が不適切であったからなのか，どのような変更を加えれ

ば有効性を示すことができると考えられるかなど，次にとるべき対応の指針を導けるようにすべきである．

　主要な目的は一つとは限らない．例えば，骨関節症に関する EMEA（欧州医薬品審査庁：European Medicines Agency；旧 European Agency for the Evaluation of Medicinal Products）の CHMP（医薬品委員会：The Committee for Medicinal Products for Human Use）ガイドライン[13]では，症状修飾薬では痛みと機能障害の双方についての有効性を示す必要があると述べている．痛みに関する評価尺度と機能障害に関する評価尺度の双方を，主要な評価変数としなければならない．有効性では対照薬に対して少なくとも同程度の効果を有し，安全性では特徴的な有害作用が少ないことを示すことにより試験薬の特徴を謳いたいのであれば，それぞれをどのような変数で評価するかを明示した上で，双方を主要な目的とすることが意味をもつ．例えば，Ishigooka, et al.[14] は，統合失調症治療において olanzapine は haloperidol に対して①主治医の総合判定による全般改善度に基づく有効率で10%以上劣らないこと，②錐体外路症状評価尺度（DIEPSS）[15]合計点の投与前後差の平均値において優れること，この二点を同時に示すことを主要な目的としている．

　副次的な目的は，主要な目的で明らかにした事柄を補強したり別の角度から説明するなど主要な目的を補足する場合と，主要な目的とは独立した他の側面についての情報を得る場合がある．主要な目的を達成するために，副次的な目的を犠牲にしなければならないこともある．

　例えば骨関節症に関する EMEA ガイドライン[13]では，副次的評価変数として総合判定，発赤，可動範囲を含む身体徴候，QOL，鎮痛剤の服用量などをとりあげるべきであると述べている．上述の Ishigooka, et al.[14] では，主治医総合判定を補うものとして，簡易精神症状評価尺度（BPRS）[16]日本語版および陽性・陰性症状評価尺度（PANSS）[17]の合計点，ならびに各下位尺度合計点により，有効性の主要評価を構成する諸症状に関する効果を記述すること，ならびに DIEPSS の下位尺度値，有害事象の発生状況，概括安全度などによって，安全性の情報を多面的にとらえることを副次的目的としてあげている．

2.2 試験対象

　試験の対象は一定の条件を満たす個人であり，その全体はある集団を形成する．この集団は，試験で得られた結論を適用しようとする集団であり，目標母集団と

呼ばれる[18]．他方，現実に薬剤が投与されるのはこの中の限られた個人の集まりである．実際に試験に参加した個人を被験者，被験者全体を被験者標本と呼ぶ．臨床試験は健康な志願者を対象とする場合と，患者を対象とする場合がある．

2.2.1 対象とする患者母集団の定義

試験の対象患者は選択基準と除外基準により定められる．これらの基準は被験者が属すべき目標母集団を定義する．目標母集団は，これらの基準を満たす現在および将来の患者全体が構成する抽象的な存在である．以後，場合に応じて目標母集団を対象母集団または単に母集団と呼ぶ．試験対象患者の集団を定義するときには次の点を考慮する．

(1) 試験の結論を適用しようとする集団を代表していること．
(2) 薬効評価にとって適切な疾病の状態にある患者であること．
(3) 倫理的観点から，試験を安全に遂行できる患者であること．

選択基準は，対象母集団の一般的な枠組みを定める．主として次の項目からなる．

・診断名と診断基準，重症度あるいは疾患の進行段階，疾患のサブタイプ，病態を特徴づける変数
・人口統計学的特性：性，年齢，体重など

除外基準は，主として試験を安全に遂行するために除外すべき被験者の条件を定める．

・薬物アレルギーの有無
・既往歴や現疾患の治療歴
・特定の併用治療の可否や範囲
・健康状態に関する検査値など
・その他，試験を倫理的に実施するための事項

しばしば，除外基準と選択基準は表裏の関係にあり，個々の基準をいずれに記載すべきかについての基準はない．

選択基準および除外基準は，任意の個人を前にしたとき試験の対象となるか否かを明確に区別でき，試験担当医師間で組入れ可能性の判断が異ならないよう，また試験を繰り返した場合に再現性をもって判定できるよう具体的に記述されており，かつ客観的に判定できるものであることが望ましい．例えば，「高度の肝機能障害」と書くのでなく，肝機能検査項目の許容される上限値を示すようにする．表2.1に慢性関節リウマチを対象とした，ある試験の選択基準と除外基準の

表 2.1 慢性関節リウマチにおける,ある試験の選択基準の一部[19]

選択基準（すべてを満たすこと）
1) 18 歳以上の成人であること
2) 米国リウマチ協会の慢性関節リウマチの診断基準を満たし,機能分類の I, II または III に属すること
3) DMARD（azathioprine, methotrexate, sulfasalazine, penicillamine, hydroxy-chloroquine, 経口または注射可能な金製剤）の一つから四つにおいて,反応が不十分であったこと（「反応が不十分」とは,「無効により中止」を意味する）
4) 組入れ時点で活動性疾患を有していること
    (a) 圧痛関節数が 12 以上,(b) 腫脹関節数が 10 以上,(c) 次に示す事項の少なくとも一つ以上に該当すること：赤血球沈降速度が 28 mm/h 以上,CRP 値が 20 mg/L を超える,朝のこわばりが 45 分以上

除外基準（一つでも満たさなければ除外）
1) アミノ転移酵素正常上限の 2 倍以内
2) 血清クレアチニン値 176.8 μmol/L 以下
3) 血小板数が 125,000 cells/mm^3 以上
4) 白血球数 3500 cells/mm^3 以上
5) ヘモグロビン値が 85 g/dL 以上

一部を示す[19].

以下では,被験者の条件についての留意点を詳しく述べる.

a. 試験の結論を適用しようとする集団を代表していること

試験結果を直接適用できる集団は,選択基準および除外基準で定めた患者母集団である.その範囲外の患者に対しては,試験の結論が当てはまるか否かを,既存知識に基づいて類推することができるのみである.したがって,実践的試験では将来の適応患者を考慮した基準が必要になる.しかし,開発の初期段階では患者における安全性を確かめる必要があるので,比較的軽度の患者を対象とす

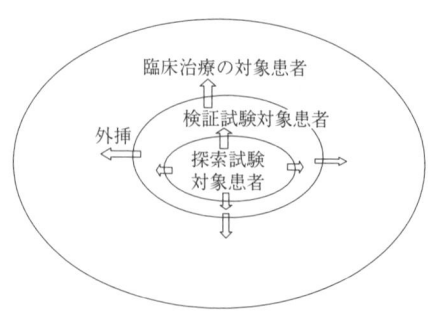

図 2.1 開発の進行と母集団の拡大

る．安全性が確かめられれば，対象患者の範囲を広げ有効性を確認する．しかし，その結果を直ちに一般の臨床治療の現場に適用することはできない．開発が進むに従って，より臨床現場での適応患者に近い集団を対象とすることが必要となる（図2.1参照）．しかし現実には，薬効評価が一つの実験であることから，上記の(2)および(3)の制約が生じるため，臨床試験の結果を直ちに日常臨床の現場に適用できるわけではない．臨床開発の各段階で個々の試験の目的に照らして，その結論が後続の試験へ適用できるか否かを考慮して対象集団を定める必要がある．

b. 薬効評価にとって適切な疾病の状態にあること

この条件は，試験の目的を達成するために必要である．患者を対象とする場合には，研究対象とする疾患を患者が有しており，試験治療の効果を適切に評価できる状態になければならない．例えば，症状が不安定な患者では，病状が改善したとしてもその変化は治療の結果である場合もあれば，治療しなくてもみられる病状の変動の結果である場合もあるだろう．後者の患者が多く含まれれば，薬効は検出しにくくなる．したがって，選択基準として，「過去3カ月間，症状が安定している患者」というような条件を含める場合がある．また，併用治療の必要性や種類なども考慮される．プラセボ反応が生じやすい疾患の場合には，臨床試験への参加や治療行為を受けていることによる心理的反応の結果と，実際の薬理作用による改善とが重なり合って，薬物の効果の大きさが修飾される可能性が高くなる．その結果として対照との差が示せなかったり，差を示すために非常に多くの被験者が必要になる場合がある．そのような事態を防ぐために，例えば抗うつ薬の試験では試験薬を投与する前にプラセボを投与し，一定の改善を示した患者を試験から除く場合がある．しかし，プラセボ反応者の定義の任意性ならびに結果の一般化可能性の観点から，治療現場への外挿を考慮した有効性の検証試験においては，プラセボ反応者を除外することには疑問がある．CHMPのガイドライン[20]では，プラセボ反応者の除外にあたってはその理由を正当とする根拠を示すことを要求している．

c. 試験を安全に遂行できる患者であること

臨床開発の段階では，安全性に関する情報は少なく，また有効性も確立していない．したがって，試験治療の効果が期待できない患者集団，有害反応が出やすいと予想される状態の患者を対象に含めるべきではない．例えば，心機能，肝機能，腎機能などが高度に障害されている患者は試験対象としないのが通例である．プラセボを含む試験では，重篤な患者は対象としない．また，近い将来出産を希望する女性患者は，子供への影響を考慮して除外する．

2.2.2 被験者標本

目標母集団に属し，実際に試験に組み込まれた個人全体を，被験者標本（または被験者集団）という．統計学では，標本は目標母集団から無作為に抽出されている（無作為標本）ことを前提とする．すなわち，被験者標本は目標母集団を適切に代表していなければならない．そのためには，患者が試験対象の条件を満たしているならば，その患者を試験に組み入れるか否かを恣意的に決定してはならない．条件を満たすすべての患者が，同じ可能性で組み入れられるべきである．

試験の結論を目標母集団に適用するためには，試験の進行に伴って，被験者母集団の患者がランダムに試験実施医師を訪れる必要がある．しかし，患者を対象とする試験では，被験者標本は，試験実施施設を訪れ，試験を実施する医師の診察を受け，さらに試験について十分な説明を受けて試験への参加に同意した患者からなる．この被験者は明らかに，対象母集団から無作為に抽出されてはいない．このことは，試験結果の一般化可能性を制限することになる．

2.2.3 対象母集団の変動性

対象患者は同一の対象母集団に属していても，その治療への反応の仕方は様々である．このような反応のばらつきが生じる理由は，きわめて多岐にわたっている．変動の一部は個体の属性，遺伝的・生物学的条件，生活歴・生活環境などに由来しているであろう．この変動を個体間変動，あるいは個体差という．変動の他の一部分は，同一個体における生理的条件の変化による揺らぎに由来するであろう．この反応差を個体内変動という．これらの変動をもたらす因子は，その出所によりいくつかのグループに分けられる．以下に一般的に考えられる変動要因を列挙してみる．具体的には研究対象，試験の場に即してこれらの内容を具体化しておく必要がある．

a. 患者因子

対象患者の属性や特性を表す因子である．これらの因子は，以下のように区分できる．

(1) 人口統計学的変数：性，年齢，人種，身長，体重，体表面積，肥満度など
(2) 体質や遺伝に関する変数：代謝酵素の遺伝子型，薬物アレルギー，嗜好（飲酒，喫煙など），疾患関連遺伝子の型など
(3) 病歴に関する変数：既往歴，他の疾患の治療歴，基礎疾患，合併症など
(4) 現疾患に関する変数：診断名と病型，罹病期間や経過日数，初発年齢，

現疾患の治療歴,試験開始時の重症度,個別の症状の程度など
(5) 生活・環境条件:地域,居住環境,生活環境,職業,経済状態,家族の状況など
(6) 個体内変動に関する因子:生理的変動,日内変動,栄養状態など

　これらの変数の中で,治療効果に影響すると考えられる変数を列挙し,それらの取扱いを検討する.生活環境条件は試験実施中に変化する可能性があり,また個体の状態は日々変動しうる.しかし,その他の条件は試験開始時の状態として個人ごとに定まっている.試験治療への患者の反応や治療効果は,このような患者の初期状態に依存する可能性がある.この試験開始時の状態をベースラインという.また,ベースライン変数の中で治療効果や疾患の経過に関係の深い変数を予後因子という.例えば,性,年齢,病型,重症度,罹病期間,疾患の進行度など.また疾患領域によっては過去の治療などが重要な予後因子となりうる.

　影響の大きい因子について制限を設けない場合,対象集団内で治療効果が大きく異なり,被験者間の反応差が大きくなる.これらの因子について患者間の条件をできるだけ均一にすることによって,治療法間の比較の精度を高めることができる.しかし,そのように制限された対象集団から得られた結果は,その因子による制限の枠外の患者には適用できない.例えば,重症度が中等度の患者のみを対象とした場合,その試験の結果を直ちに重症患者に適用することはできない.したがって,より広い範囲の患者群に適用するためには,患者の重症度に制限をつけない方がよい.適用範囲を広くとりながら比較の精度を上げるためには,その変数を層別因子とすることが勧められる.

　治療効果と関連する変数については,できる限り類似した患者どうしを比較できるようにすることが望ましいが,変数が多くなると層別因子として取り上げることは難しい.その場合には,これらの各因子の影響は統計的に簡単な関係式で表せると仮定して,事後的にその関係を推定し影響を除く方法をとることが多い.この目的で用いる変数を共変量と呼ぶ.

　多くの変数は影響の有無が未知であり,層別因子や共変量として扱うことが困難である.それらの変数の影響はいずれの試験群にも均等に作用し,かつ確率的変動に従う誤差として扱えるようにする.そのための方法を無作為化と呼ぶ.

b. 試験実施医療機関とそれに関連する因子

　試験実施医療機関を一般に施設という.施設に付随する因子として,立地の地域的環境条件,地理的条件,治療方針,併用治療,観測機器,検査方法,治療設備などがある.さらにまた試験担当医師,技師,看護者は施設に属しており,試

験担当医師の知識と経験，疾病と治療に対する考え方，技術，評価のくせなども施設差として試験に影響する．例えば施設間で患者層が異なることもある．これにはその施設の設立目的や地域医療における役割，立地条件なども関係する．施設が異なると，治療方針や治療環境が異なることがしばしばみられる．併用治療に対する考え方，患者がどのような状態になった場合に手術を実施するかについての考え方の相違なども存在する．診断に用いることのできる機器，臨床検査の分析機器や分析法，単位，基準範囲などは，施設ごとに異なりうる．したがって，臨床検査の分析を施設で実施する場合には，施設間差あるいは検査機器間差を調整する必要がある．また，施設間で試験の開始ならびに終了時期が異なりうる．疾患に季節変動がある場合，施設間での試験の進行状況の差が変動に関係しうる．試験担当医師間で評価基準が異なる場合があることはよく知られている．したがって，問診の仕方や評価基準をそろえるために，試験に参加する医師の間で評価基準を統一するための特別な機会を設けることが重要である．

このように，施設間差をもたらす多くの要因があるので，試験計画および結果の解析と解釈において施設差を考慮することが重要である．

2.2.4 個体間変動と個体内変動

同じ薬剤を投与しても，被験者の間では反応が大きく異なることがある．反応の被験者間差の原因としては，すでに述べた種々の要因がある．相異なる被験者間での反応の差を個体間変動あるいは個体差という．一方，同じ薬剤を同一の患者に投与した場合，同じ被験者内での反応の差は，そのときどきの生理的な状態の差や，被験者の状態と環境条件の差が複合した結果と観測誤差，あるいは薬剤の服用方法の若干の差異などに依存するであろう．同一の個人の中での反応の差を個体内変動という．多くの場合，個体内変動は個体間変動に比べて小さいことが知られている．したがって一般には，複数の治療法の比較において相異なる被験者に別々の治療を施す試験に比べて，同一の被験者に複数の治療法を施す試験の方が高い精度を有する．前者を個体間比較試験，後者を個体内比較試験という．これらの方法の詳細については第3章で述べる．

2.3 処理または試験治療

2.3.1 実験因子としての薬剤または試験治療

薬物動態試験では，健康な志願者に特定の薬剤を一定量投与し，血液中の薬物

濃度を測定する．患者を対象とした試験では，個々の患者に特定の治療法を施し，その効果あるいは治療に対する患者の反応を調べる．これらの試験薬剤や治療は，あらかじめ定められた薬剤とその投与量，投与方法に従って，試験実施者の管理のもとに意図的に与えられる．比較試験では，二つ以上の治療法を比較する．比較研究の対象となる薬剤あるいは治療法を，実験計画の分野では処理と呼ぶ．患者を対象とした臨床試験では，試験治療と呼ぶことも多い．健康志願者を対象とする試験では，治療法という表現は適切でないので，場面に応じた表現が必要であろう．本書では適宜，治療法あるいは処理を用いる．

実験計画法では，比較しようとする個々の処理をひとまとめにして実験因子といい，その個々の処理を実験因子の水準という．比較する処理の個数を水準数という．例えば本態性高血圧患者を対象として，降圧薬の3通りの投与量，5 mg，10 mg，20 mgを12週間投与し，その効果を比較するとすれば，降圧薬が実験因子であり，三つの用量5 mg，10 mg，20 mgのそれぞれを処理あるいは水準という．水準数は3である．

本書では，研究の直接の対象となる処理を被験薬あるいは被験治療，これらと比較される相手を対照（薬，治療）と呼び，両者を合わせて試験薬，あるいは試験治療と呼ぶ．

2.3.2　試験治療の規定

処理はその効果を測定され，互いに比較されるものである．したがって，個々の処理は明確に定義されていなければならない．また，それらは常に条件を明確に設定できるものでなければならない．臨床試験では，試験治療，あるいは処理は，投与する薬剤の

① 剤形（錠剤，注射剤，カプセルなど），
② 投与経路（経口投与，皮下注射，静脈注射など），
③ 用法・用量（投与間隔および各投与における投与量）

によって定義する．また，投与期間も明瞭に定めなければならない．例えば「降圧薬○○の5 mg錠を1日1回，朝食後1錠服用する．服用期間は12週間とする」というように定める．

二つ以上の薬剤の組合わせが一つの処理として定められる場合がある．例えば，利尿降圧薬の4用量とアンジオテンシンII受容体拮抗薬5用量の組合わせの合計20通りの投与組合わせの各々が試験治療法である[21]．あるいは，時間の経過または患者の状態によって，投与量や投与間隔を変えることもある．その例とし

て，4段階の投与量を定めておき，最小用量から投与を開始し，効果が不十分であれば，安全な限り一定の期間で増量することを一つの治療法とする場合を考える．このとき，一定の手順で増量，減量するように定められた用法・用量について，規定された全期間にわたる治療効果や安全性を評価することが目的であり，この全体を一つの処理とみなすことになる．これらの治療法の例については第8，11章を参照されたい．

2.4 応　　　答

2.4.1 応答とは

　患者が試験に組み込まれ，試験治療を開始された後に示すあらゆる状態・反応は，程度の差は別として，もはや治療（処理）と無関係とはみなせない．これらは一括して，治療に対する患者の応答としてとらえられる．応答の中には，次のものが含まれている．

① 治療対象とする疾患に伴う症状・徴候の状態や推移，発作の発生など
② 服薬の程度
③ 治療開始後，必要とされた併用療法や補助療法
④ 種々の臨床検査値
⑤ 治療開始後にみられた新たな疾患，症状，徴候，偶発事故，臨床検査値の異常，あるいは治療開始前に認められた疾患，症状，徴候，臨床検査値の悪化や改善
⑥ 試験中止の発生，あるいは試験実施規定への違反

　これらは，
(1) 治療目的が達成されるか否かを調べるために観測する，いわゆる有効性評価変数，
(2) 患者の健康にとって好ましくない有害事象および安全性監視のための臨床検査，
(3) 治療方法の経過・変遷を記述する情報

に大別できる．服薬が試験計画書で定められたとおりになされていない場合，そのことが以降の結果に影響する．したがって，服薬の程度は以降の結果の原因であるが，規定どおりに服薬できない，あるいは服薬しないということは，試験薬剤の服用のしやすさや効果あるいは有害な作用の結果である場合もある．同様に併用療法，補助治療の実施はそれ以後の患者の状態に影響するが，試験開始時に

は用いていなかった併用療法や補助治療が試験中に必要になったとすれば，それは試験治療の効果が思わしくなかったことによるであろう．このように，治療方法の経過や変遷は試験治療に対する応答として，有効性や安全性の評価の対象となる場合がある．したがって応答の取扱いにあたっては，これらの観測変数の時間的，空間的および論理的関係を十分に吟味しておくことを忘れてはならない．

試験計画書で定めた治療，観測，評価の方法を遵守することをコンプライアンスという．コンプライアンスは，狭い意味では服薬規定の遵守の程度を指す．

2.4.2 主要な観測変数と副次的な観測変数

薬効評価において，試験の主要な目的に直結した観測変数と，その他の目的のために観測する変数がある．個々の観測変数が試験の中で果たす役割を明らかにしておく．試験の主要な目的に直結した変数を主要な観測変数という．主要な観測変数はただ一つとは限らない．複数の観測変数をもとに，一つの有効性評価指標に要約する場合がある．その代表的な例は評価尺度である．例えばうつ病の評価尺度としてよく用いられるHamilton[22]のうつ病評価尺度（HAM-D）では，17項目あるいは21項目の総合点を主要な評価変数とするが，その17個あるいは21個の個別の症状に関する評価結果は主要な評価変数を構成するので，いずれの項目も欠けてはならない．複数の観測変数の各々が，主要な評価となる場合もある．主要な観測変数は試験の主目的に直結しているので，すべての被験者で観測される必要がある．

主要な目的に直接結びつかない観測変数を副次的な変数と呼ぶ．副次的観測変数の目的は，主要な評価の結果を補足する目的で観測すること，他の試験の結果と合わせてより多くの被験者データで探索することあるいは新しい知見を得ること，将来の主要な目的のための予備的な検討をすることなど様々である．

2.4.3 代替評価変数

薬物治療の最終的な目標は，治療している疾患による，臨床的に重要な結果の発生の防止である場合がある．がんではがんの進行を抑え，がんによる死亡を回避することである．骨粗鬆症の治療では，骨粗鬆症による骨折を防止することである．高血圧症や高脂血症では，心血管系の合併症の発症の防止または進展の抑制，あるいは合併症による死亡の防止である．また糖尿病では，糖尿病性合併症の発生の抑制，あるいは進展の防止である．これらの疾患の臨床的に重要な結果，すなわち骨折の発生，合併症の発生あるいは死亡などを，臨床的に重要な結果，

あるいは真正評価変数という．このような臨床的に重要な結果の評価を目的とした場合，一般に，非常に長期間にわたる追跡，あるいは非常に多くの被験者が必要になる．何らかの観測変数を用いることによって，そのような結果を防止できるか否かを短期間の観察，あるいは相対的に小規模の試験で予測できるならば，そのような変数を用いて治療効果を評価することができる．このような評価変数を代替評価変数という．多くの疾患で代替評価変数が用いられる．例えば，固形がんにおける腫瘍縮小の程度，骨粗鬆症における骨塩量，高血圧症における収縮期血圧と拡張期血圧，高脂血症における脂質の値などがその代表的な例である．

代替評価変数が満たすべき条件は，研究者によっていくらか異なっている．ある変数を代替評価変数として用いるためには，その変数による薬効の判定結果が，目的とする臨床的結果とよく一致する必要があり，そのことは統計的な研究によって裏づけられていなければならない．そのような一致性には，さらに生物学的な妥当性が必要であるという考え方もある．予測の可能性を評価する基準がいくつか提案されている．最も厳格なものはPrentice[23]の基準であり，「統計的な比較において，当該変数と治療群との関係が存在しないという帰無仮説の検定が，真の評価変数における対応する帰無仮説の妥当な検定を与える」ことができる観測変数を代替評価変数と定義している．しかし，Prenticeの基準が成立していることを示すのは困難であるとして，Freedman, et al.[24]は，臨床的評価変数がある事象の発生の有無でとらえられるときに，観測変数の代替可能性を定量化する方法を提案した．ある変数を特定の治療における重要な臨床的評価変数の代替評価変数として用いることができるか否かの研究は，バイオマーカーの研究とともに重要性を増しつつある．代替評価変数としての利用可能性の統計的研究の方法については，文献[25~32]を参照されたい．

2.4.4 観測変数の測定尺度

Stevens[33]は観測変数の測定尺度の水準を，名義尺度，順序尺度，間隔尺度，および比尺度に分類した．次にこれらについて若干説明するが，さらに詳しい説明については，例えばGuilford[34]を参照されたい．

a. 名義尺度

観察結果を質的な差によって分類できるものであり，例えば性（男，女），疾患名（本態性高血圧症，腎性高血圧症など），薬剤，有害事象などがそうである．ここでは，尺度値（分類結果の名称）間には，大小，優劣などの関係は存在しない．したがって，四則演算はできない．

b. 順序尺度

大小関係の区別ができる状態間の分類である．例えば，疾患の重症度（軽度，中等度，高度），前立腺肥大の程度などである．また，例えば運動会の100メートル競争のように速さを直接測定せず，順位だけを記録した結果なども順序尺度値である．個々の観測の場面における順位は大小，優劣などの関係によって，あるいは潜在的な定量的性質によって定まると考えられるが，記録された順位の差を一定の定量的な大きさに結びつけて解釈することはできず，四則演算は，統計的な操作的意味を除いては意味をなさない．

c. 間隔尺度

対象の状態を，等間隔に配置された順序で並べることができる場合である．したがって，被験者AとBの状態の差と被験者CとDの状態の差が数値的に等しければ，AとBの差とCとDの差は同程度であるということができる．間隔尺度では差の大きさを比較することができ，大きさについて加減演算が可能な尺度である．しかし，基準点はどこにとってもよく，それは考え方を共通にするための約束にすぎない．通常は0が基準点として用いられるが，これは絶対的な意味をもつものではない．したがって，平均値，標準偏差などの統計的分布の特性を適用することはできるが，変動係数は意味をもたない．

d. 比尺度

間隔尺度に欠けている絶対的な基準点としての，0点が存在する尺度である．物理的な定量的測定値は，一般にこの性質を備えている．比尺度では変動係数が意味をもつ．

臨床試験では，上記の四つの尺度分類を踏襲するより，さらにいくつかの分類をしておいた方がわかりやすい．そこで，次の尺度を考える．

e. 順序カテゴリー尺度

順序尺度の一種であるが，疾患の重症度のように観測対象の状態を有限個の段階に分類した尺度である．症状・徴候の程度，疾患の重症度，改善の程度のように患者の状態の多くがこのような尺度で観測される．また，尿中蛋白のように精密な定量測定が可能ではあるが，簡便測定法で−, +, ++, +++ などと表示する場合もこれに含まれる．

f. 頻度データ

例えば狭心症発作の回数，有害事象の個数のように，0と正の整数値からなる集合の任意の値をとるデータであり，比尺度の一種である．

g. 二値データ

薬剤服用の有無，発作の有無，治癒したか否か，治療開始後5年以上生存したか5年未満で死亡したかなど，対象の状態を二つの状態に分類した尺度である．

多くの観測変数では，測定精度は観測手段によって定まる．一方，ときには必要精度または観測可能な精度を考慮して観測方法を定めることもある．慢性疾患の罹病期間は患者の記憶に頼る場合が多く，正確な日数は意味をなさないことが多い．その場合には6カ月未満，6カ月以上1年未満，1年以上3年未満，3年以上などのように，大まかな区間に区切って記録するだけで十分なことも多い．観測結果が連続的な値をとる変数を連続変数と呼び，そうでない変数を離散変数という．

2.4.5 評価尺度

評価尺度とは，定量的な計測手段がなく，また明白に観察できる特定の事象の発生や反応の有無のような定性的な特性でもない，身体や精神の状態，行動，態度，価値観，意見，嗜好，あるいは刺激に対するこれらの変化または反応などを分類したものであり，単一または複数の観測項目からなっている．各観測項目は，通常二値または順序カテゴリーで評価され，尺度値は通常便宜的に整数値で表される．評価尺度は態度測定，行動評価，価値観の測定など計量心理学の分野で発展してきた．

医学領域では，精神疾患の症状評価やQOLの評価を目的として，評価尺度が多数開発され用いられている．患者が示す状態や異常は多岐にわたるため，これらの評価尺度は，一般に多数の観測項目からなっており，複数の項目を総合して概念的に構成された，潜在的な特性を測定する尺度を構成するようになっている．総合化には，各項目の評価点の単純合計，または重み付き合計点を用いる．代表的な尺度として，全般的な精神症状を評価する簡易精神症状評価尺度（BPRS）[16]，主として統合失調症を対象とした陽性・陰性症状評価尺度（PANSS）[17]，Hamilton[22]のうつ病評価尺度（HAM-D）などがある．精神疾患ではまた，疾患の鑑別を目的とした尺度[35]も開発されている．抗精神病薬の副作用である錐体外路症状の全体や特定症状群の評価のための，薬原性錐体外路症状評価尺度（DIEPSS）[15]などもある．精神障害の評価における医師総合評価（CGI）は，患者の症状全体またはその変化を直接単一の項目として評価する評価尺度である．評価尺度に関する詳細な解説は他書[36~41]を参照されたい．評価尺度の信頼性，妥当性，感度については2.4.7項で再度述べる．

2.4.6 合成変数

複数の観測変数を一定の規則で単一の値にしてできる新しい変数を合成変数という．合成変数を用いる場合には，そのもとになる観測変数がどのような値をとっても，一意的に計算できるように合成規則を定めておかなければならない．例えば Hamilton のうつ病評価尺度の総合点を求めるときは，すべての項目を等しい重みで合計する．このとき，個々の項目が欠測している場合の計算方法も合わせて定めなければならない．欠測の生じ方は様々であろうが，どのような欠測に対しても計算規則が必要である．その他に外れ値がある場合の処置，測定限界を超えた値がある場合の処置なども定めておく．

合成変数を主要な評価変数とする場合，その個々の値が臨床的にどのような意義を有するかを明らかにしておく必要があろう．また，臨床的に意味のある変化の大きさも説明できなければならない[8]．

2.4.7 測定および尺度の要件

血圧値や血糖値，骨密度や心電図の RR 間隔，QT 間隔などの臨床検査値や薬物の濃度をはじめとする物理量の測定，胸部 X 線写真による肺の状態の判定，眼底異常の程度の判定，あるいは評価尺度など，あらゆる測定において測定の信頼性，妥当性ならびに感度を保証することは，治療法の効果を評価するための基本的な要件である．評価尺度の場合には，測定が主観的な判断を伴うことによる信頼性の問題が特に重要である．これらの概念と統計的評価方法および評価尺度の構成に関しては，文献[36~41]を参照されたい．評価尺度においては国間，異文化間での一貫性も重要な問題である[42]．

2.4.8 観測時点と観測方法

試験治療の効果は，治療によって引き起こされた変化の大きさ，あるいは一定期間の治療後に到達した患者の状態を試験治療間で比較することによって評価される．例えば降圧薬の試験では，収縮期血圧と拡張期血圧について 12 週間の投薬を終了した時点と投与開始前との差を比較するとともに，12 週間の投与を終了したときの収縮期血圧および拡張期血圧があらかじめ定めた基準範囲にあるか否かを評価し，基準値以下になった患者の割合を比較する．また，治療の進行に伴って患者の状態がどのように変化していくかを時間を追って観測することにより，治療経過を記述することも重要である．そのためには，試験期間中にどの時点で何を観測するかを明確に規定しておくことが大切である．

有効性の観測変数であっても,狭心症の発作のように特定の事象が発生した時点や発生回数,発作の強度などを観測する場合もある.

安全性評価を目的とする臨床検査値は,定められた時点で観測するのが一般的であるが,有害事象に関係する症状や徴候,事象が試験期間中に問題となったときにはいつでも観測,記録できるようにしておくことが重要である.

2.5 効果の測定尺度

個々の患者における治療効果は,一定期間治療した後の状態,治療開始前から治療後にかけての変化の程度,あるいは患者がたどった経過に基づいて評価する.薬効の大きさを概括的に表現し治療法間で比較するために,個々の患者の観測結果を集団の値に要約する.薬効をどのような量で計測するかは,試験計画の段階で明らかにしておく.効果の測定尺度は通常,2段階の操作で定義できる.

2.5.1 個々の被験者における効果の指標

第一段階は,個々の被験者の各測定時点における観測値から,被験者ごとに治療効果を表す反応の大きさをはかる量を求めることである.例えば,患者の状態の変化を数量化し,変化量によって薬効の大きさを計量する場合には,

① 試験薬投与終了時点の値と開始前値との差(投与後-投与前),
② 試験薬投与前値に対する試験薬投与終了時点の値の比(投与後/投与前),
③ 上記②の対数値(または観測値の対数における投与後と投与前との差)

などがよく用いられる.例えば糖尿病ではヘモグロビン A_{1c} (HbA_{1c})[43]の投与前後差を用いることが多い.またうつ病では,Hamiltonのうつ病評価尺度のような評価尺度における合計点の投与前後差とともに,投与前値に対する投与後値の比を用いる[44].他方,投与開始前の状態によらず,治療によって到達した患者の状態も重要な評価基準である.この評価では,投与期間終了時点における観測変数の値が問題となる.例えば,

① 降圧薬を12週間投与した後の収縮期血圧,または拡張期血圧の値[45],
② 糖尿病においてインスリン製剤を24週間投与した後の HbA_{1c},空腹時血糖値,食後2時間の血糖値それぞれの測定値,
③ 抗うつ薬を6週間投与した後の,Hamiltonのうつ病評価尺度の合計点[44],
④ 感冒薬を7日間投与した後の,風邪症状項目の合計点[46]

などである.試験治療終了時点におけるこれらの変数の値をもとに,治癒したか

否か，寛解状態に達したか否か，あるいは一定のコントロール状態に達したか否かなどで評価する場合もある．なお，治癒，寛解，コントロール状態の判断基準は，客観的に判定できるように明瞭に定義する．例えば，

① 降圧薬を12週間投与した後の収縮期血圧が140 mmHg 未満，かつ拡張期血圧が90 mmHg 未満であるとき，血圧が正常化したとする[45]，
② インスリンを24週間投与した後のHbA$_{1c}$ の値が5.8%未満であるときはコントロールが優れている，5.8〜6.5%のときは良好であると判定する[43]，
③ 抗うつ薬を最長12週間投与するとし，その期間内にHamilton のうつ病評価尺度の最初の17項目の合計点が7点以下，かつCGI が2点以下の状態が2週間以上持続したとき寛解に達したと判定する[47]，
④ 10項目からなる風邪症状調査表（各項目で症状なし，0点，軽度1点，中等度2点，高度3点）の合計点が1点以下を治癒とする[46]

などである．

2.5.2 集団における要約指標と2治療法間の比較

第二段階は，集団としての効果の要約である．前項に述べた，個々の被験者における治療効果の観測値を被験者集団の代表値（指標の値）に要約し，それを治療法間で比較する．以下に代表的な指標を述べる．効果の指標に関しては，Feinstein[48] が広範な議論をしている．

a. 連続変数の要約指標

(1) 平均値および平均値の差： 連続変数では，集団での要約指標として多くの場合に平均値を用い，治療間の比較には平均値の差を用いる．一般に，単に平均値という場合には算術平均を意味する．結果変数の分布が平均値を中心として対称な場合には，平均値は適切な要約指標である．また治療間の比較では，各治療群で分布形状と散布度（標準偏差など）が類似しているときには分布間の差を平均値の差で代表できることから，治療法間の差を適切に表現する指標となる．しかしこれらの分布上の条件が満たされないときには，平均値の差は解釈しがたいものとなる．その場合には中央値の差，あるいは優越確率差を用いることができる[49,50]．

(2) 幾何平均とその比： 分布が対称でなく長い右裾を引く場合には，対数変換によって対称に近い分布にできることが多い．このような分布では，ときに幾何平均を用いることがある．例えば，薬物の血中濃度に関連する量である，薬物血中濃度曲線下面積（AUC）や最大血中濃度（$C_{\max}$）などの比較では，幾何

平均とその比を用いることが多い.

(3) 中央値と中央値の差： 中央値は，その値より大きな値と小さな値が同じ割合で存在することを意味するので，どのような変数でも意味が明確である．頻度変数，あるいは連続値と離散値が混合している場合でも用いることができる．治療間比較では，中央値の差を用いる．

(4) 優越確率差： 優越確率差は，「被験治療群と対照群から患者を無作為に1人ずつ選び，結果を比較したとき，被験治療群の方がよい結果である場合の確率と，対照群の方がよい結果である場合の確率の差」と定義する[49]．この指標は連続量でも，順序カテゴリーでも，また有効・無効という定性反応でも同じ意味で定義でき，定性反応の場合には反応割合の差に一致する．これはまた一般化された治療効果とも呼ばれる[51]．

b. 定性変数の要約指標と薬効の比較指標

定性反応の比較には，反応割合の差，反応割合の比またはその対数，反応割合のオッズ比またはその対数（対数オッズ比）などが用いられる．反応割合は有効性の比較では一般に有効率といい，有害反応の場合には発生割合またはリスクということが多い．有効率は，正しくは有効割合というべきであるが，ここでは慣例に従い有効率とする．

(1) 反応割合および反応割合の差： 反応割合は，例えば100人の患者を治療したとき治療に反応する（治療が成功する）人数で解釈することができる．有効率の差は，各治療方法でそれぞれ例えば100人を治療したときの，治療が成功した人数の治療法間の差を表す．また，優越確率差としてみることもできる．すなわち，試験薬の有効率と対照薬の無効率（1－有効率）の積は，試験薬の方が対照薬よりよい結果をもたらす患者の割合であり，対照薬の有効率と試験薬の無効率の積は，対照薬の方が試験薬よりよい結果をもたらす患者の割合である．これらの差は，有効率の差に等しい．

(2) 有効率の逆数： 有効率の逆数は，何人に1人の割合で有効な結果を得ることができるかを表す．有効率40％は2.5人に1人，1％は100人に1人である．単なる有効率より，人数に置き換えた方が直接的に意味が伝わるであろう．

(3) 反応割合の比： 2治療間，あるいは二つの集団間での有害事象発生割合を比較する場合，例えば試験薬が対照薬に比べてどれくらい有害事象を発生しやすいかを，発生割合の比（これをリスク比という）で表すことが多い．反応割合の比では，例えば対照薬と試験薬の有害事象発生割合が1％：2％でも20％：40％でもリスク比は2であるが，100人中の有害事象を発生する患者数の差はそ

れぞれ1人と20人であり非常に異なる．

(4) オッズおよびオッズ比： オッズは，例えば自分自身がある治療を受けたときの成功と失敗の確率の比である．オッズが1のときは成功と失敗は1:1，オッズが4であれば4:1の比で成功を見込める．オッズ比は，被験治療のオッズが対照治療のオッズに比べて何倍かを表す．対照薬と被験薬の有効率が1%：2%ではオッズ比は約2.0，20%：40%では2.67となる．この値は直感的にはとらえにくい．オッズ比は，その対数変換値が数学的な取扱いの上でよい性質をもっている[52]ためにしばしば用いられる．

(5) 要治療患者数： 要治療患者数（number needed to treat：NNT）は，被験薬と対照薬の有効率の差の逆数と定義される[53]．これは何人治療すれば，平均的に被験薬の方が対照薬に比べて1人多く有効な患者を得られるかを表す．この人数の小さい方がより有効である．いま有効率が被験薬と対照薬でそれぞれ20%と10%とすると，それぞれ100人中の期待有効患者数は20人と10人であり，10人の差がある．したがって，100人を10人で割ると10である．すなわち，10人治療すると平均的に被験薬と対照薬の有効患者数は2人と1人で，被験薬が1人多く有効となる．同様に，対照薬と被験薬の有効率が1%：2%および20%：40%の場合にはそれぞれNNT=100人，5人となる．

2.6 対照と薬効の測定

2.6.1 対　　照

被験薬剤の効果あるいは安全性のもつ医学的な意義は，治療をしない場合の病態の経過との比較や既存の治療との比較を通して明らかになる．すべての被験者に同一の用法・用量の被験薬を一定期間投与し，その用法・用量の有効性を調査するとしよう．どのような試験でも被験者は薬剤以外の因子の影響を受ける．さらに，2.2.3項で述べたように被験者の個体間変動に由来する標本変動が加わる．したがって，被験治療を受けた被験者標本で観測された反応の大きさだけで，薬効の大きさを計量することはできない．薬剤以外の因子の影響を考慮して薬効を評価できるようにするには，被験治療とともに他の治療も同時に試験し，被験治療と他方の治療との差で被験薬剤の効果を理解する必要がある．この目的で被験治療の比較の基準として用いる他の治療を対照という．代表的な対照として，プラセボ対照，実薬対照，用量対照，用法対照がある[54]．用いる対照により分離できる効果，したがって試験結果から引き出しうる結論が異なる．各対照治療のも

とで観測値に含まれる効果，あるいは処理以外の要因の影響を考慮して対照を選択する．

2.6.2 プラセボ対照

薬理的な活性物質を含まず，できる限り被験薬剤に概観，味，匂いなどを似せることにより被験者，試験担当医師ならびにその他の試験に関係するすべての人たちが被験薬剤と識別できないようにつくられた擬似薬剤をプラセボという．

a. プラセボ対照の意義

ある薬剤による治療の結果として観測される患者あるいは被験者の応答は，
① 薬剤の薬理学的な作用の結果，
② 疾病の自然経過，
③ 治療を受けているという意識による治療への期待，生活や行動の変化，
④ 治療・観測・評価などの行為がもたらす刺激などへの応答，
⑤ 併用治療の作用ないしは効果，
⑥ 被験者自身の病態と反応の個体差および個体内変動，
⑦ 医師，検査担当者，家族，看護者などに固有の観測や評価の傾向，
⑧ その他の観測，評価の偶然的な変動や誤差

などが複合したものと考えられている．薬理作用以外の因子による応答は，プラセボの投与によっても，被験者，医師あるいはその他の関係者がそれがプラセボであることを知らないならば，観測結果に同様に含まれる要素である．したがって投与した薬剤の薬理作用による効果は，被験治療群で観測された反応の大きさから，プラセボ群で観測された反応の大きさを除いた結果として得られる．すなわち，被験薬の薬理的活性の大きさは，プラセボとの比較によってのみ明らかにできる．プラセボ自体に薬理効果は存在せず，プラセボが投与された被験者にみられる病態の変化は，投与とそれに伴う治療行為の結果と上記の種々の因子の効果が複合した結果であり，これらを分離することは一般には不可能である．したがってプラセボ効果という表現は，妥当性に乏しいとする批判がある[55]．

プラセボ群は，その試験が実施された環境と条件（対象集団，併用治療，参加施設，医師，治療条件など）のもとでの反応の大きさの基準を与える．すなわち，プラセボ群の反応は試験の環境と条件により，また偶然的な要素により変動し，被験治療群の反応も同様の変動を含んでいる．したがって薬効の大きさは，被験薬剤群の観測値の大きさでなく，常にプラセボ対照との差によって評価すべきである．

例をみてみよう．表 2.2 に示す試験は，olanzapine の，統合失調症患者を対象としたプラセボを含む試験の結果である．これらの試験は，ほとんど同一の組入れ基準，投与量，併用薬，評価基準で実施され，評価に用いる投与期間にわずかな相違があるのみである．評価はいずれも，簡易行動評価尺度（BPRS）における合計点の変化に基づいている．仮にこれらの試験でプラセボ群がなかったとしよう．もちろん，その場合に olanzapine が同じ有効率を示したか否かはわからないが，仮に同じとすると olanzapine の有効率は試験 A[56)]では 43.5% あるが，試験 B[57)]では 27.9% にすぎない．試験 B の結果からは，olanzapine はそれほど有効ではないかもしれないという印象を受けるであろう．あるいは，試験が失敗したと考えるかもしれない．しかし，プラセボの反応割合を 2 試験で比較すると，試験 A ではプラセボも高い反応割合を示しており，olanzapine 群とプラセボ群の有効率の差は試験 A の方が試験 B より小さい．すなわち，いずれの試験でも有効率の違いはあっても，プラセボ対照に対して十分な有効性を示しているといえる．このようにプラセボ群の反応は試験ごとに大きく変動し，プラセボ群がなければ薬剤効果の判断を誤るおそれが非常に大きいことがわかる．

Walsh, et al.[58)] は，うつ病患者を対象とした試験において，Hamilton のうつ病評価尺度の合計点が治療開始時点に比べて 50% 以上改善したか，または CGI が 2 点以下になった場合を反応ありとしたときの反応割合を，プラセボを対照とする三環系抗うつ薬および SSRI の試験について調査した．プラセボ群の反応割合は，10% 強～50% 弱の広い範囲にわたっている．同様に実薬の反応割合も，20～70% の範囲にわたっている．これらの結果からは，反応割合がこの値以下であれば薬剤は無効であり，これ以上であれば有効であるといえるような基準となる値は存在しないといってよい．同様に，既存薬に対する反応も試験ごとに変動する．これは，被験者全体の平均的な反応は試験対象集団，実際に組み入れられた被験者群，試験薬の用法・用量，対照薬，試験期間，併用治療，試験に参加する施設と医師，試験環境，文化的・社会的背景，あるいは保健衛生上の知識の影響

表 2.2 BPRS 合計点の投与前からの低下量の前値に対する比

試　験	試験 A[56)]			試験 B[57)]	
薬剤	プラセボ	haloperidole (15±5)	olanzapine (10±2.5)	プラセボ	olanzapine (10.0)
40% 以上の改善または 18 点以下	33.9	47.1	43.5	9.5	27.9
60% 以上	14.5	22.1	27.4		
被験者数	62	68	62	42	43

を受けており，試験ごとにこれらの条件が異なるからであろう．したがって，ある患者集団を対象に試験を実施して得られた有効率のみから，試験薬剤の有効性を判断することは困難である．試験薬の薬理作用による反応の大きさ（あるいは有効率）を知るためには，プラセボ対照との比較が必要である．

b. 臨床試験におけるプラセボ使用の倫理性

すでに有効な治療法が知られている領域では，プラセボ対照の倫理性が問題となる場合がある．また，患者は治療の恩恵に浴さないプラセボの投与が行われる試験に参加することに同意できないかもしれない．さらに試験担当医師は，プラセボを用いることに抵抗を感じ試験への参加を躊躇するかもしれない．プラセボを試験に用いることの倫理的問題については，すでに多くの議論が重ねられている．なお，世界医師会による倫理綱領であるヘルシンキ宣言においては新たに補足が加えられ，治療法の評価にあたって必要な一定の範囲内ではプラセボの使用を受け入れることが示された（1.2節参照）．

2.6.3 実薬対照

a. 実薬対照の意義

既存の薬剤を対照とする場合に，これを実薬対照という．既存薬は，標準的な治療薬としての地位を確立しているものが用いられる場合もあれば，そうでない場合もある．実薬対照試験の目的は，①既存薬に対して新薬が優れていることを示すこと，②プラセボを用いることが困難な疾患における有効性の確認，③特定の安全性に関する問題や効果に関する既存薬との相対的な特徴づけ，④試験が十分な感度を有することの確認，などを目的として用いられる．この四つの目的は，性格が非常に異なることに注意しなければならない．この点は第10章で再度考察する．

プラセボ対照との比較では被験薬の薬効の大きさは確認できるが，標準治療と比べてどれくらい優れているかあるいは劣っているか，またどのような相対的な特徴があるかを明らかにするのは困難である．たとえ新薬がプラセボより優れていても，既存の薬剤に比べて劣っていれば，その薬剤の存在意義は小さい．いずれがより有効あるいは安全であるのか，個々の症候についていずれの薬剤がより有効であるのか，あるいはそれぞれの薬剤に特徴のある有害作用は何かなど，治療現場において薬剤を選択するために薬剤相互の相対的な特徴を明らかにすることは有益である．そのためには，実薬間の直接的な比較が必要である．

b. 実薬対照試験による薬効の計量

被験薬が投与された被験者の反応と対照薬が投与された被験者の反応の差は、平均的には「対照薬の薬理作用の結果」と「試験薬の薬理作用の結果」との差からなっている。この差がほとんど0であったとき、被験薬および対照薬が有効であるか否かは不明である。いずれも無効であったかもしれないし、いずれもが有効であったかもしれない。いずれもが無効であったならば、相対的特徴づけの議論は無意味である。しかし、上の例でみたように既存対照薬の反応は試験ごとに大きく変動するため、対照薬の反応の大きさをみて直ちに対照薬が当該試験でも有効であったと判断することはできない。さらに、第10章で述べるように、プラセボを含まない実薬対照との試験には重大な偏りが入る可能性があるので、実対照薬だけの試験では十分な注意が必要である。

2.6.4 用 量 対 照

同じ被験薬剤の数用量を同一の用法で投与し、被験薬の投与量と治療効果の関係を調べるために用いる。例えば、1日1回投与として、5 mg、10 mg、20 mgの3用量を比較する場合、各投与量が互いに他の投与量の対照となる。

2.6.5 用 法 対 照

同一薬剤の異なる用法を対照とする場合である。例えば、1日の投与量は同じとして、1日1回投与と2回投与のいずれが好ましいかを知りたい場合に用いる。

2.7 安全性情報の収集

2.7.1 安全性情報の収集の目的と原則

臨床試験では、有効性の評価とともに安全性に関する情報を収集する。収集すべき安全性に関する情報は、ガイドライン「治験中に得られる安全性情報の取扱いについて」[59]および「治験の総括報告書の構成と内容に関するガイドライン」[60]などに示されている（表1.1参照）。収集すべき安全性情報は、

① 定期的に観測する臨床検査、
② あらかじめ定められた症状や徴候、疾患の推移、
③ 新たに発生したすべての症状、徴候、疾患および事故、
④ 既存の症状、徴候あるいは疾患の悪化あるいは改善

に関する記録からなる。これらの情報の収集における原則は、上述の観測記録は、

薬剤の投与に起因するか否かを問わず，試験中にみられた症状・徴候，疾患，検査ならびにその他の，被験者に認められた健康上の問題に関するあらゆる出来事を対象とすることである．薬剤の服用に伴って発生する好ましくない作用を一般に「副作用」と呼んでいるが，新医薬品の開発の段階ではその物質の人体に対する作用は十分には知られていないため，被験者に認められた，医療上問題となる症状や徴候を，薬剤の作用であるか否かを問わずすべて収集し分析する．ある被験者に認められた事象が薬剤によるものであるか否かは，その患者だけの情報から判断することは困難な場合が多い．類似の事象が，同じ薬剤が投与された他の被験者でも同様に認められているのか，あるいはプラセボが投与された被験者でも同様に認められているのか，またその事象の発生は投与量や投与期間とどのような関係にあるのかなど，集団における当該事象の発生状況を詳細に分析して，薬剤が有する有害な作用の特徴を明らかにする．そのために，臨床開発の段階では，薬剤との関連性を含まない有害事象という言葉を用いる．安全性情報の収集に関する議論については，文献[61]も参照されたい．

2.7.2 安全性に関する用語

臨床試験で用いる安全性に関する主な用語を次に説明する．これらの多くは，ICH ガイドライン[59]に示されている．

(1) 有害事象または有害経験[59]： 医薬品が投与された患者または被験者に生じたあらゆる好ましくない医療上の出来事．必ずしも当該医薬品の投与との因果関係が明らかなもののみを示すものではない．つまり有害事象とは，医薬品が投与された際に起こる，あらゆる好ましくない，あるいは意図しない徴候（臨床検査値の異常を含む），症状，または病気のことであり，当該医薬品との因果関係の有無は問わない．

(2) 有害薬物反応（ADR）[59,62]： 病気の予防，診断もしくは治療，または生理機能を変える目的で投与された（投与量に関わらない）医薬品に対する反応のうち，有害で意図しないもの．医薬品に対する反応とは，有害事象のうち当該医薬品との因果関係が否定できないものをいう．

この用語は，日本のガイドライン[59]では副作用と訳されているが，後に述べるように，副作用は本来，有害薬物反応以外の反応も含む言葉である．

(3) 試験治療下で発現した症状・徴候（TESS）[60]： 薬剤を投与する前には認められず，薬剤の投与を開始した後または投与中に認められた，症状・徴候，疾患，および薬剤投与前に存在していた症状・徴候，疾患であって，投与開始後

または投与中に悪化したものをいう．薬剤投与との因果関係は問わない．したがって，薬剤投与後に発生した転倒による骨折，事故，疾病の悪化による入院などもTESSに含まれる．

(4) 重篤な有害事象[59]： 死亡または被験者の生命を脅かす可能性のある有害事象である．通常，次の場合をその程度にかかわらず重篤な有害事象とする；①死に至るもの，②生命を脅かすもの，③治療のため入院または入院期間の延長が必要となるもの，④永続的または顕著な障害・機能不全に陥るもの，⑤先天異常をきたすもの，⑥即座に生命を脅かしたり死や入院には至らなくとも，患者を危機にさらしたり，上記①〜⑤のような結果に至らぬように処置を必要とするような重大な事象（例えば，救急室などで集中治療を必要とする気管支痙攣，入院には至らないものの血液障害または痙攣をきたした場合，薬物依存症または薬物乱用などがあげられる）．

(5) 重篤な有害事象以外の臨床的に重要な有害事象[60]： 著しい血液学的異常や他の臨床検査値異常（重篤という定義を満たすもの以外），およびそれにより治験薬治療の中止，減量，または重要な併用療法の追加を含む処置をせざるを得なかったすべての事象（注意：ガイドライン[60]では，「他の臨床的に重要な有害事象」と述べている）．

(6) 臨床的に重要な臨床検査値異常[60]： 臨床的に重要な変化を示した検査値をいうが，単にそれが基準範囲外であるというだけでなく，さらに大きく外れた値である場合をいう．しかしその基準は定まっていない．試験責任医師が経験に基づいて臨床的に重要だと判断した検査値とする場合や，一定の数値的基準を設定して機械的に判定する場合などがある．数値的な重症度基準の例が，厚生省薬務局安全課の通知[63]に示されている．なお，この通知でいう重篤度は本書でいう有害事象の重症度に相当する．また，米国国立がん研究所の基準[64]も用いられる．さらに，2万人を超える被験者の試験薬剤投与前観察期の検査値から求められた，①検査値の分布の中央98％範囲（参考範囲），②2回の検査間の差の分布における中央98％範囲（デルタ限界）を用いて，参考範囲外であって，投与前との差がデルタ限界を超える試験治療開始後の検査値を，臨床的に重要な異常とする方法も提案されている[65]．

(7) 副作用： 広義には，薬剤の使用目的に従って期待される作用を主作用と呼び，主作用として期待しないその他のすべての作用を副作用（side effect）と呼ぶ[66]．したがって，副作用は必ずしも患者の健康にとって有害な作用を意味するものではない．他方，臨床開発におけるガイドライン「治験中に得られる

安全性情報の取扱いについて」[59]では，adverse drug reaction（薬物への有害反応，または有害薬物反応）の日本語訳に「副作用」という用語をあてている．しかしこのガイドラインのもととなっているICH E2a 三極合意文書（英語）[62]では，side effect という用語は曖昧であるので用いないことを勧めている．

(8) 徴候と症状[66]：　徴候は医師，あるいは患者以外の観察者が観測可能な身体的な事象を指し，症状は本人が知覚する異常を指す．

(9) 臨床検査値の基準範囲[67]：　臨床検査値は，年齢や性によって健康な状態で通常とりうる値の範囲が異なる場合がある．したがって，検査値ごとに年齢と性を考慮した基準範囲を設定する．通常は，健康なヒトの集団における中央の95％の値が存在する範囲（低値2.5％および高値2.5％を除いた範囲）を基準範囲（正常値）とする．この範囲の設定にあたっては，検査値の分布形状が重要であるため，分布形状を考慮して範囲を決定する．また，範囲決定の基礎となる健康なヒトの定義および被験者集団の条件と被験者数が，範囲の決定には重要である．基準範囲の求め方に関しては文献[67~70]を参照されたい．

2.7.3　有害事象に関して収集すべき情報

有害事象に関連して収集すべき情報は，重要な問題が発生した場合の規制当局への報告において必要な情報（「治験中に得られる安全性情報の取扱いについて」[59]に規定されている）と，臨床試験における一般的な安全性評価とでは異なる．後者については「治験の総括報告書の構成と内容に関するガイドライン」[60]の記述が参考になる．ここでは後者の場合に一般に必要な情報を示す．

(1) 有害事象（用語集に基づく用語，報告書に用いられている用語）：　医師が報告した有害な症状・徴候，経験などの内容の記述およびその事象を，ICHにおいて合意された医学用語辞書[71]に従って表現した有害事象名．観測されたすべての症状・徴候をどのように有害事象として記録するかについての，国際的に合意された基準はない．試験間での一貫性，および安全性の問題の検出の可能性を考慮して，報告・記録の基準をあらかじめ定めておかなければならない．CIOMS VI の報告[61]（Council for International Organizations of Medical Sciences, Report of Working Group VI）は，一つの診断名で代表しうる複数の症状・徴候は，その診断名を有害事象として記録し，個別の症状・徴候は記録しないことを勧めている．例えば，ある被験者が同じ時期に鼻水，頭痛，咳，軽度の発熱などを示したとする．これらの個々の症状は，いわゆる風邪症候群としてまとめられるものであり，「感冒」の発症に伴って認められる症状と判断できるのであれ

ば,「感冒」を有害事象として記録し,個々の鼻水,頭痛,咳,軽度の発熱は有害事象として取り上げない.特定の疾患あるいは症候群にまとめることが合理的な個々の症状・徴候は,疾患あるいは症候群で代表することにより解釈を助け,多くの個別症状の記録による重要な情報の埋没を避けることができる.同様のことは,臨床検査値の異常についてもいえる.例えば,肝機能異常を示す,ALT,ASTなどの異常高値が同時期に認められ,これらが肝機能障害を疑わせるのであれば,有害事象としてALT上昇とAST上昇を別々に報告するのでなく,肝機能障害として報告するのが合理的であろう.また,同一被験者が同じ症状を繰り返し訴える場合,一度症状が消失した後に再度症状が現れた場合には,改めて新しい有害事象として記録するというような規則も必要である.

(2) 有害事象の持続期間: 通常は,発生日から消失日(またはこれらを確認した日)までの日数である.有害事象が残存している場合には,残存を観察した日までの日数以上となる.

(3) 重症度: 発生時の重症度,最も重くなったときの重症度,症状の推移による重症度の判定結果,各観測時点での重症度などを記録する.

(4) 重篤度: 重篤か重篤でないかの判断の結果を記録する.

(5) 処置: 処置が必要であったか否か,必要な場合の処置の種類を記録する.

(6) 転帰: 消失,残存であれば残存を観察した日と持続日数(持続日数は残存を観察した日までの日数以上となる),後遺症の有無などを記録する.

(7) 因果関係の評価: 薬剤との関連の有無,あるいは関連性の程度を判断し記録する.関連が明らかでない場合は関連が疑われるものとして扱う.

(8) 発現日,または事象が発見された来院日: 患者が有害な症状・徴候などを知覚あるいは確認した日,または医師が発生を確認した日である.試験薬投与開始前に認められた疾患,症状・徴候であっても,それらが悪化したことが明らかとなった場合には有害事象の発生と認められるので,患者が明らかに症状・徴候の悪化を知覚した日,あるいは医師もしくは観察者が徴候の悪化を認識,または発見した日を記録する必要がある.

(9) 試験薬の最終投与との関係における有害事象発現のタイミング: クロスオーバー試験の場合,第2期以降に観察された有害事象は先行薬剤によるもの,あるいは先行薬剤と当期の薬剤の相互作用によって生じた可能性もあるので,事象発現のタイミングが重要となる.また試験薬の投与が終了している場合には,最後に投与された薬剤を記録する.

(10) 事象発現時に行われていた試験治療または直前の試験治療: 試験終了

後あるいはクロスオーバー試験においては，ウォッシュアウト期（3.1.3項参照）であれば直前に投与された薬剤を記録する．

（11）事象発現時の試験薬の絶対量： 発生時に実際に投与されていた量を記録する．

（12）試験薬による治療の期間： 実際に投与された時間あるいは日数を記録する．

（13）試験中の併用療法： 併用治療の内容，併用薬であれば薬剤名，用法・用量，投与日数などを記録する．

2.7.4 安全性情報の収集にあたっての留意点

a. 収集する期間

TESSの観測のためには，試験治療開始前の観察期間における症状・徴候の有無，および程度，試験対象となっている疾患以外の疾患の有無と程度，臨床検査値などの情報が必要である．また，試験治療終了後の観察期間も定めておく必要がある．試験治療終了後の観察期間は，血中薬物濃度など，体内に薬物が残存している期間を考慮する．また，遅発性の有害作用が疑われる場合には，その性質に応じて観察期間を決定する．安全性に関わる理由により試験を中止した被験者では，転帰の確認が必要である．

b. 臨床検査値の測定と収集

臨床検査値の測定では検査実施日，検査値，測定方法，測定単位などを記録する．臨床検査の測定値は，検体の採取から測定までの時間やその間の保存方法，輸送方法に細心の注意を払う必要がある．また測定機関，測定機器，測定者など多くの要因の影響を受ける．一般に測定機関によって同一の検体でも値が異なるのが普通であり，また基準範囲も異なる．したがって，検査値の異常判定の基準値が異なる．これらの変動や測定機関差は，解析および解釈上の問題を引き起こすので，可能な限り同一の機関で測定することが望ましい．

臨床検査値の信頼性に関する問題については，上坂[72]を参照されたい．

3

無作為化対照試験

　無作為化対照試験を，Bulpitt[1]は，「正確に設定された質問に答えられるように，無作為化の手続きにより妥当で適切な対照を用いた，注意深く倫理的に計画された実験である」と定義している．この定義に従えば，無作為化対照試験では，第一に，比較が医学的に意味をもち，明快な解釈ができるように比較の相手（対照），および被験者の集団（対象母集団），そして比較に用いる観測変数を選ばなければならない．第二に，比較の結果に，被験治療と対照治療以外の要因や試験実施上の手続きによる系統的な差（偏り）が入ることによって，治療間の差が歪められることがないようにしなければならない．第三に，本来治療法間に効果あるいは安全性の差がない場合でも，偶然に生じうる程度の差であるか，偶然では起こりえない差であるのかが判断できるように，偶然変動の大きさが評価できる手続きがとられている必要がある．第四に，解析データの取扱い方や解析方法の選択などにより偏りが入らないようにすること，解釈と報告に先入観などによる偏りが入らないこと，および無理な解釈や報告にならないようにすることが重要である．

　さらに，試験の倫理性や経済性の観点から，試験は最少の被験者で目的が達成できるようにデザインする必要がある．そのために，観測値に変動をもたらす原因を把握しその影響を除くこと，比較の精度を最大にするために比較の方法を工夫する必要がある．上記の四点の中で，第一の事項は第2章で解説した．本章では第二，第三の事項を解説する．第四の事項については第4章で述べる．

　無作為化対照試験のデザインは，一般に以下の要素により特徴づけられる．
(1) 群構成（並行群，クロスオーバー，ラテン方格，不完備ブロックなど）
(2) 対照群の型（外部対照群，同時対照群，無対照など）
(3) 偏り
(4) 共変量と層別

(5) 遮蔽（盲検化）の程度（二重盲検，単盲検，非盲検など）
(6) 無作為化の方法（置換ブロック，層別無作為化，動的な無作為化など）
(7) 施設数（単一施設，多施設）
(8) 被験者数

デザインの説明では，これらの各要素の選択理由を明確にし正当化しておく必要がある．

3.1 試験群の構成と基本的な試験デザイン

3.1.1 個体間比較と個体内比較

治療法の比較にあたって多くの場合，被験薬剤と対照薬剤を相異なる患者に投与し，相異なる患者群間で比較する．このような比較の方法を個体間比較という．すなわち個体間比較の場合には，処理は被験者ごとに一つと定まっている．これに対して，同一の個人に処理ごとに時期を変えて二つ以上の薬剤を比較する場合，あるいは外用薬の塗布部位のように身体の複数の部位を試験対象部位として，同じ患者の中でいくつかの薬剤を比較する場合がある．このような比較を個体内比較という．個体間比較でも個体内比較でも，個々の処理を施す対象を試験単位という．個体間比較試験では，試験単位は個々の被験者自身である．個体内比較試験では，同一被験者の個々の試験期あるいは身体の部位などが試験単位である．どのような試験単位を用いるかによって，試験デザインが定まる．

3.1.2 並行群試験

a. 並行群試験の定義

個体間比較試験は並行群試験と呼ばれ，臨床試験の基本となるデザインである．並行群とは同一の期間に同一の場所で試験される，二つ以上の独立な被験者群である．被験者は無作為化の手順によって一つの処理（治療法）に割り付けられる．同一の処理が割り付けられた被験者全体が，一つの治療群を構成する．図 3.1 左は，そのような群と施設および実施時期の関係を示している．個々の処理が異なる被験者群に施される場合であっても，各処理群の試験実施時期や実施場所が異なっていれば並行群とはいえない．このような試験では，処理効果と実施時期の影響，あるいは処理効果と実施場所の影響を分離できないため，偏りのない処理間比較ができない．図 3.1 右では施設間で投与薬剤が異なるので，施設と薬剤効果が交絡する．また図 3.2 の場合には，試験の実施時期が投与量ごとに異なって

おり，時期と投与量が交絡している．したがってこれらは並行群試験とはみなせない．

b. 並行群試験の特徴

並行群試験では，群間の差は被験者標本が異なることを除けば治療法のみであるため，試験群間の観測された差は治療法の差と偶然変動のみであると仮定でき

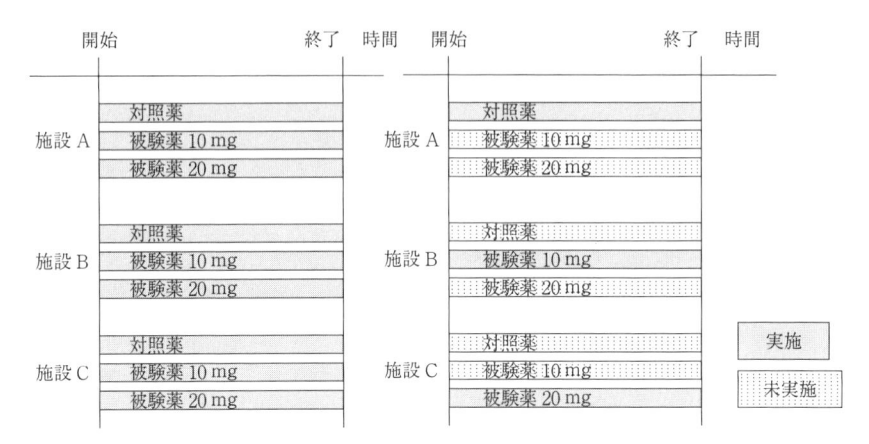

図 3.1 並行群試験の群構成と処理の割当
左：すべての処理が同時期に同一の場所で実施されている（並行群），
右：1 施設 1 処理のみ（並行群とはみなせない）．

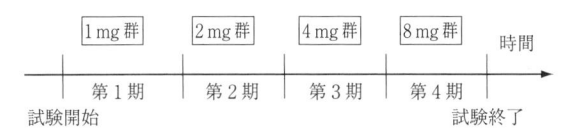

図 3.2 並行群試験とはみなせない群構成
投与量ごとに異なる被験者群であっても，試験実施時期が異なっている．

表 3.1 並行群試験デザインの特徴

長　所
デザインとしては簡単であり実施しやすい
治療群間の偏りのない比較ができる
試験期間の長さを任意に設定できる
各治療群における時間反応関係を推定できる
有意な治療間の差を示すことにより，有効性または安全性に関する説得力のある証拠を提供する
不測の事態に対処しやすく，任意の被験者の試験を中止しても他の被験者や治療群に影響しない
短　所
個体間比較であるため，一般に個体内比較試験に比べて多くの被験者が必要になる
同一被験者における直接的な治療間の比較ができない

るので解釈が容易である．また試験期間を任意に設定できるので，特定の事象発生の有無や死亡のような非可逆的な事象の発生を比較する試験，疾病の進行抑制を目的とする試験，あるいは脱落の発生しやすい試験などに用いることができる．さらに，被験者の層別を必要に応じて取り入れることができる．このように試験の実施のしやすさ，試験する治療法に対する制約が少ないこと，ならびに統計的推測に関する制約が少ないことなどの点で優れた試験デザインである．短所は，個体内比較に比べて一般には多くの被験者が必要になることである．表3.1に，並行群試験デザインの特徴を示す．

3.1.3　クロスオーバー試験
a. 定　義

薬剤の体内への吸収，代謝，排泄などの速度は，被験者ごとに大きく異なる可能性がある．同様に，同一の薬剤量を投与されても，治療効果や有害事象発生の有無および程度は患者ごとに異なる．したがって，適切な治療法の選択の観点からは，可能ならば同一の患者で複数の治療法を比較することが望ましい．また，個人間では薬剤への反応が大きく異なっても，同一個人内では比較的安定した反応を示す場合が多いことが経験的に知られている．したがって，同一個人内で複数の治療を比較する方法は，比較の精度を上げ被験者数を少なくするという点で統計的にも好ましい方法である．

このような，同一の被験者で時期を試験単位としていくつかの処理を順次試験単位に割り付けていく方法をクロスオーバー試験という．最も単純な例は試験期間を2期に分け，2治療を2期のいずれかに割り当てる2剤2期の試験（図3.3）である．ここで処理の実施順序には，第1期に被験薬（T），第2期に対照薬（C）

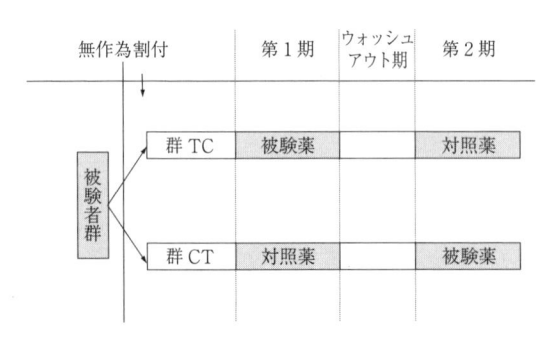

図3.3　2剤2期クロスオーバー試験

を投与するTCと，その逆の順序で投与するCTの2通りがある．クロスオーバー試験では，この処理の実施順序が重要な役割を果たす．また，被験者全体はこの処理順序によって群分けできる．図3.3の例では，被験者はTC群とCT群の2群に分けられる．この投与順序を一つの因子としてとらえ，これを投与順序あるいは処理系列という．

b. 特徴と留意点

試験治療の効果は，それぞれの被験者の中での試験期の間で比較される．したがって個体間変動が大きく個体内変動が小さい場合には，治療間比較の精度が大きく向上するので，少ない被験者数で試験の目的が達成できる．また，被験者数は処理数にあまり依存しないので，患者数や参加者数が限られている場合に必要な人数の被験者を確保しやすい．

他方，比較を偏りなく行えるように，各期の試験治療開始時点の状態が比較可能な程度に類似していなければならない．すなわち

(1) 治療効果は，個々の試験期で評価可能であること，
(2) 患者の病状はたとえ第1期で十分な改善が認められても，第2期の開始時点では再び第1期の開始時点の状態に戻っていること，
(3) 第2期における治療への反応は，第1期の治療および治療効果に無関係であること

が条件となる．

下記の疾患あるいは治療は，通常一つの期のみで評価可能であり，(1)の条件を満たさない．

① 治癒を目的とする治療
② 死亡などの非可逆的な事象の発生を防止する治療
③ 脱落の発生しやすい疾患または治療

(2)の条件は，治療を中止するともとの状態に戻ってしまう喘息，偏頭痛，リウマチ，高血圧症，不眠症，狭心症，糖尿病などでは満たされる場合があろう．しかし，もとの状態に戻るのに長期間を要する場合には，試験期間が長くなるので実施可能性の問題が発生する．また

④ 自然治癒する疾患，進行の速い進行性疾患など，一方向的に変化する疾患
⑤ 病状が安定しない，あるいは循環的な変化をする疾患

などでは，各期の開始時点での状態の類似性を確保することが困難になる．

次の場合には，(3)の条件を満たさない．

⑥ 2試験期の開始時点で第1期の薬剤が体内に残存している場合，第1期の薬

剤の直接的な効果ならびに第2期の薬剤との相互作用が生じうる．
⑦ 第1期の薬剤が残っていなくても，第1期の薬剤への反応に条件づけられた反応が第2期に生じる場合がある[2,3]．例えば，学習効果が生じる場合がそうである．
⑧ 第2期は全体として環境条件が第1期と異なり反応が環境の影響を受ける場合，その影響が時期効果や処理と時期の交互作用として現れる可能性がある[2]．

何らかの形で前期の処理が影響する場合，これを持越し効果あるいは残存効果と呼ぶ．持越し効果があると，第1期と第2期の結果から2治療間の差を偏りなく推定することができない．

さらに各期の治療開始時点の状態が類似していること，および持越し効果がないことに加えて，治療効果の評価が長期にわたる場合には，全期間を通しての試験期間が非常に長くなり脱落が発生しやすくなるので実施可能性の観点から適切でない．

健康被験者を対象とした生物学的同等性試験をはじめとする薬物動態試験や薬力学的応答を調べる臨床薬理試験では，薬物が体内から消失すればもとの状態に復帰するので，クロスオーバー試験が実施しやすい．しかし，持越し効果や前期の処理効果あるいは反応が，後の反応に影響を与える可能性や学習効果が生じる可能性を考慮しなければならない．したがってクロスオーバー試験の実施と評価においては，1）これらの条件を満たすようにするためのデザインあるいは試験の実施方法の工夫が必要であり，2）これらの条件を満たしていることの保証あるいは統計的な確認，3）条件が満たされない可能性がある場合の統計的な調整の是非，が重要な論点となる．

c. 持越し効果の除去とウォッシュアウト期間

持越し効果を除去するために，第1期の薬剤の投与期間が終了した後，一定期間無治療期間を設けるかプラセボを投与して，第1期の薬剤の効果が消えるのを待って第2期の薬剤を投与する場合がある．この二つの薬剤投与期の間の期間をウォッシュアウト期（休薬期）という．健康被験者を対象とする臨床薬理試験では，一般に第1期と第2期の間に十分なウォッシュアウト期間を設け，第2期の薬剤を投与する前に薬物体内濃度ならびに精神・身体反応を観測して前期薬剤の影響が消失していることを確かめる．

一方，患者を対象とした治療効果を調べる試験では，休薬期を設けることは倫理的に受け入れがたい場合が多い．このようなときには，休薬期を設けずに第2

期の薬剤を投与し，第1期の薬剤の影響が消失して，第2期の薬剤の効果が安定するだけの十分に長い期間を各期の投与期間とする方法がとられる．例えば，ある糖尿病患者における2種類のインスリン製剤の比較試験では，各投与期を3カ月としている[4]．このような場合には，薬剤効果が異なれば第1期終了時点での2薬剤群の状態は異なりうるので，各期の投与開始直前の患者の状態を試験治療開始前値とすることはできない．したがって，第1期薬の投与直前の状態を試験治療開始前値とする．

d. 持越し効果を推定するための試験デザインの工夫

たとえ薬物が血中に認められなくなっても，持越し効果がないという保証はない．前期の薬剤の効果あるいは有害事象の印象が，後の応答を歪める可能性がある．臨床薬理試験では，被験者の試験への慣れあるいは学習による応答の歪みが生じる可能性もある．したがって，あらかじめ十分な訓練あるいは練習を行って学習効果を除去すること，あるいは処理への構えを緩和することも必要である．それとともに，直前の期における処理の持越し効果（1次の持越し効果）の大きさを統計的に推定し，処理間比較の偏りを小さくする方法も工夫されている．そのためには，持越し効果を推定しうるデザインが必要になる．表3.2～3.4にデ

表3.2　2剤2期デザイン（Balaam デザイン）

処理系列	期	
	1	2
AB	A	B
BA	B	A
BB	B	B
AA	A	A

表3.3　2剤3期デザイン

処理系列	期		
	1	2	3
ABB	A	B	B
BAA	B	A	A

表3.4　2剤4期デザイン

処理系列	期			
	1	2	3	4
ABBA	A	B	B	A
BAAB	B	A	A	B
AABB	A	A	B	B
BBAA	B	B	A	A

ザインの例を示す．これらのデザインの利用については，文献[5~7]などを参照されたい．

e. クロスオーバー試験の適用をめぐる論争

クロスオーバー試験は，生物学的同等性試験における標準的な試験デザインである．健康被験者を対象とする薬力学的反応に関する試験では，ウォッシュアウトや学習効果を考慮した馴化期間を設けることなどにより持越し効果を消去するとともに，各期の間の比較可能性を評価するために各期の開始時点における被験者の状態の観測が重要である．

他方，臨床効果に関する検証試験では，ウォッシュアウトの適用は一般には困難である．また3.1.3項 b., c. に述べた多くの問題がある．米国では，かつてクロスオーバー試験に基づいて新薬の有効性を主張した申請において，結果の妥当性に疑問がもたれた事例が相次いだことにより，クロスオーバー試験の是非が1976～1977年に米国食品医薬品局の生物統計・疫学諮問委員会（BEMAC, FDA）にて議論され，2剤2期クロスオーバー試験を有効性の検証試験として用いることについて慎重であるべきとの勧告が出された．この諮問委員会の報告をめぐって，多くの議論がなされた．この間の状況については Brown[3,8] および Smith[9] を参照されたい．BEMAC の報告の後，臨床試験におけるクロスオーバー試験の利用，試験治療開始前値の利用，持越し効果の推定について多くの議論がなされた．この話題については，例えば Wallenstein, et al.[10] および Fleiss[11] を参照されたい．

クロスオーバー試験は，薬物動態試験，生物学的同等性試験，健康被験者を対象とした臨床薬理試験などのほかに，治療を中止するともとの状態に戻る慢性疾患，例えば糖尿病，喘息，偏頭痛，リウマチ，高血圧，不眠などの試験で用いられている[4,12]．クロスオーバー法がもつ問題を認識した上で，有効に活用することが重要といえる．

3.1.4 ラテン方格配置試験

a. ラテン方格配置

個体内比較が可能な疾患あるいは処理の比較で，比較すべき処理あるいは治療法が K 個（3以上）あり，かつ各被験者において K 時期で試験を実施できるとする．このとき，すべての被験者が K 処理を順次受けるクロスオーバー配置を考え，時期の影響を処理間比較から除くために，すべての処理がすべての時期で同一回数試験されるように K 通りの処理系列を設定する．例えば，新しい血糖降

下薬（T）の血糖降下作用の存在を確かめるためにプラセボ（P）と比較し、さらに既存の薬剤（C）との比較をするために3薬剤の比較をしたいとする。健康被験者9人を対象とした3期からなる試験が、表3.5の配置で試験された[13]。K処理に関する配置はK系列K期からなり、すべての系列、すべての期において、K処理のすべてが1回ずつ試験される。このような配置をラテン方格配置という。

同様に、身体のK個の部位を試験単位としてK処理を比較する場合にも、ラテン方格配置を適用できる。例えば4種類の軟膏の基剤について皮膚への刺激性を試験する場合、左右の腕の前腕部にそれぞれ2カ所の部位を定め、4基剤を各部位に割り当てる。この場合、腕、および各腕の中での手首からの順序によって共通な反応の傾向があるかもしれない。したがって、部位によって試験単位を層別することができる。部位固有の影響を除いて処理間の比較をするためにクロスオーバー試験の期に部位を対応させると、表3.6に示すような配置が得られる。

b. ラテン方格の生成

ラテン方格配置は、K個のすべての期あるいは部位において、そしてK個の系列において、各処理が1回ずつ試験されるデザインであり、任意の処理数Kでこのような配置が可能である。例えばK処理を整数、$1, 2, \cdots, K$で表し、系列を一つ定める。これを$(1, 2, \cdots, K)$とすると、順次1文字ずつずらした系列、$(2, 3, \cdots, K, 1)$、$(3, \cdots, K, 1, 2)$、$\cdots$、$(K, 1, 2, \cdots, K-1)$を作成する。これらをK人の被験者に割り当てると、一つの方格ができる。これを標準方格とする。表3.5、3.6はこのようにして作成した方格である。次にこの方格の列を無作為に並べ替えた方格は、再びラテン方格となっている。さらにこうしてできた方格の行を無

表3.5 血糖降下薬に関する3剤3期のラテン方格配置による試験

試験群	被験者数	第1期	第2期	第3期
G1	3人	P	C	T
G2	3人	T	P	C
G3	3人	C	T	P

表3.6 4処理4部位のラテン方格配置の例

試験群	被験者数	部位1	部位2	部位3	部位4
G1	N人	A	B	C	D
G2	N人	B	C	D	A
G3	N人	C	D	A	B
G4	N人	D	A	B	C

表 3.7 表 3.6 の文字と行を入れ替えた 4 処理 4 部位のラテン方格配置の例

試験群	被験者数	部位 1	部位 2	部位 3	部位 4
G1	5 人	A	D	C	B
G2	5 人	D	C	B	A
G3	5 人	C	B	A	D
G4	5 人	B	A	D	C

作為に並べ替え，次いで文字を無作為に並べ替える．これもまたラテン方格である．例えば表 3.7 は，表 3.6 の行と文字を入れ替えたものである．

3.1.5 無作為化完備ブロック配置と不完備ブロック配置

ラテン方格配置では，処理数 K と同数の試験単位が各被験者で必要であった．それが困難な場合には，1 人の被験者では一部の処理のみを試験する．しかし 2 処理の比較の精度を $K(K-1)/2$ 通りの 2 処理の組のすべてにわたって等しくするため，どの 2 処理の組についてもその 2 処理がともに試験されている被験者の数を，すべての 2 処理の組にわたって等しくする．このようなデザインを，釣合い型不完備ブロックデザインと呼ぶ．ブロックとは，均質な試験単位の集まりである．いまの場合，被験者間変動が被験者内変動より大きいことを前提として被験者をブロックとみなしている．不完備とは被験者，すなわちブロックごとの試験単位数（ここでは時期の個数）が処理数より少ないために，いずれの被験者でも全処理を試験できないことを表している．これに対して，すべての処理が同一回数ずつすべての被験者で試験される場合を完備ブロックデザインという．1 ブロック当たりの試験単位の個数をブロックサイズという．

完備あるいは釣合い型不完備ブロックデザインでは，ブロック内の試験単位は均質であり，ブロック間の差はランダムなブロック間変動とみなす．また，試験単位と処理の特定の組合わせが，特別な反応をもたらすようなことはないと仮定する．したがって，処理の試験単位への割付は無作為に定める．このような割付

表 3.8 被験者別に，4 処理を無作為に 4 部位へ割り付けた完備ブロック配置

被験者	部位 1	部位 2	部位 3	部位 4
A	T1	T2	T3	T4
B	T2	T3	T1	T4
C	T3	T2	T4	T1
D	T1	T4	T3	T2
E	T4	T2	T3	T1
F	T2	T1	T3	T4

3.1.6 時期効果について釣り合わせた不完備ブロック配置

すでに述べたように，臨床試験では試験期あるいは部位などはそれぞれ特有の効果をもちうる．また，処理の実施順序が結果に影響するかもしれない．したがって全被験者を通してみた場合には，すべての処理がすべての試験期あるいは部位へ同数ずつ割り付けられているようにすることが望ましい．完備ブロックの場合には，任意のラテン方格がこの条件を満たしている．したがって処理数が K の場合，全被験者数は K の n 倍であり，n 個のラテン方格を用いることにより配置が定まる．釣合い型不完備ブロックに対しては，複数のラテン方格配置からいくつかの列を除くことによりこのような配置を作成することができる．表 3.9 に対して，部位について釣り合うように割り付けた例を表 3.10 に示す．

制約付き釣合い型不完備ブロック配置は，例えば臨床薬理試験で試験用量間の偏りのない比較が必要であるが，全用量をすべての被験者で実施するのが困難な

表 3.9 3 試験単位をもつ被験者に 4 処理を無作為に割り付けた釣合い型不完備ブロック配置

被験者	部位 1	部位 2	部位 3
A	T1	T2	T3
B	T2	T3	T4
C	T3	T1	T4
D	T1	T4	T2
E	T4	T2	T3
F	T2	T1	T3
G	T3	T4	T1
H	T4	T1	T2

各処理対はいずれも 4 被験者で試験されている．

表 3.10 ブロックサイズ 3，処理数 4，部位間で釣り合わせた釣合い型不完備ブロック

被験者	部位 1	部位 2	部位 3
A	T1	T2	T3
B	T2	T3	T4
C	T3	T4	T1
D	T4	T1	T2
E	T2	T3	T1
F	T3	T4	T2
G	T4	T1	T3
H	T1	T2	T4

場合に用いることができる．

3.2 対照群の型

3.2.1 同時対照群と外部対照群

　研究対象としている試験治療が施された被験者群と比較される被験者の集まりを対照群と呼ぶ．対照群は，同時対照群と外部対照群（または非同時対照群）に分けられる．同時対照群は被験治療が試験される被験者群と同一の対象母集団に属し，同一の試験の中で同時期に試験の対象となる被験者群である．同時対照群を含む試験を同時対照試験，あるいは簡単に対照試験という．対照試験では，同一の試験の中で直接，対照との比較ができる．同時対照群以外の比較対象とするすべての群を外部対照群いう．例えば異なる試験の患者群，病院の医療記録から作成した患者群，論文などに報告された患者群などである．

3.2.2 対照治療を受ける同時対照群

　プラセボ対照，実薬対照，用量対照，あるいは用法対照などの対照治療を受ける被験者群である．これらの対照群は，並行群デザインでは被験薬群とは異なる被験者よりなる群である．一方，クロスオーバー試験，ラテン方格，完備あるは釣り合い型不完備ブロックなどの個体内比較デザインでは，被験者自身は同一の被験者であるが，試験時期が異なっている．その意味では，同時対照ではないという見解もありうるであろうが，試験デザインとしては，群全体としては試験期が釣り合っているので，同時対照群とみなすことができる．もし，すべての被験者が同一の治療順序で試験されたならば，試験順序による偏りと持越し効果を処理効果から分離することができないので，同時対照群とはみなせない．

3.2.3 無治療同時対照試験

　患者群を無作為に2群に分け，一方の群には被験薬を投与し，他方の群にはプラセボの投与も擬似治療も施さない試験を無治療同時対照試験という．この無治療群を無治療同時対照群という．無治療といっても，患者を全く治療しないことを意味するのではなく，通常は被験群も対照群も試験薬の投与の有無以外では同一の基礎治療，あるいは各患者にとって最良の治療を受けることを妨げるものではない．試験治療を受けているかいないかは患者，医師ならびに関係者には明らかなので，試験開始後の応答ならびに観測・評価に偏りが入りやすい．したがっ

て，可能な限り避けることが望ましい．

やむを得ず無治療同時対照試験をする場合には，次のようにして可能な限り偏りを除くよう試験実施方法を工夫することが必要であろう．

割付にあたっては，偏りが入らないようにするために，同意の得られた適格なすべての被験者を完全に公平な手続きによって無作為に割り付けるようにする．こうすることによって，少なくとも試験開始時点における集団としての比較の条件を保証できる．次に，通常の治療や評価を担当する医師と試験薬を投与する医師を別人とし，試験薬を投与する医師および被験者は，治療ならびに評価担当医師，看護者および関係者に割付群を明かさないことを遵守する．このようにしても被験者はいずれの群であるかを知っているので，そのことによる影響を除くことはできない．したがって，客観的所見に基づく評価を用いることが重要である．無治療同時対照試験の例として，Henoch-Schoenlein 紫斑病に対する，血液凝固第13因子製剤の試験がある[14]．

3.2.4 無対照試験

同時対照群をもたない試験を無対照試験という．開発初期の段階で特定の用法・用量の有効性あるいは安全性を調べる場合，あるいはすべての被験者に同一の用法・用量の試験薬を長期間投与し，その用法・用量の安全性を調査する場合などに用いられる．

無対照試験では，投与前値（ベースライン）からの変化の大きさが統計的に有意か否かによって，有効性を判断することが多い．しかしこの前後差には，薬効のみでなくプラセボ群でみられるのと同様の要素が含まれる．また，投与前値との比較ではいわゆる観測値の平均への回帰と呼ばれる現象のために，薬効を過大評価するような偏りが入りやすい．それゆえ，無対照試験によって有効性を主張するには，治療をしない場合の変化の状態，治療のもたらす心理的影響，その他の影響の性質と大きさが定量的かつ具体的に知られていることと，試験薬投与後の変化の大きさがそれを確かに超えていることを裏づける根拠が必要である．無対照試験における効果の大きさは，既存の知識，換言すれば過去の試験または他の試験の結果，すなわち外部対照と対比して解釈される．この比較が妥当であるためには，外部対照群の患者，試験の条件および治療に関わるあらゆる事項の類似性が保証されること，ならびに対照群が試験対象と同じ対象母集団からの無作為標本であることが必要である．これらの条件が満たされることは一般に困難である．

3.2.5 歴史対照

既存対照とも呼ばれるこの対照群は，過去の医療記録あるいは報告からとられた被験者の群である．被験者の選択にあたって多くの任意性があるため，被験者群として偏りの大きさを評価できない．また比較可能性も評価できない．さらに，対照群に含められた対象者の環境条件や治療環境，その時点の医療実態など，治療に関係する条件の比較可能性も評価できない．したがって，歴史対照群との比較が科学的妥当性を有することを主張するのは多くの場合，困難である．

3.3 偏　　り

2治療法の有効率の差に，治療効果の差以外の要因に由来する差が入っていると，治療間の真の差を見誤ることになる．例えば，新治療薬の有効性をプラセボと比較する試験をしたとする．有効率は新治療群45％，プラセボ群20％であったとする．ここで，新治療群には軽症例が多く，プラセボ群には重症例が多かったとする．重症例ほど治りにくいとすれば，有効率の差25％は薬効差と重症度の差とを含んでいるので，新治療はプラセボより25％有効率が高いとは即断できない．逆に新治療に対する期待から新治療群には重症患者が，プラセボ群には軽症の患者が多く入ると新治療の効果を小さく見積もることになる．有効率の差を偏りなく推定するには，2群間で治療開始前の重症度の分布が同じでなければならない．別の例を考えよう．試験を担当する医師は，個々の被験者に新薬とプラセボのいずれが投与されているかを知っているとする．同様に，各被験者も自分自身が投与されている薬剤が新薬かプラセボかを知っているとする．医師は併用治療や問診の仕方，あるいは症状の評価において無意識にまたは意識的に新薬が投与されている患者とプラセボが投与されている患者に対して，異なった対応をする可能性は否定できない．また，患者も薬剤の服用の遵守や自覚症状の感じ方，訴えあるいは日常生活の態度において，プラセボと新薬で異なった対応をするかもしれない．これらはいずれも，有効率の差に薬効以外の差をもたらす原因になる．これら薬効以外の差は，いずれも偏りである．公正な比較のためには，このような偏りを最小限にすることが必要である．

　比較する処理間の差に処理効果以外の要因によりもたらされるランダムでない差を，臨床試験では偏りという．この偏りは単にデータに存在する系統的な偏りにとどまらず，データの解析や報告において，特定の治療法に不当に有利な結果をもたらすことも含めて考えることができる．多くの教科書では前者のデータ

に含まれる偏りを述べているが，「臨床試験のための統計的原則」[15]では解析ならびに結果の解釈・報告における偏りも重視している．偏りは様々な形で入ってくる．次に，偏りをもたらす主要な因子を示す．

3.3.1 試験計画の規定によりもたらされる偏り

試験対象患者の組入れ基準や評価変数，評価時点などを，試験薬に有利になるように設定することが可能な場合がある．この場合には，試験それ自体に偏りが入るというのではないが，従来の結果との対比においては注意を要する．特に実薬対照試験では，このことが公正な比較を歪める．詳細は非劣性試験について述べている第10章および文献[16,17]を参照していただきたい．

3.3.2 試験の実施時点で入る偏り

試験の実施段階では，多くの偏りが入る可能性がある．その中には，試験計画上の不備によるものも含まれる．
(1) 特定の治療法に有利な患者または不利な患者を，意識的に組入れから除くかもしれない．これらは直接的には表に現れないが，重大な偏りをもたらすおそれがある．この偏りを防止するためには，適格な被験者をすべて試験対象とすることである．
(2) 薬効に影響する患者の条件，例えば男女，年齢，重症度，病型，などが試験群間で異なること．
(3) 併用治療や補助治療，問診の仕方，看護者の接し方が試験群間で異なること．
(4) 試験の中止や違反の発生が試験群間で異なること．
(5) 試験治療の効果に，当該治療実施前の治療の効果が持ち越してくること．
(6) 自然治癒，季節や日内変動などの自然変動の入り方が試験群間で異なること．

3.3.3 データ解析，解釈，および報告で発生する偏り

データの解析，および解析結果の解釈と報告においても様々な偏りが入る．偏りの原因としては，例えば
(1) データをみて試験計画違反や不備のあるデータの除外を決定すること．
(2) 解析結果をみた後に，特定の治療に有利にみえる部分を取り出して解析すること．

(3) 脱落を無視して存在するデータのみで解析すること，
(4) 特定の治療に都合のよい結果を強調し，不利な結果を記載しないこと
などがある．

　データ解析，解釈，報告における偏りを防止するためには，解析計画を試験計画書に記載し，さらに詳細な解析計画書をあらかじめ作成し，そこに記した解析の結果を報告書に記載することである．後者については第 4 章で詳しく述べる．

3.4 　共変量と層別

　2.2.3 項で述べたように，治療に対する被験者の応答に関係する因子があるとき，その因子の分布が試験治療群間で異なっていると，治療群間の比較に偏りが入る．したがって，比較に偏りが入らないように割付を工夫するとともに，この因子の影響を除くような工夫が必要である．応答に関係する因子が定性的な変数であって，この変数の値によって対象被験者を部分集団に分けることができる場合に，この因子を層別因子といい，各部分集団を層と呼ぶ．他方，影響する因子が定量的な値をとる変数の場合，あるいは離散的であっても多くの値をとり連続変数のように扱える変数であるとき，これを共変量と呼ぶ．試験計画に際して，試験治療に対する応答に影響しそうな変数を十分に吟味し，それらの試験治療の比較に対する影響を最小限にするために，試験デザインならびに統計解析の方法を工夫することが重要である．治療効果を評価する観測変数の治療開始前の値は，重要な共変量とみなされる．

層　　別

　試験計画では，反応に影響すると予想される変数があれば，その変数を層別因子として取り上げ，層内では類似した反応がみられ，層間では反応の大きさができるだけ異なるように層をつくる．例えば，病型により薬剤効果の大きさが異なると予想されるならば被験者を病型で層別し，それぞれの病型内で各治療法を受ける被験者数が均等になるように割り付ける．層別には，
(1) 処理以外の因子による大きな被験者間変動を層別により層間変動に吸収し，治療間比較のための誤差を小さくする，
(2) 幅広い患者層を対象として，比較の精度を落とさないようにする，
(3) 幅広い患者層を対象とすることにより，結果の適用範囲を広くする，
(4) 患者層間で効果に違いがあるかどうかを調べることを可能にする

3.5 無作為化とその方法

表 3.11 層効果が存在し各層の割付頻度が治療群間で異なる場合の偏り

重症度	構成率	真の有効率			割付例数		期待有効例数	
		A	B	差	A	B	A	B
軽度	30	30.0	40.0	10.0	20	50	6	20
中等度	40	50.0	60.0	10.0	30	30	15	18
高度	30	70.0	80.0	10.0	50	20	35	16
全体	100	50.0	60.0	10.0	100	100	56	54

などの意義がある．実験計画法では，効果の薬剤間差は層によらず一定であることを前提として，層の効果を除き，薬剤間差を効率よく検出するモデルを考える．この前提は試験の結果に基づき評価すべきことである．

層間で反応が大きく異なり，しかも各層の患者の割合が治療法間で異なるとき，層の効果を無視すると誤った結果を導く．例えば表 3.11 をみてみよう．真の有効率は B 薬の方が A 薬より各層で 10% 高い．しかし，割付例数が層の構成割合を反映せず，また重症度間で有効率が大きく異なることにより，全体での有効率は A 薬の方が B 薬より高くなっている．このように，各層での結果と全体での結果が異なる．層の効果を考慮すれば，全体での差は真の有効率の差に等しくなる．解析上の問題については第 9 章を参照のこと．

代表的な共変量は，主要な変数の試験治療開始前における値である．各被験者における主要な変数の治療終了時点の値は，その治療開始前値に依存する場合がある．依存の仕方は様々であり，前値との差をとれば前値に無関係になる場合もあれば，変化量が前値に依存する場合もある．また，前値に対する比が一定とみなせる場合もある．したがって治療効果の指標を治療後観測値とするか，前値との差あるいは比とするかによって，前値を共変量とすべきか否かが異なる可能性がある．これらのことをあらかじめ十分に吟味し，試験計画ならびに解析方法を決定する必要がある．この点については 4.8.1, 4.8.2 項を参照のこと．

3.5 無作為化とその方法

3.5.1 無作為化の定義と意義

試験単位に処理を割り当てることを割付という．無作為化とは，各処理を確率的な操作によって試験単位に割り付けることをいう．2 群比較で両群同一の被験者数とすると，各々の被験者がそれぞれの処理に割り付けられる確率が 0.5 となるように乱数を用いて処理を割り付ける．こうすることにより，薬効に関係する

可能性のある未知の因子も含めて変動因子と処理との結びつきを断ち切り，被験者に付随する因子の分布が群間で偏ることを防止できる．無作為化には，次の三つの役割がある[18]．

(1) 個々の被験者に与えられる治療（処理）を予測不可能にし，予見による患者選択の偏りが入ることを防止する．
(2) 変動因子の分布を，試験群間で統計的に均質にする．これにより，被験者に由来する変動因子の偏りを最小限にする．
(3) 確率化により観測値の確率分布をつくり出し，統計的推論の基礎を与える．

これらの中で患者選択の偏りの防止と，変動因子の分布の偏りを最小にするための工夫がなされてきた．ここでは，特定の患者を試験に組み入れるか否かの判断と，組み入れた患者に与える試験治療の決定のいずれにおいても，試験担当者の恣意的な判断が偏りをもたらす可能性が問題となる．しかし，割付にあたっての恣意性を排除するためにあらかじめ定めた一定の手順で試験治療を割り当てる系統割付においても，予期しない偏りが入る可能性を排除することはできない．無作為化の必要性を示すいくつかの場合を以下に示す．

1) 意図しない，または未知の系統的な差が入るかもしれない．例えば来院順に，交互にまたは来院の曜日に従って治療法を決定すると，意図的な患者の選択はなされていなくても，曜日により来院可能な患者の条件が異なるかもしれない．また，医療従事者や機器の使用は検査，あるいは他の措置を受ける順番や曜日と関係するかもしれない．

2) 患者選択と割付における偏りが生じる可能性がある．例えば，個々の被験者に割り付けられる治療がわかっているので，標準対照薬にとって有利なあるいは不利な患者を，意識的に選択できる．また従来治療に反応しそうにない患者を意識的に新治療に割り付けることもできる．試験薬が有効であることを期待している医師は，症状の軽い患者にプラセボを投与し，症状の重い患者には新薬を投与するかもしれない．

3) 特定の因子と試験治療の交絡が生じる可能性がある．例えば試験の実施上の便宜を考え，施設ごとに異なった薬剤を割り付けるかもしれない．この場合には，施設差と薬剤効果は分離できない．

無作為化しない試験では，これらの偏りがないことおよび未知の要因における偏りが入っていないことを保証することはできない．無作為割付の意義に関してはArmitage[19]も参照されたい．

3.5.2 無作為割付の方法

3.1節に述べた試験デザインにおいて，並行群試験では特定の一治療法が個々の被験者に割り付けられる．また，不完備あるいは完備ブロック配置試験を含めて，いずれのクロスオーバー試験でも個々の被験者の治療順序は被験者ごとにそのつど定められるのでなく，あらかじめ定めたいくつかの処理系列の一つに割り当てられる．このように，並行群試験では特定の治療法に，またクロスオーバー試験では特定の処理系列によって被験者群が構成される．したがっていずれの試験デザインでも，無作為割付は被験者を無作為に複数の群の一つに割り当てることを意味する．その方法を以下に述べる．

a. 単純無作為化法

2治療法の比較を各被験者に無作為に割り付けるとき，最も単純な方法は被験者ごとに確率 p および $1-p$ で治療 A または治療 B を指定する方法である．$p=0.5$ であれば，表と裏が公平に出る硬貨を投げて，そのつど治療法を決めればよい．このようにすれば，A または B が次の被験者に割り付けられる確率は全く五分五分であるので，予測することはできない．このような割付を単純無作為割付法という．しかしこれでは試験が終了しないと各治療法の被験者数は定まらず，被験者数はかなり大きく異なりうる．合計 $2n$ 人の試験で被験者数が $n+R$ 人と $n-R$ 人となり，2群の被験者数の差が $2R$ 以上になる確率の例を表3.12に示す．総被験者数が50人では，20人：30人（5/25；20％）かそれ以上の開きが生じる確率は10％である．このような人数の不均衡は受け入れがたいであろう．また100人の場合，10人以上の差が生じる確率は18.4％であり，200人の試験でも20人以上の差が生じる確率は10％程度ある．試験結果を意義のあるものにするためには，積極的に試験治療群の被験者数を等しくする必要があろう．また単純無作為化法では，多施設試験の場合や盲検性の確保を維持するための手順も複雑になる．したがって，このような割付は一般には用いられない．

表3.12 単純無作為割付における総被験者数 ($2n$) と被験者数の2群間の差が (R/n) 以上となる確率 (％)

R/n (%)	総症例数 ($2n$)			
	20	50	100	200
5	—	26：24 (44.4)	47：53 (30.9)	95：105 (26.2)
10	9：11 (41.2)	22：28 (24.0)	45：55 (18.4)	90：110 (9.0)
20	8：12 (25.2)	20：30 (10.1)	40：60 (2.8)	80：120 (0.3)
30	7：13 (13.2)	17：33 (1.6)	35：65 (0.2)	70：130 (<0.01)

b. 置換ブロック法

(1) 置換ブロック法とは

以下に述べる方法は，試験治療群の被験者数を一定の値に近づけるような制約を取り入れた方法である．割付にあたっては，考えられる系統的な変動を最小限にし，予測できない未知の変動因子に対して，試験治療群間で可能な限り分布が均質になるように制約を加える．臨床試験では，時間の経過に伴って順次患者が医師を訪れ，患者が試験対象の候補として選択され，組入れ条件を満たしていることの確認と同意取得が行われ，その後に無作為化によって試験治療法が割り当てられる．患者の特徴あるいは治療への患者の反応に季節が影響しうる場合があり，また施設内の環境や試験実施方法への慣れなどの様々な要因が時間経過とともに変化しうる．したがって，処理の割付に時間経過，患者間変動および施設間変動を考慮に入れる必要がある．

置換ブロックは，組入れ予定の被験者を試験に組み入れる順に組（ブロック）と呼ばれる少人数の群に分け，組ごとに無作為化する方法である．各組内での各処理の構成割合は，全体での構成割合に等しくする．この操作によりすべてのブロックが割り付けられれば，各試験群の被験者数はあらかじめ定めた構成割合になっている．

例えば，3薬剤 A, B, C を合計 30 人に 1:1:1 の比で割り付ける場合を考える．1組は6人からなるとすると，全体は5組に分けられる．まず，被験者を来院順に組番号と組内の順番で1組1番から5組6番までの組番号で識別する．次いで3処理の識別記号を A, B, C とすると，6人の被験者からなる各組内で3文字のいずれもが2回ずつ現れるように無作為に3文字を並べる．3文字を2回ずつ現れるように並べる場合の数は $6!/(2!2!2!) = 90$，すなわち 90 通りある．置換ブロック法では，組ごとに，可能なすべての並べ方である 90 通り中から任意の一つを全く無作為に確率 1/90 で選択する．例えば第1組では B, A, C, C, A, B が選択されたとすると，1組の各番の処理は

1組1番：B, 1組2番：A, 1組3番：C, 1組4番 C, 1組5番：A, 1組6番：B

となる．以下同様の手順を，順次6人ずつの組にそれまでの割付の結果とは独立に繰り返していく．無作為な文字列の選択には，乱数を用いればよい．この手順による割付は，試験開始前にすべて決定できる．

(2) 置換ブロック法における留意点

組の大きさは，最小の場合は処理数に等しく，最大の場合は計画した最大の症例数に等しくできる．しかし，すでに試験に組み入れられた被験者の結果から各

被験者に投与された薬剤が予想できる場合に，組が小さいと新しく組み入れる患者の処理が予測しやすくなるため，患者選択の偏りが生じやすいと考えられている．したがって，組の大きさは処理数の倍以上であることが望ましい．また組の大きさに関する情報は，割付担当者以外には開示しないことも一つの対応策である．

同一施設内で複数のブロックを用いるならば時間のブロック化ができ，時間とともに変動する変動因子に対して治療法間で釣合いがとれる．

各処理への割付比を変える場合がある．例えばプラセボ対照試験ではプラセボに割り当てられる人数を少なくするために，プラセボと試験薬の割付比を1:2あるいは2:3などとするかもしれない．その場合には，組内でその比を満たすようにした置換ブロック割付を用いることができる．例えば2処理の比較で割付比を1:2とする場合では，各組の被験者数は3の倍数とする．

(3) 置換ブロックの作成方法

置換ブロックの作成は，一様乱数を用いて行える．例えば，上に示したA, B, Cの3薬剤を1ブロック6被験者として1:1:1の比で割り付ける場合を考える．手順は次のようにすればよい．

① ブロックごとに一様乱数を6個発生する．
② 各ブロックで発生した乱数に小さい方からの順位をつける．
③ 順位1,2をAに，順位3,4をBに，そして順位5,6をCに置き換える．

表3.13は，6個の一様乱数を5組発生して割付表を作成した例である．

c. 層別無作為割付

被験者をできるだけ均質な層に分け層内で処理間の比較をすることにより，比較の精度を上げることができる．層別因子を含む試験では，層ごとに置換ブロック割付をすればよい．例えば多施設試験では通常施設を一つの層別因子とし，施設ごとに置換ブロック割付をする．したがって施設ごとの被験者数は，ブロックサイズの倍数でなければならない．

表 3.13 置換ブロックによる割付の例

組	乱 数						順 位						処 理					
	1	2	3	4	5	6	1	2	3	4	5	6	1	2	3	4	5	6
1	0.23	0.69	0.94	0.44	0.25	0.98	1	4	5	3	2	6	A	B	C	B	A	C
2	0.84	0.11	0.21	0.97	0.80	0.20	5	1	3	6	4	2	C	A	B	C	B	A
3	0.64	0.08	0.70	0.28	0.39	0.82	4	1	5	2	3	6	B	A	C	A	B	C
4	0.93	0.34	0.80	0.98	0.99	0.07	4	2	3	5	6	1	B	A	B	C	C	A
5	0.18	0.86	0.23	0.51	0.72	0.01	2	6	3	4	5	1	A	C	B	B	C	A

d. 最小化法
(1) 方　法

　層別因子が多数あるとき，それらのすべてを同時に考慮して層をつくると層が非常に多数になり，各層の被験者数が小さくなりすぎる場合がある．特に多数の施設を用いる場合，施設を層別因子とするならばそれ以外に用いることのできる層別因子は非常に限られる．このような場合に，個々の層を構成せずにすべての層別因子にわたってできるだけバランスよく割り付ける方法として，最小化法を用いることができる．通常，最小化法では定量的なあるいは連続変数として扱う共変量は，数個の区間に分割して層別変数とすることで最小化法の因子とする．最小化法は，新たに組み入れられた被験者への処理の割付を，それまでに組み入れられた被験者への割付の結果に基づいて決定する方法であり，適応的割付あるいは動的割付法といわれる．

　割付方法を説明するには例を示すのが最もよい．いま3薬剤 A, B, C の試験で，三つの因子，すなわち施設，男女，重症度があるとしよう．それぞれの層は以下のように定義されているとする．

施　設	C1, C2, C3, C4, C5
男　女	男 (M)，女 (F)
重症度	軽度 (1)，中等度 (2)，高度 (3)

　これを層別割付しようとすると各施設で6層が必要であり，各層では $3n$（n は整数）人の患者が組み入れられなければならない．ある施設でのある層は全く患者がいなかったり，1人か2人しかいないかもしれない．その場合には，ある層はたとえ組み入れられた患者があったとしても，最終的には層別解析に寄与しない可能性がある．このようなとき，各薬剤群への割付状態を表す指標を一定のアルゴリズムで求め，すでに割り付けられた患者の情報を用いて，新しい患者をどの薬剤群に割り付ければ最もバランスがよいかをそのつど評価し，割付薬剤を決定する．この決定にあたって，不均一性を最小にする薬剤群へ一意的に割り付ける方法を確定的最小化法，不均一性の程度に従って定めた確率で割り付ける方法を確率的最小化法と呼ぶ．例で示そう．いま20人の患者がすでに割り付けられており，その結果は表3.14のようであったとする．

　割付状態を表す指標は，特定の患者が特定の薬剤に割り付けられた場合の各層別因子の層に属する患者数の総和であるとする．例えば，いま新たに組み入れられた患者はC3施設で男であり，重症度は中等度であったとする．この患者を薬剤 A, B, C のそれぞれに割り付けた場合，各薬剤群における上記の指標はそれぞ

3.5 無作為化とその方法

表 3.14 最小化法による割付の途中経過

層別因子	層	A	B	C
施設	C1	3	2	4
	C2	1	1	0
	C3	1	2	2
	C4	1	1	1
	C5	0	0	1
性	M	4	3	4
	F	2	3	4
重症度	軽度	3	2	2
	中等度	2	2	3
	高度	1	2	3
全体		6	6	8

れ

薬剤 A：2+5+3＝10，薬剤 B：3+4+3＝10，薬剤 C：3+5+4＝12

となる．したがって，決定論的最小化法では薬剤 A か B のいずれかに割り付ける．この場合，いずれに割り付けても指標の値は同じであるので，無作為に確率 0.5 と 0.5 で割り付ける．一方，確率的最小化法ではあらかじめ割付確率を定めておかなければならない．例えば，

① 3 群の指標の値がすべて異なるとき，指標の値の小さい方から順に割付確率を 0.6, 0.3, 0.1 とする，

② 小さい値の二つが等しいとき，小さい値の群にいずれも 0.4，大きい値の群に 0.2 を割り当てる，

③ 大きい値の二つが等しいとき，最小の値の群に 0.6，大きい値の 2 群にいずれも 0.2 を割り当てる，

④ 3 群が等しいとき，いずれの群にも 1/3 の確率を割り当てる

などである．この規則に従うと，上の例の場合は②に相当するので，A, B, C への割付確率をそれぞれ 0.4, 0.4, 0.2 とし，乱数を用いて割り付ける．

実例を示そう．II 型糖尿病患者 95 人を対象として，glimepiride の用量反応試験が行われた[20]．ここでは，プラセボ，glimepiride 0.25 mg，glimepiride 0.5 mg の 3 投与量が，二重盲検法に従い，空腹時血糖（3 カテゴリー），ヘモグロビン A_{1c}（3 カテゴリー），体重（6 カテゴリー），肥満度（3 カテゴリー）の 4 因子について，バランスを保つように確定的最小化法によって割り付けられた．割付の結果，これらの 4 因子の各層の頻度は表 3.15 のとおりであり，バランスよく割

表 3.15 確定的最小化法の結果

層別因子	カテゴリー	0.5 mg 群	0.25 mg 群	プラセボ群	全 体
空腹時血糖	140 未満	4	6	5	15
	140～179	16	15	16	47
	180 以上	11	11	11	33
HbA_{1c}	6%未満	0	0	0	0
	6～8%	8	8	8	24
	9%以上	23	24	24	71
体重	40 kg 未満	0	1	0	1
	40～49	5	7	6	18
	50～59	13	14	13	40
	60～69	10	8	12	30
	70～79	3	2	1	6
	80 kg 以上	0	0	0	0
肥満度 (BMI)	20 未満	6	7	7	20
	20～26	22	22	23	67
	27 以上	3	3	2	8

り付けられている．

(2) 最小化法に関する議論

最小化法は，Taves[21] および Pocock and Simon[22] によって提案された．しかし，最小化法に代表される被験者特性の強制的な均質化操作は不要との主張もある[23,24]．その根拠は次のようなものである：①小規模な試験は検出力が低いので大規模試験が必要であり，大規模試験では制約なしの無作為化により十分に均質な群が得られる，②重要な共変量の影響は統計的な解析モデルにより除去できる，③統計的な意味で試験治療群間の均質化をもたらすのは，共変量についての強制的な均質化を加えない全被験者に対する完全無作為化のみであり，最小化法による選ばれた共変量における強制的な均質化が，他のすべての因子についての確率的な均質化を達成しているか否かは評価できない．もう一つの難点は，最小化による割付手順を考慮した解析は実際上困難であり，確率化操作と解析方法との間に乖離が存在することである．他方，Simon[25]，Pocock[26] は，動的割付を含む割付法の問題を論じ，試験治療の効果に影響を与えると考えられる個々の因子において試験治療群間でよく釣合いがとれていることは，結果の信頼性を保証する最良の方法であり，統計モデルへの事後的な層別因子，あるいは共変量の導入と統計的モデルによる偏りの影響の除去は，モデルの妥当性がない限り妥当性を欠くと主張している．また最小化法における割付治療の予測可能性は，多施設試験において中央で割付を実施する限り，実質的に問題にならないと主張してい

る．

予測可能性に関しては，多施設試験での二重盲検法であるならば，各施設では他の施設での状況を知りえないので，次の患者の試験治療法を予測することは困難であろう．この予測可能性の程度は，ブロックサイズ既知の施設ごとの割付の場合より小さいと考えることができる．また，治療群間における重要な共変量の偏りを統計的なモデルで調整することによって偏りが補正できるという主張は，モデルの妥当性の仮定のもとに成り立つにすぎない．関連する議論については，総説[27]も参考になる．

e. 層別最小化法

層別最小化法は，最小化の手順で用いる因子以外に層別因子がある場合，層別因子の層ごとに独立に最小化法による割付を実施するものである．例えば，先の最小化法の例でさらに層別因子として病型があり，病型による効果の差が大きいと予想されているとする．その場合には病型によって層別し，各病型内で他の3因子による本項d.の最小化手順を適用する．

3.5.3 無作為割付において考慮すべき事項

割付方法の選択にあたっては，以下の点を考慮する必要がある．

a. 層別因子および共変量の割付における考慮

無作為割付を行っても，治療効果に影響する因子の分布が全く同一になるわけではない．仮に男女の比を2群で等しくしようとしても，ある程度の不均衡が生じる．無作為割付では，一定以上の差は一定の確率で発生する．したがって，このような偶然の不均衡が試験治療間の比較に重要な影響をもたらすおそれがある場合には，層別割付を考慮する．他方，層別因子が多数あり層の個数が多い場合や共変量がある場合には，最小化法が有効である．

他方，3.5.2項d.(2)で述べたようにこのような制約を加えず，確率化によって生じる不均衡を統計解析の段階で補正すればよいとする考え方もある[23,24]．この観点からは，共変量を割付時点で考慮して均等になるような制約を課す必要がないといえる．この考え方は，CHMPのガイダンス[28]にも反映されている．

b. 割付比

通常は，いずれの治療群も同じ被験者数とする．2治療法の差を検出する2群比較の試験では，両群の被験者数を等しくする場合に最も差が検出しやすい．しかし，例えばすでに有効性が十分に期待できる試験薬をプラセボと比較する場合には，プラセボと被験薬の割付比を変えることにより，プラセボ投与を受ける被

表3.16 不等例数割付の被験者数

割付比 $T:C$	$n_T:n_C$	合 計	総被験者数の等例数の場合に対する比
0.5：0.5	100：100	200	1.000
0.6：0.4	125：83	208	1.042
0.667：0.333	151：75	226	1.125
0.7：0.3	167：73	240	1.190
0.75：0.25	200：67	267	1.333
0.8：0.2	250：63	313	1.562
0.9：0.1	500：56	556	2.280

験者数を少なくすることが倫理的に望ましく，さらに試験への参加についての患者の同意が得られやすいという考え方もある．その場合には，同一の検出力を達成するという条件で，プラセボ投与群の被験者数をできるだけ少なくすることになる．しかし，プラセボ群の被験者数を少なくしようとしても，最終的にはプラセボ群の被験者数は等例数割付の場合の50％にしかならず，対応する被験治療群の被験者数は無限に大きくなる．表3.16に，等例数割付で各群100例，計200例の場合と等しい検出力を与える，様々な割付比のもとでの被験者数を示した．割付比を1:2より大きくしても，総被験者数の増加の方が問題となるであろう．不等例数における被験者数の増加率は総症例数によらず同一であり，表3.16の結果があてはまる．

　他方，主要な評価変数のみでなく副次的変数や安全性についても十分な情報を得るためには，プラセボ群の被験者数を減らすことが妥当か否かを考慮することも必要である．

c. ブロックサイズ

　ブロックサイズは，予測可能性を最小限にするため，処理数の2倍以上とすべきである．しかしブロックサイズを大きくすると，ブロックの大きさだけの被験者が組み入れられない場合，結果的に被験者数が割付比に一致しなくなるおそれがあり，比のずれはブロックサイズが大きいほど大きくなりやすい．多施設試験で一つのブロックが多施設にまたがって用いられる場合には，試験担当医師がそのことを知っており，さらに他の施設の組入れ状況を知っているのでなければ予測は困難であろう．また，二重盲検法でブロックサイズを知らせないのであれば予測は困難である．その場合には，包装の組番と割付の組番は別に作成する必要がある．ブロックサイズをブロックごとに変えることも一つの方法であり，そのような手順を推奨する研究者もいる．

d. 事前割付か動的割付か

動的割付は予測可能性を排除できないとして，可能な限り避けるべきであるとの意見がある[28]．しかし，多施設試験において割付センターがコンピュータを用いて盲検状態で割付を実施する限り，個々の試験担当医師は割り付けられている試験治療を知りえない．仮に被験者の反応から予測したとしても，新たに組み入れる患者にどの試験治療が割り付けられるかを予測するのは困難なので，動的割付による予測可能性の問題は生じないと考えてよい．問題は予測可能性でなく，割付における制約のために無作為化の特徴である確率論の適用が困難なことである．この確率化機構の複雑さが，統計的推論にどのような影響を及ぼすかについてはまだ十分には解明されていない．もう一つの問題は，重要と考えられる因子について治療群間の釣合いを保つことにより，未知の影響因子の釣合いがくずれるかもしれないことである．

e. 統計的推測への影響

動的割付における無作為化手順によって生成される確率法則に基づく，効果の推定値や検定統計量の分布の理論的解明はなされていない．しかし一般に，置換ブロックも含めてほとんどの場合で，無作為化の方法に合わせた統計量の分布理論は適用されていない．現実には，ブロックサイズが総被験者数に等しい場合の並べ替え分布論，あるいはその近似的分布に基づく正規分布の理論を用いている．このような分布論で導かれる試験治療群間差の推定値の誤差は，制約付き無作為化手順のもとで導かれる誤差より大きくなるので，第一種の過誤が名目値を超過する可能性は小さいであろう．

3.6 盲 検 化

3.6.1 盲検化の種類

盲検化とは比較試験において，試験に加わっている医師，看護師，検査技師，薬剤管理者などの医療関係者，および被験者とその家族など，解析者，そして試験の実施依頼者である製薬会社の職員などが，各被験者にどの処理が施されているかを知りえないようにすることであり，次のような段階がある．

① 非盲検試験：試験に関係するすべての人が，施されている治療法を知りうる．

② 単盲検試験：被験者または医師のいずれか一方が，施されている治療法を知っている．この場合，少なくとも治療効果を評価し，併用治療の是非を

決定する医師は治療法を知りえないようにしておくことが望ましい．そのために，治療の担当者と評価者を別々の医師が担当する場合がある（評価者の盲検化）．

③ 二重盲検試験：被験者と医師（評価者）ならびに試験関係者のすべてが，どの被験者にどの治療法が割り付けられたかを知りえない．

無作為化試験であっても，非盲検あるいは単盲検であれば，試験関係者が被験者に投与されている薬剤を知ることは信頼性を損なうことになる．症例報告書の書き方を工夫して，医師と被験者などのごく限られた人たち以外の試験関係者が，投与薬剤を知りえないようにすることがきわめて重要である．

3.6.2 盲検化の意義

非盲検試験では，施されている処理が知られるために種々の偏りが入る可能性が高い．

a. 医師が治療法を知っている場合

(1) 患者選択の偏り

医師が患者を試験に組み込む前に，施される処理を知っているならば，試験薬に反応しそうな患者あるいは反応しにくそうな患者を意識的に試験から外したり，試験に組み込むなどの誘惑にかられるかもしれない．その場合には，治療群間で患者特性に差異が生じる可能性がある．これは，取り上げられた患者特性変数に統計的に有意な差が出るか否かによらず，重大な群間の質的差異をもたらす．

(2) 治療態度・併用治療の偏り

意識的あるいは無意識的に，併用治療に差異が出るかもしれない．あるいは効果が劣ると考えている薬剤の場合，何らかの補助治療を積極的に行うかもしれない．さらに，問診の仕方も変わるかもしれない．

(3) 評価における偏り

効果あるいは安全性に対する先入観・予見から，評価が厳しくなったり甘くなったりする．例えば，プラセボは効かないはずだと考えることにより，有効性評価が厳しくなるかもしれない．また無害だと考えることにより，有害事象を見逃すかもしれない．あるいは，この薬は効くはずだとの意識により，有効性評価が甘くなるかもしれない．

b. 患者が治療法を知っている場合

治療法に対する期待あるいは疑念が，日常生活や病気に対する意識を変え，そ

れが治療結果に影響する可能性がある．また，問診に対する答えや自己評価，有害事象に関する訴えなどが異なりうる．

3.6.3 盲検化の方法

ただ1種類の被験薬とプラセボの比較試験であって，被験薬がプラセボと全く区別できないようにつくられていれば，被験者と試験担当医師は割付薬剤が被験薬かプラセボかを知らされない限り，いずれを投与されているかを知りえない．しかし剤形や色，味，匂い，重さなどが異なれば，いずれを投与されているかが識別できる．また，薬剤が異なれば剤形や大きさ，色などを同一にすることが困難な場合が生じる．注射剤では，注射液の色や性状を同一にすることが困難な場合も多い．これらの場合に，二重盲検性を達成する方法を述べる．

a. 標準的な二重盲検法の割付

二重盲検化の基本は，無作為割付および試験薬剤と識別不能なプラセボの使用である．例として，プラセボ対照の2薬剤の比較を考える．最初に，各来院のときに被験者に渡す薬剤を箱に詰め，箱には薬剤番号ならびに必要事項を記載した付箋を貼付する．薬剤番号は，3.5節で述べた組番で表す．箱詰めする薬剤は，無作為化で指定されたプラセボまたは試験薬である．この試験薬またはプラセボを，誤りなく指定された組番の箱に詰めることが絶対的に重要である．この無作為割付の組番の表（割付票）の作成と箱詰めは，試験担当医師ならびに看護師，検査担当者などの医療従事者，モニタリングやデータマネジメント担当者，解析担当者など試験に関与する人とは全く独立な人が担当する．

このようにして薬剤を詰めた箱を準備し，被験者の来院順に被験者番号を付与し，同時に組番号の小さい方から順に被験者に薬剤番号を割り当てる．もしあらかじめすべての試験参加者がわかっているならば，参加者の識別番号に無作為に組番を定めればよい．

b. 動的割付における盲検化

動的割付では，被験者の組入れ順に従ってあらかじめ用意した組番の小さい順に薬剤を投与するわけにはいかない．組み入れた被験者の割付に用いる変数の値と，すでに組み入れられた被験者における割付結果によって，被験薬か対照薬のいずれかを定めなければならない．さらに，この決定は試験に直接関係する人が担当してはならない．したがって，割付はこれらの試験関係者とは独立した第三者の登録センターが実施する．すなわち，登録センターはすでに組み入れられた被験者の割付結果を記録しておき，新しく参加する被験者の情報を得て被験薬ま

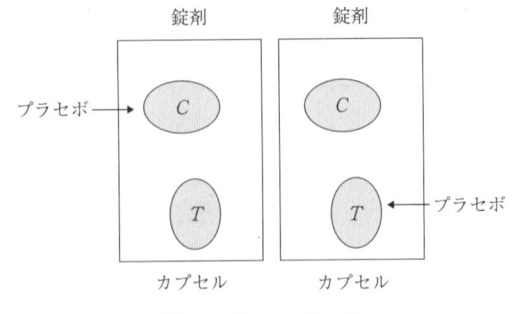

```
              錠剤          錠剤
          ┌─────────┐  ┌─────────┐
          │   ( C ) │  │  ( C )  │
プラセボ → │         │  │         │
          │   ( T ) │  │  ( T ) ←│ プラセボ
          └─────────┘  └─────────┘
             カプセル       カプセル
```

図 3.4 ダブルダミー法

たは対照薬のいずれかを決定する．その結果に従って，割り付けた試験薬剤の入った箱を指定する．あるいは，登録センターから試験薬剤を配布する．前者の場合，試験実施施設ではあらかじめ多めに各薬剤の箱を準備しておくか，1 被験者が割り付けられるたびに薬剤を補充する態勢を整える必要がある．あるいは多数の薬剤を準備できる場合には，1 被験者に組番と薬剤を無作為に対応させた 1 組の薬剤を準備し，その中の番号を登録センターが指定する．使用した組の残薬は速やかに回収することも必要である．

c. 被験薬剤と対照薬の外観が異なる場合のダブルダミー法

被験薬と対照薬の大きさや形状，剤形が異なる場合，それぞれの薬剤の同一剤形，同一形状のプラセボを作成し，被験薬投与群には被験薬剤と対照薬のプラセボを投与し，対照薬群には被験薬剤のプラセボと対照薬を投与する．この場合 2 種類のプラセボを用いるので，ダブルダミー法という（図 3.4）．

d. 治療者を盲検化すること

注射剤で薬剤特有の色，性状により識別不能なプラセボが作成できない場合には，投薬のみを担当する医師を試験担当者に加えることで盲検化を達成することができる．この場合，さらに被験者が薬剤を識別できないように，注射器を不透明な紙で覆うなどの工夫が必要である．

3.6.4 二重盲検の実現可能性

プラセボ対照試験であっても，しばしば服用後にプラセボと実薬の識別が可能であり，たとえ二重盲検法で試験を実施しても，結果的に被験者が試験薬剤を識別できていたため偏りが入ったのではないかとの疑問がもたれる場合が起こりうる．この点に関連して，感冒に対する亜鉛の効果を調べた二重盲検試験に関する

論文[29])と編集者の見解[30])の議論は興味深い．亜鉛製剤はどのように製剤とプラセボを工夫しても，味，舌触りなどで識別できるのではないかと考えられている．試験では，症状消失までの日数において亜鉛製剤の方がプラセボに比べ明確に早く，有効性が示されたようにみえる．しかし同時に，各被験者へのアンケートの結果，亜鉛製剤が投与された群では，プラセボが投与された群より亜鉛製剤が投与されていると考えた被験者の割合が明らかに高かった（表 3.17）．また，有害事象発生割合も明らかに亜鉛製剤で高かった．雑誌の編集委員会は，もし識別不能であれば予測結果の分布は両投与群で等しく，予測結果は亜鉛とプラセボが等しい割合で生じると期待できるとして，表 3.17 の結果は投与薬剤を予測可能であることを示すものと結論した．その結果として，亜鉛製剤の有効性が確認されたとの結論を保留すべきだとの見解を示している．彼らは試験開始直後および試験終了後に，各被験者に自分の服用した薬剤はどれかを答えさせ，識別できていないことが重要であるとしている．しかし試験終了後に調査をすると，例えば症状が改善したから服薬したのは実薬であったと判断するかもしれない．したがって，プラセボに対して明らかに有効な薬剤の試験では，予想した薬剤の分布が薬剤群間で等しくならないことは十分に起こりうる．したがって，このような予測の調査が識別可能性を評価しうるという主張にも疑問の余地がある．

　投与された薬剤の識別可能性に関しては，試験薬剤に特徴的な有害作用や特定の臨床検査値によって識別できるのではないかとの疑問も聞かれる．しかし，実際にどれくらい予測可能であるかの研究はほとんどなされていないのが現状であろう．またプラセボ投与群においても，被験薬と同様な有害事象が同程度の頻度で報告されることも多く認められている．被験者への同意説明文書では，試験薬剤に多く認められる有害事象を具体的に説明する．このことが被験者に心理的に作用しているかもしれない．有害事象の発生頻度が明らかに異なる場合であっても，個人ごとには識別できない程度である場合が多いことも考慮すべきであろう．一方，被験者や医師が被験薬あるいは対照薬についてもっている知識や観念が，試験継続の是非の決定や併用治療の仕方に影響する可能性を否定することはできない．

表 3.17　被験者による投与薬剤の予測結果

投与群	予測結果			
	亜 鉛	わからない	プラセボ	合 計
亜鉛	12	10	3	25
プラセボ	3	14	6	23

盲検性の達成度の指標，統計的評価方法など，治療の予測を実施することの試験への影響，ならびに盲検性が希薄であったことが結果の信頼性に与える影響については，試験薬剤や疾患の性質，試験デザインを総合して考察する必要があろう．識別可能性に関する他の研究[31)]も参考になる．

3.7 施設および多施設共同試験

3.7.1 施設の定義

　試験に参加する医師あるいは医療機関は，試験実施責任医師の統括するグループにまとめられる．このグループをセンターという．日本の試験では，病院や診療所などの医療機関ごとに試験実施責任医師をおく．したがって通常は1医療機関が1センターを構成する．日本のGCPではセンターを施設と呼んでいる．試験実施責任医師は，その医師のもとで実施される試験における被験者の組入れと同意の取得，被験者に対する医療上のすべての判断，試験計画書に従った試験治療の実施，観測結果の記録内容の保証と報告および保存，有害事象の報告などに責任を有する．すでに2.2.3項b.で述べたように，医療機関が異なると観測機器，医療環境，その他様々な因子に差が生じる．また医療に関する判断や観測評価などは，試験実施責任医師によって異なる可能性がある．したがって，1人の試験実施責任医師で1センターを構成してセンターを層として扱うのが妥当であり，1センター当たりの被験者数は多い方がよい．しかし，被験者数の少ない施設では1施設で一つの層を構成するのは適切ではないので，一定の基準で複数の施設をまとめて一つの層として解析することがある．1施設当たりの適切な被験者数に関する基準はないが，施設数が多くなると比較の効率が落ちる反面，施設数を少なくするために異質な施設をまとめることによって，誤差分散を大きくすることも避けなければならない．施設のまとめ方の例として，

① 類似の教育を受けた試験実施責任医師，
② 関連病院，
③ 地域，
④ 患者層の類似した施設（例えば高度の医療を中心とした専門病院，広範囲の患者を対象とした地域の病院など）

などがある．まとめる基準とその妥当性は，解析計画に明示する．施設ごとの被験者数はできるだけ等しくすることが，比較の精度を高めるために重要である．

3.7.2 単一施設試験

試験実施施設がただ一つの試験である．健康被験者を対象とした安全性と薬物動態に関する試験の多くは，単一施設で行われる．施設に由来する変動を除いて，偏りの少ない精度のよい比較ができるので，特定の問題に焦点をあてた説明的試験では優れた方法である．しかし，多様な集団への一般化可能性はない．

3.7.3 多施設共同試験

複数の施設が同一の試験計画書に従って実施する試験を，多施設共同試験という．多施設共同試験は短期間に多数の被験者を組み入れ，多様な施設と多様な患者を対象にできるので，一般化可能性の確保には有用である．偏りを小さくし比較精度を上げるためには，施設内での治療群間の分布の不均衡を最小限にし，さらに施設を層別因子として施設差を処理間比較から除く必要がある．解析方法については第9章で詳細に述べる．

3.8 被験者数の設定

3.8.1 被験者数設定の重要性

臨床試験における被験者数の設定は，試験デザインの重要な一つの要素である．被験者数の計算公式は多くの書物に与えられているが，公式を機械的に適用しても現実の問題には答えられない．試験の目的や条件は試験ごとに異なり，結果は種々の要因に左右されるので，必要な被験者数設定にあたっては当該試験についてあらゆる角度から検討すべきである．本節では，被験者数の計算に関して考慮すべき事項を上坂[32]に基づいて述べる．個々のデザインでの計算については，第6～10章およびそこに示した文献を参照されたい．被験者数の計算に関する考え方については，他の文献[1,33~40]も参照されたい．

3.8.2 被験者数設定の指導原理

臨床試験から得られる結論の信憑性は，試験の規模に支配される．臨床試験の実施にあたっては，試験が科学的，倫理的ならびに経済的な正当性を有することが必要である．科学的正当性は，適切に設定された目的に対応した意義のある結論を導きうることである．倫理的正当性は，危険や不利益にさらされる被験者数を最小限にし，被験者が試験に参加した結果として科学的に意義のある結果をもたらすことによって与えられる．すなわち，意義のある結論を与えることのでき

ない試験は，倫理的原則に反するといえる．経済的正当性は，試験に関わる人，経費，期間，その他あらゆる資材を最小にすることである．試験が意義のある結論をもたらすこととは，科学的に適切に設定された目的を達成すること，また目的が達成できない場合にはその理由を明らかにしうる情報が得られていること，といえる．例えば検証試験では，帰無仮説を棄却することにより検証仮説が成立することを主張する．帰無仮説を棄却することができなければ，それは被験者数が少なすぎたからではなく，薬剤効果が意味のある大きさではなかったということがいえる十分な根拠があるべきである．意義のある結論を導くべきことは，探索試験にもあてはまる．探索試験の実施は，その試験結果に基づき次の試験の方法を定めることを意図しているので，次の試験の計画に必要な情報を得ることが試験の目的となる．その情報を定量的あるいは定性的に明確に示しうる被験者数を求める．

　試験が意義ある結果をもたらすようにするためには，次の点が重要である．まず，①被験者数は試験が一定の結論を導きうるために必要な数とすること，そして②提案する被験者数では目的を達成しえない可能性を定量的に評価（リスク評価）することである．もし必要な被験者数が実施可能な規模を超えているのであれば，試験目的または試験デザインを変更するか，試験を断念するかのいずれかにすべきである．リスク評価とは，そのような決定を下すために必要な情報として，試験が成功または失敗する可能性を定量的に評価し示すことである．例えば，先行する試験で得た2薬剤間差の平均値と標本標準偏差の点推定値を用いて検出力80%を与える被験者数を求めたとする．同一の試験計画に基づき試験を繰り返した場合に，エフェクトサイズは上記の点推定値によるエフェクトサイズより小さい場合が50%あるとみてよいので，同様の試験を実施した場合に有意な結果を得る確率は80%より小さいであろう．

　例えば，エフェクトサイズが0.5のとき，先行試験の被験者数が1群30人で片側有意水準5%で有意となった場合を考える．この試験の平均値と標準偏差の点推定値を用いて80%の検出力を与える被験者数で試験を行った場合，その試験の結果が片側有意水準2.5%で有意となる確率はほとんど0であり，検出力が50%以下である確率は約45%である[32]．すなわち，真のエフェクトサイズが0.5の場合であっても，単純な方法で被験者数を設定した試験の大半は実際に失敗するといえる．

3.8.3 検証試験におけるエフェクトサイズの推定

すべての試験に共通する困難な問題は，被験者数の計算に用いる効果と変動の大きさの設定である．このための考え方には，以下の a., b. のように 2 通りある．

a. 臨床的に意味のある最小の差を定めること

第一の方法は，検出すべき臨床的に意味のある被験薬群と対照薬群との母平均値の差を定めることである．この差を臨床的に意味のある最小の差（SCMD）[40]と呼ぶ．真の母平均値の差が SCMD 以上のときに，十分高い確率で差が検出できるようにしておけば，差が検出できなかったときには真の差は SCMD より小さいと判断することができる．SCMD の設定には，様々な観点がある．医師は，新薬に既存の薬剤に匹敵する効果を求めるかもしれない．また新薬は既存薬に有効性ではある程度劣っていても，安全性で大きく優れているならば，新薬の意義はあると考えられるかもしれない．この場合には，有効性における臨床的に意味のある差は，安全性での 2 薬剤の差に依存する可能性もある．有効な薬剤が存在しない疾患では，新薬とプラセボとの差が小さくても，統計的検定で差が有意になればよいとする立場もありうる．医薬開発者の観点からは，薬効があらかじめ定めた大きさより小さければ，当該薬剤の開発を中止するという決定を下せるような値であることが望ましい．

b. 他の試験データによるエフェクトサイズの推定

第二の方法は，既存の試験データから効果と変動の大きさを推定する方法である．検証試験を計画するときには，先行する試験の結果を利用することができる場合が多い．しかし，先行する試験の計画や実施方法は必ずしも計画している試験と同じではない．さらにたとえ試験計画が全く同一の試験の反復であっても，結果は確率的な変動を含む．したがって，過去の試験を検討するときに

① 同一の計画の試験の完全な繰返しのもとでの偶然変動，
② 試験条件が異なることによる結果の相違

を考慮する．過去の試験の評価には，当該薬剤を含む試験で条件の類似したものを総覧し，詳細な分析を通して効果および誤差の大きさの変動範囲や変動の性質を理解する必要がある．考慮すべき変動因子には，次の事項が含まれる：試験の実施時期，試験の目的，評価変数，組入れ基準，併用治療，中止基準，実施施設の特徴など．これらの情報の分析とともに，被験者数，平均値と標準偏差，観測変数の分布上の特徴，脱落理由と脱落割合などを整理して，結果に関係する変動因子の特徴を把握しておくことが望ましい．さらに以下の点を考慮すべきである．

(1) 試験間変動

既存の試験結果から効果や誤差の大きさを予測して被験者数を計算するときには，新たに計画する試験は既存の試験を同一条件で繰り返すことを暗黙に仮定している．しかし，新たに実施する試験は既存の試験と同一の条件でなされるのでなく，2.2 節に述べた変動因子の影響を受ける．患者に由来する変動は共変量や層別割付により小さくできる可能性がある．既存の試験を十分に分析し，また関連する文献の調査を通して，効果に関係する因子を割付や解析に活用すべきである．観測に伴う変動は可能な限り訓練や調整によって小さくする努力が必要である．また新薬開発では，新しい試験は過去の試験とは目的やデザインが異なるのが普通である．したがって，厳密には，試験ごとに効果の大きさや誤差変動の大きさが異なると考えるべきである．

(2) 既存の試験結果からの外挿に関する問題

既存の試験に基づく推定は，過去の試験結果を新しい試験に外挿することにほかならない．したがって，外挿の可能性に応じたリスクを考慮すべきである．同様の問題は，外国試験に基づいて国内での試験を計画する場合にもあてはまる．この場合には，試験環境や試験実施方法，被験者の特性などの差異がいっそう大きくなるので，予測性能は国内試験に基づく予測に比べて一般に劣るであろう．

(3) エフェクトサイズの保守的な推定値の利用

3.8.2 項に述べたリスクを考慮して，エフェクトサイズの保守的な推定値を利用するのがよいであろう．具体的な方法については，9.1.1 項および文献 [32] を参照されたい．

3.8.4 実施可能性に関わる問題

a. 既存試験の結果より薬効の大きさが SCMD に満たないと予想される場合

SCMD は，合理的な根拠によって決定されているとする．過去の結果から推定された効果の大きさの上限値が SCMD より小さいならば，そのまま薬剤の開発を進めても有効性が示せない可能性がある．エフェクトサイズの点推定値が SCMD を超えていても，信頼区間の下限が SCMD を超えていなければ試験の成功確率は仮定した検出力を達成しない可能性が十分にある．過去の試験の対象患者層や試験方法，評価指標，あるいは試験の質などを十分に吟味し，開発計画や試験方法の変更を考慮する必要があるだろう．

b. 既存試験の結果より薬効の大きさが SCMD を大きく超えると予想される場合

画期的な新薬の場合には，既存薬剤の効果や従来臨床的に意味があると考えられてきた効果の大きさを大きく超える効果が期待できるかもしれない．そのような場合，有効性評価の観点からは比較的少ない被験者数でよいかもしれない．

c. 被験者数が実施可能な範囲を超えている場合

実施可能な試験規模で試験が成功をおさめるための様々な工夫が必要となる．まず試験規模が大きくなる理由を明らかにし，その理由に応じて対策を立てる．例えば，以下のことなどがあげられる．

(1) 評価変数の分散が大きい場合には，診断や評価，測定における評価者間変動，測定者間変動，機器間変動などを訓練や調整によって小さくして評価変数の測定精度を上げるとともに，対象母集団をより均質な部分集団に分割し，層別割付による比較精度の向上をはかることを考慮する．

(2) 対照薬との差が小さい場合には，より大きな効果が期待できる部分集団に限定することが考えられるであろう．この場合，既存の試験で事後的に認められた部分集団効果に基づいて部分集団を選択すると，部分集団解析でみられた大きな効果が，その後の試験で全く認められないことが往々にして発生する．このような後知恵による場合には，複数の試験における一貫した部分集団効果の確認が必要である．

3.8.5 試験を実施することができるように工夫すること

試験の実施可能性を高めるためには，第一に試験の感度を上げることである．そのためには，上述のように変動因子を適切に管理し，層別により誤差変動を小さくすることである．

第二は試験デザインや試験方法，測定方法を変更して精度を上げることである．

第三は評価指標および解析方法の変更である．例えば有効・無効の二分類による有効率の比較から，順序カテゴリー変数あるいは連続的な変数による評価への変更も考えられる．二値分類による検定効率の低下は無視できない．連続変数をカテゴリーに分割した場合，あるいは順序カテゴリー尺度のカテゴリーを併合した場合には，ときには効率が 50% 程度まで低下する[41]．被験者数は有効率で算出し，主要な評価は Wilcoxon 検定で行うことにより高い検出力を確保することができる場合がある[41,42]．

第四は動的計画の考慮である．例えば，エフェクトサイズの保守的な推定値か

ら算出した被験者数を最大被験者数とする群逐次法を用いる．あるいは試験の中間時点で，被験者数の再推定を実施する．

　第五はメタアナリシスの利用である．臨床開発では，多数の試験が並行してあるいは逐次的に実施される．複数の試験に同一の副次的な目的を含め，それらの試験の統合解析によって副次的な目的を達成することを計画してもよい．

4

解析計画と結果の報告

　データの解析方法を試験計画の段階で具体的に定め記述した文書を解析計画書と呼ぶ．臨床試験の結果が信頼性を有するためには，結果に偏りのないことが必要である．偏りは試験の計画や実施のみならず，解析や報告の段階でも入る．解析の段階で偏りが入らないようにするためには，試験計画の段階でデータの取扱いと主要な解析の方法を定め，その計画に従って解析する必要がある．また，解析結果の報告では解析計画に定めた結果をすべて含め，さらにそれらを追加解析と明瞭に区別しておくことが大切である[1]．したがって，解析計画は，結果の報告に必要な解析と結果のまとめ方を反映していることが必要であり，また報告書は，解析計画に基づく解析の結果を適切に要約していることが必要である．試験結果の報告に関する形式と内容あるいは記述方法に関しては，試験の総括報告書に関するガイドライン[2]および比較試験の報告に関するガイダンス[3]も参考にすべきである．

4.1 解析計画書

4.1.1 解析計画書の目的

　解析計画書の主要な目的は，大別して二つある．第一は，解析結果の科学的な正当性を確保することである．すなわち解析における偏りを防止するとともに，結論に伴う第一種の過誤の増大を防ぐことである．データや解析結果をみた後で選択した解析は被験薬に有利な結論を導きやすいので，特に検証試験では主張したい結論を得るための解析は試験の計画段階で定められていることが重要である．すなわち，解析計画書によってあらかじめ計画した解析を，事後的に追加した解析と明確に区別できるようにする．第二は，試験に関係する医学専門家，開発担当者，試験担当医師，統計担当者，データ処理担当者，プログラミング担当

者，報告書作成者などの間で，
　① 試験計画からの逸脱および違反への対処方法，
　② 試験が明らかにしようとしている医学上の問題あるいは仮説，
　③ 医学上の問題，または仮説に対応する統計的モデル・仮説，
　④ 計画する統計解析の方法が，医学上のモデルやデータのもつ制約などを適切に考慮していること，
　⑤ 解析の結果に基づく結論の導き方，あるいは推論の筋道，
　⑥ 解析対象被験者の定義，および試験計画に違反している被験者と観測値，欠測値，外れ値，異常値などの取扱い方，
　⑦ 解析に用いる変数，解析内容および解析結果の提示方法
などについて共通の理解が得られるようにすることである．これによって試験目的が具体的に定まり，科学的に妥当な統計解析が実施できるように試験が計画されていることを確認し，解析に必要な観測値の記録方法，試験計画からの逸脱や違反がもたらす解析上の問題，必要な解析の内容などを明らかにすることにより，違反や逸脱を最小限に抑えるための方策を立てることができる．また，必要なすべての解析が実施できる条件を整えることができる．

　解析計画には，データの実態を把握し記述するための解析，被験者の特徴を明らかにするための解析，試験がどのように実施されたかを明らかにするための解析，試験の主目的および副次的目的に関する解析，などが含まれる．また検証的試験であっても，検証のための解析のみでなく仮説の探索を目的とした解析，公式の解析の前提条件が満たされていることを評価するためのデータ解析，なども含める．

4.1.2　解析計画の策定

　試験の計画と解析は不可分の関係にある．試験計画の段階で，解析方法を考えながら試験計画を吟味する必要がある．試験計画にあたって統計的観点から検討すべき事項を表 4.1 に示す．また，試験データの解析において取り上げる事項を表 4.2 に示す．

　さらに，個々の解析に関して詳細な計画を立てる．個別の解析について，解析計画書で具体的に示す事項を表 4.3 に示す．個々の解析の結果を提示する図表は，コンピュータ出力の内容と形式（図表の内容と形，出力する数値の単位と桁数，個々の行と列の見出し，図表の標題など）とともに示すとよい．解析結果が正しいことが確認できるように，解析に用いたすべてのデータ，それらの中間的な要

表 4.1 試験計画で検討すべき統計関連事項

既存情報の収集と整理・評価	当該薬剤に関して	非臨床試験の結果 臨床薬理学的特性 先行する試験の結果と安全性情報
	対照薬剤，類似薬剤に関して	既存の試験の計画，解析方法および解析結果
	疾患に関する疫学情報	疾患の性質 観測変数の特性
開発の全体計画と当該試験の位置づけ	開発計画における試験結果の活用	以降の試験の計画への反映 仮説の探索，生成，検証の過程における位置づけ 複数試験の統合解析への利用
	申請における位置づけ	申請書の記載への寄与
試験の目的	主たる目的，副次的目的	試験で明らかにしようとしている医学上の問題 関連する観測変数，合成変数
結論を導く推論の筋道	仮説の重要度と序列化	主要な仮説と副次的な仮説 結果を補足する仮説
	複数の仮説間の構造	独立で並列な関係 階層構造 積命題と和命題
試験デザイン	最適なデザイン	群の構成 割付，無作為化および盲検性 逐次試験の必要性の有無と方法
	観測変数	観測時点と観測方法 信頼性，妥当性，感度
	必要症例数の算定	検証仮説または統計モデル 必要精度，信頼度 試験の実施可能性
解析統計	解析対象集団	解析から除外する被験者の条件 試験計画違反例の観測値の取扱い 欠測値，外れ値，異常値の取扱い
	個別の統計解析	データの編集・変数変換の方法 解析方法・計算アルゴリズム 結果の提示方法
試験報告書	構成 内容 結果の提示	目次 記述する予定の内容，期待される結論など 提示様式，図表，一覧表

約データなどを出力しておくとよい．

4.2 被験者集団とその変容過程

試験結果を解析し結果を示すにあたって，最初に試験対象となった被験者の全

表 4.2 解析計画における検討事項

被験者集団と観測値	概要の要約と提示の方法	組入れ症例数と脱落の経時的発生状況 症例構成
	試験計画違反の実態	不適格例とその不適格事項，発生頻度 組入れ後の試験計画書違反の事象，発生時点，理由 問題のある観測値，欠測値，外れ値，定量範囲外の値など
解析対象集団	対象被験者集団の定義	最大の解析対象集団に含めない被験者
	解析対象観測値の定義	すべての解析から除かれる観測値
	被験者特性と群間での比較可能性	割付情報，人口統計学的変数，患者属性，病歴 現疾患情報（診断名，病型，症候の状態，治療状況など） 基礎疾患・合併症，これらの治療状況
治療方法の実態の記述	試験薬剤	服薬状況，服薬量，服薬期間，総投与期間，種々の投与状況の要約など
	併用薬剤，併用治療	薬剤の種類，使用目的，服薬量，服薬期間など
病態の推移の記述	臨床症状の経過の記述と要約表示	個別症状・所見の経過 主観測変数，副観測変数の臨床経過 総合尺度，合成変数の臨床経過
	病態の総合的把握の方法と提示	必要に応じて工夫
有効性評価	主目的の解析	主要な変数 主要な解析と副次的な解析
	副次的目的の解析	用いる変数 主要な解析と副次的な解析
	有効性の総合的評価	結論を導く推論の構成方法 仮説の構造化，多重性の考慮
安全性評価	個別の有害事象	一覧表の提示，まとめ方，推測方法
	臨床検査所見	一覧表の提示，まとめ方，推測方法
	安全性の総合指標	定義と評価方法
	安全性の総合的評価	推論の方法
解析に関するその他の考慮事項	個別の解析の詳細情報と要約の方法	個別解析における症例，観測値，合成変数 詳細な解析結果，中程度の要約，十分な要約，図表の活用
	その他の解析	単一群における記述とパラメータ推定 変数間の関係・関連の解析 解析の前提条件の充足性の評価 施設差の解析
	層別因子，共変量の考慮	部分集団解析 共分散分析

4.2 被験者集団とその変容過程

表 4.3 個別解析における計画の詳細

解析の目的	明らかにすべき医学上の問題	医学上の問題としての説明的な記述
	統計上の問題への翻訳	医学上の問題の統計的問題としての表現（統計モデルと推測対象パラメータ，統計的仮説）
解析対象集団	解析対象被験者	問題のある被験者の取扱い
	観測変数	欠測値，外れ値，異常値の取扱い
解析変数	個別の観測変数，合成変数	定義，単位，範囲または名義尺度の値など
解析	統計的モデルまたは統計的仮説	推測対象となるパラメータ，汎関数
	推測方法	推定のアルゴリズム，推定精度，信頼係数 検定法，有意水準
結果の提示	解析に用いたデータ	個別被験者のデータ（合成変数を含む）の一覧表
	個別の変数の解析結果	詳細な解析結果を提示する図表 要約した解析結果を提示する図表
	変数の組に関する結果	多数の変数に類似の解析を行う場合には，複数の変数にわたる結果の要約を示す図表

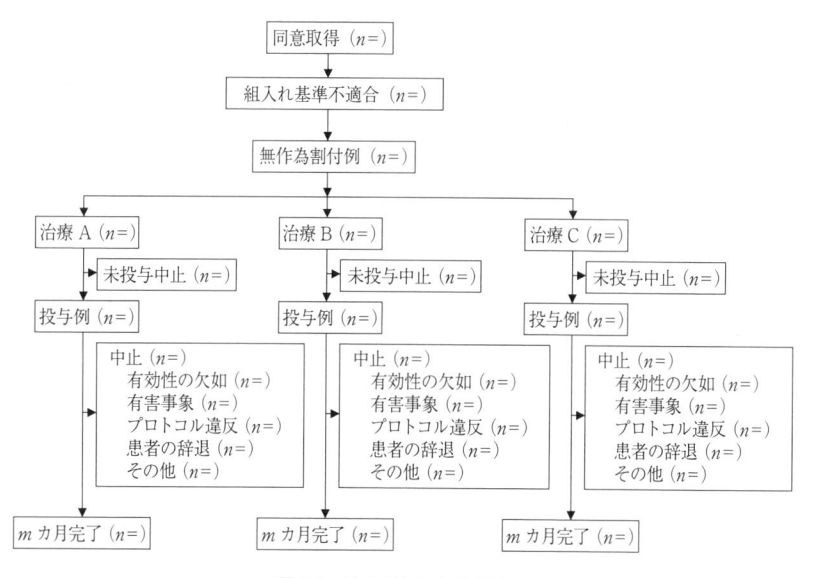

```
                    同意取得 (n=)
                         │
                   組入れ基準不適合 (n=)
                         │
                   無作為割付例 (n=)
          ┌──────────────┼──────────────┐
      治療A (n=)       治療B (n=)       治療C (n=)
          │               │               │
     未投与中止(n=)    未投与中止(n=)    未投与中止(n=)
          │               │               │
      投与例 (n=)      投与例 (n=)      投与例 (n=)
          │               │               │
       中止 (n=)        中止 (n=)        中止 (n=)
       有効性の欠如(n=)  有効性の欠如(n=)  有効性の欠如(n=)
       有害事象 (n=)    有害事象 (n=)    有害事象 (n=)
       プロトコル違反(n=) プロトコル違反(n=) プロトコル違反(n=)
       患者の辞退 (n=)   患者の辞退 (n=)   患者の辞退 (n=)
       その他 (n=)      その他 (n=)      その他 (n=)
          │               │               │
     mカ月完了(n=)    mカ月完了(n=)    mカ月完了(n=)
```

図 4.1 被験者集団とその変容

体的な概要を示す．ここでは，試験の進行とともに被験者集団がどのように変容していったのかを明らかにし，試験全体の質を評価できるようにする．このような試験の実態の提示は，実施された解析方法および解釈の妥当性を確認するために不可欠であるが，論文などの報告ではおろそかにされやすい事柄である[3~5]．

4. 解析計画と結果の報告

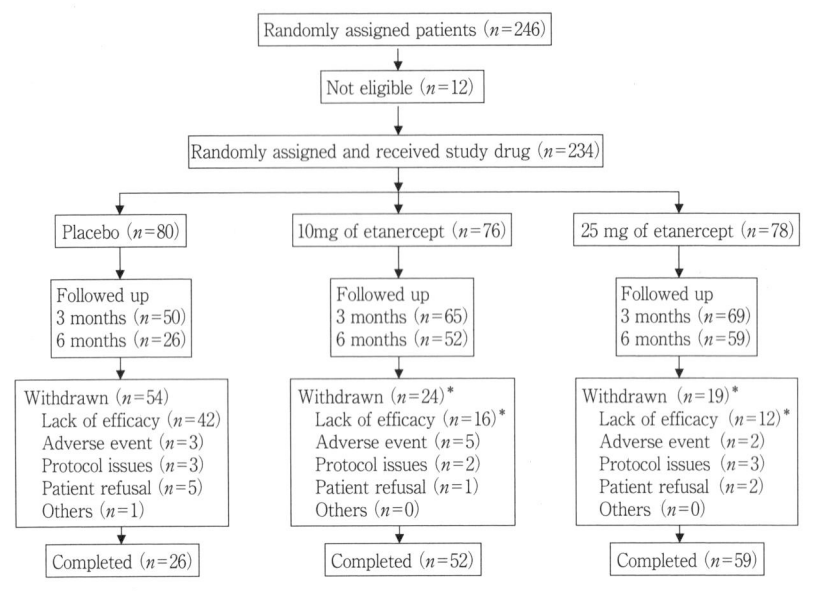

```
              Randomly assigned patients (n=246)
                           ↓
                  Not eligible (n=12)
                           ↓
         Randomly assigned and received study drug (n=234)
                           ↓
        ┌──────────────────┼──────────────────┐
        ↓                  ↓                  ↓
  Placebo (n=80)   10mg of etanercept   25 mg of etanercept
                      (n=76)                (n=78)
```

Placebo (n=80)	10mg of etanercept (n=76)	25 mg of etanercept (n=78)
Followed up 3 months (n=50) 6 months (n=26)	Followed up 3 months (n=65) 6 months (n=52)	Followed up 3 months (n=69) 6 months (n=59)
Withdrawn (n=54) Lack of efficacy (n=42) Adverse event (n=3) Protocol issues (n=3) Patient refusal (n=5) Others (n=1)	Withdrawn (n=24)* Lack of efficacy (n=16)* Adverse event (n=5) Protocol issues (n=2) Patient refusal (n=1) Others (n=0)	Withdrawn (n=19)* Lack of efficacy (n=12)* Adverse event (n=2) Protocol issues (n=3) Patient refusal (n=2) Others (n=0)
Completed (n=26)	Completed (n=52)	Completed (n=59)

* $p<0.001$ for each etanercept group compared with placebo group

図4.2a 3治療の並行群試験における症例の内訳[6]

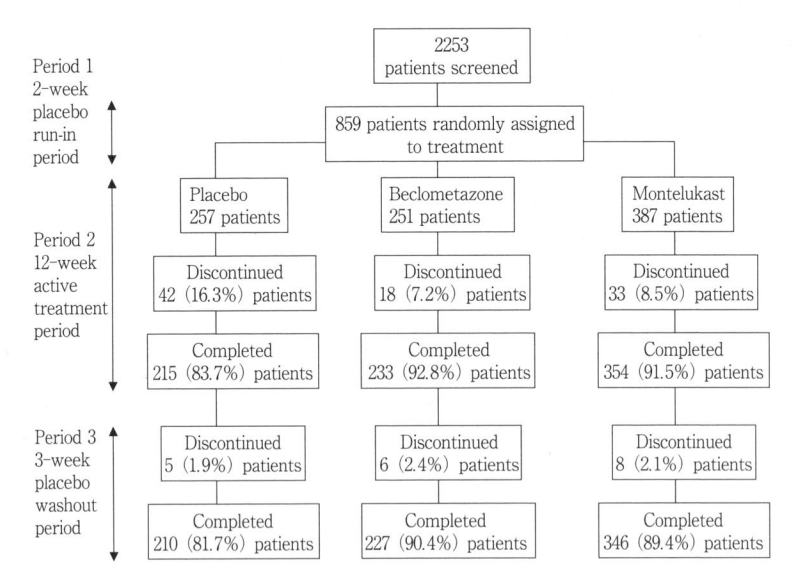

```
                    2253 patients screened
                              ↓
Period 1            859 patients randomly assigned
2-week                      to treatment
placebo         ┌─────────────┼─────────────┐
run-in          ↓             ↓             ↓
period      Placebo      Beclometazone   Montelukast
            257 patients  251 patients   387 patients
```

	Placebo 257 patients	Beclometazone 251 patients	Montelukast 387 patients
Period 2 12-week active treatment period	Discontinued 42 (16.3%) patients	Discontinued 18 (7.2%) patients	Discontinued 33 (8.5%) patients
	Completed 215 (83.7%) patients	Completed 233 (92.8%) patients	Completed 354 (91.5%) patients
Period 3 3-week placebo washout period	Discontinued 5 (1.9%) patients	Discontinued 6 (2.4%) patients	Discontinued 8 (2.1%) patients
	Completed 210 (81.7%) patients	Completed 227 (90.4%) patients	Completed 346 (89.4%) patients

図4.2b 導入期, 試験治療期, プラセボによる無作為化置換え試験期の3期からなる試験における症例の内訳[7]

4.2.1 被験者集団の変容過程

組み入れられた全被験者の概要を把握するため，各被験者の試験経過に伴う問題の発生状況を明らかにし，試験経過とともに被験者集団がどのように変容していったかを図表を用いて要約する．試験の経過に伴い発生する問題の分類を，CONSORT の提案[5]に基づき図 4.1 に模式的に示した．

例えば，予備調査で被験者の候補としてあげられ，試験参加に同意した患者数およびこれらの中で組入れ基準を満たした患者数を示す．組入れ基準への適合の確認から無作為化までの間に時間があると，その間に参加をとりやめたり来院しなくなる患者も存在する．したがって，実際に治療に割り付けられた，あるいは無作為化された患者数(これは正式に被験者として登録された患者数に一致する)を治療群ごとに示し，主要な評価時点を完了した被験者数，脱落した患者数の内訳などを図に示す．実例を図 4.2 a, b に示した．

4.2.2 施設別の割付ならびに試験計画違反発生状況

割り付けられた被験者，組入れ基準に該当しないが割り付けられた被験者，および重要な組入れ基準ごとの組入れ基準違反数などを施設ごとに示す．また，割付後の試験計画違反の種類別発生頻度を施設別に示す．まとめの表の一例を表 4.4 に示す．これらの結果は，解析にあたっての施設の取扱いや試験全体の質の評価，および結果の解釈の助けとなる．

4.2.3 脱落状況の記述と分析

a. 脱落した被験者の摘出

臨床試験では，試験計画書で定められた期間の試験治療を完了することができず，試験が中止される被験者が発生する．個々の被験者における試験中止の条件は，試験計画書で定める事項である．主要な試験中止の条件は，

表 4.4 試験計画違反の施設別発生状況記入表の例

施設	割付被験者数	組入れ基準違反			無作為化後の違反		
		E1	En	合計	禁止併用薬の使用	観測不備	合計
A							
B							
C							
D							

(1) 有害事象の発生，あるいは病態の悪化に伴い，それ以上の試験の継続が被験者の安全を脅かす可能性がある場合，
(2) 病状の改善が認められず，治療継続の意義が認められないか，試験途中で無効と判断できる場合，
(3) 試験計画で禁止している治療が必要と判断される場合，すなわち多くは(1)または(2)の理由によって，既存の有効と考えられる治療への切替えが必要という場合，
(4) 被験者が試験途中で試験への参加を辞退した場合，
(5) 試験途中で来院が途絶し追跡できなくなった場合，
(6) その他，理由を問わず，治験責任医師が中止すべきと判断した場合

などである．試験の途中で組入れ基準に違反していることが判明した場合に，当該被験者の試験を中止すべきか否か，および中止する場合の条件を試験計画書に記載しておく必要がある．しばしば認められる重要な問題は，試験期間中は併用が禁止されている治療（併用禁止治療）が必要となった場合，試験治療を中止することなく実施されることである．併用禁止治療の実施は，試験治療の効果や安全性の評価を困難にするだけでなく，被験者の安全をも脅かす可能性がある．このような問題の発生を防止する一つの手段は，併用禁止治療が必要な場合には，試験治療を中止した後にその治療を開始するように試験の中止基準として明示することである．薬効評価の立場からは，試験の中止条件に該当するにもかかわらず中止されなかった被験者についても，該当する中止条件とそのような事象の発生時点を明らかにし，これらの被験者はその時点で中止したと仮定して有効性の解析をすることも意味がある．したがって，このような事象も脱落として扱うことができる．もう一つの問題は，不規則な来院と来院の途絶である．来院が一定期間以上途絶えた場合には，その事実が明らかになった時点で試験を中止する必要がある．これらの被験者も理由のいかんを問わず，試験を完了することができないという意味で脱落とみなすことができる．脱落時点は，最後に来院した時点とすればよいであろう．

　試験からの脱落は患者側の理由で中止する場合を意味し，中止は医師により決定された場合に用いるという使い分けがなされていたことがある[8]．しかし，医師の判断のみが医学的理由を意味するのではなく，被験者の意思による試験継続の辞退や来院途絶も治療上の問題が関係している場合もある．いずれの場合も，規定された期間の試験治療を完了することができないことを意味している．したがって，本書では試験から脱落した被験者とは，①理由のいかんを問わず中止さ

れた被験者，②中止基準に従って試験を中止すべきであったにもかかわらず試験が中止されなかった被験者，③来院が途絶した被験者，からなるものとする．また，その条件に該当した条件を脱落原因事象，該当した事象の発生時点を脱落時点と呼ぶ．来院途絶については，上述のとおりである．脱落や違反が発生する状況および種類などに関する詳細な考察については，上坂[9]を参照されたい．

b. 脱落状況の提示と分析

脱落被験者が存在すると，試験結果の解析および解釈が難しくなる．解析における脱落被験者の取扱いの妥当性を確認し結果の解釈を助けるために，脱落したすべての被験者とその脱落時点および脱落原因事象を治療群別に示す．また，予定来院時点ごとに試験が継続されている被験者数を明らかにしておくと，治療経過の実態および解析対象集団の変容過程を理解することができる．表4.5は，脱落被験者の一覧の例を示している．

表4.6は，治療群別の脱落理由を示したものである[10]．表4.7には，時点別中止症例数の例を示した．この表を治療群別に作成することにより，治療群間での経時的な脱落発生状況を分析できる．

脱落は有効性や安全性に関連して発生することが多い．原因事象別の脱落被験者数の治療群間均一性を評価し，脱落原因事象と治療の有効性および安全性の関係を考察することが重要である．表4.6の例では，脱落発生割合に治療群間で明

表 4.5 脱落被験者の一覧の例

被験者番号	施設	治療群	脱落原因事象	脱落時点	脱落時有効性変数	備考
2組1番	施設A	被験薬	有害事象による中止	第8週来院時	XX	
5組3番	施設C	プラセボ	悪化による中止	第6週来院時	YY	
…	…	…	…	X週来院時	ZZ	

表 4.6 治療群別脱落理由[10]

	olanzapine ($n=93$)		haloperidole ($n=89$)		p値
	n	%	n	%	
完了	75	80.6	59	66.3	0.021
中止					
精神症状の急激な悪化	4	4.3	3	3.4	
有害事象または臨床検査値の異常	7	7.5	21	23.6	
試験薬に関係しないと考えられる合併症（要治療）	1	1.1	0	0.0	
患者または保護者の判断	3	3.2	5	5.6	
医師の判断	3	3.2	1	1.1	

表 4.7 時点ごとの脱落数, 累積脱落数, 試験継続者数

	来院				
	Visit 2	Visit 3	Visit 4	Visit 5	Visit 6[注]
投与開始からの日数	0 日	14 日	28 日	42 日	56 日
前回の来院での投与例数		C2	C3	C4	C5
中止		M3	M4	M5	M6**
症状の悪化		M31	M41	M51	M61**
有害事象		M32	M42	M52	M62**
患者の申し出		M33	M43	M53	M63**
医師の判断		M34	M44	M54	M64**
来院せず		M35	M45	M55	M65**
次の来院への継続		C3	C4	C5	
当来院までの累積脱落数		D3	D4	D5	

[注] Visit 6 を投与終了時点の来院とする.

M*1, M*2, M*3, M*4：前回の来院後, 今回の規定来院日以前の臨時来院, または規定来院とみなされる来院日の診察で中止の決定がなされた場合.

M*5：今回来院予定であったが, 来院しなかったためにこの時点で中止とされたもの.

M6**, M61**～M65**：最終来院の予定来院日よりあまりに早期の予定外来院によって中止となった場合.

C*：前回来院で投与された症例数−当来院での中止例数（C3＝C2-M3）.

らかな差が認められ, その原因は有害事象による中止にあることが示唆されている. 脱落発生割合が高頻度である場合には, 経時的な発生状況の比較が意義深いものとなる.

4.2.4 来院または診察の間隔

a. 結果の提示

診察および臨床検査や症候の観測は, あらかじめ規定された来院日に実施される. 来院間隔は, 通常は各週の指定された曜日, 2週間おきの指定された曜日, のように一定とする. しかし, 患者あるいは試験担当医師の都合により, 必ずしも指定どおりの間隔でなされるとは限らない. 来院が規定の間隔でなされない場合には, 試験治療開始からの, 経過に伴う病態の変化や有害事象の発生と試験治療の関係などを, 正確に記述できなくなる. また, 服用すべき薬剤が不足する場合も生じる. このように, 来院がどれくらい規則的になされているかは試験の質を知る上で重要であるので, 来院間隔が非常に不規則な被験者の発生状況を要約して示すことが有意義である.

b. 統計解析における来院の不規則性への対処

来院間隔のずれに関連した観測値の取扱いは，困難な問題を生じる．一つは，病態の経時的変化を記述するために観測時点をどのように取り扱うかという問題であり，もう一つは，治療効果をどのように解釈するかという問題である．第一の問題に対する取扱いの方法は大別して3通りある．

第一に，最も極端な対処法として，ずれの程度を無視して試験治療開始時点からの来院回数ごとに観測値をまとめることである．このような方式は，取扱いに関する面倒な規則を考える必要がなく，得られたすべての観測値を解析の対象にできるという点では便利であるが，同一来院回数に対応する治療開始からの日数が無視できないほど異なる場合には，来院ごとの治療群データの要約値が意味をもたない．

第二に，来院間隔が非常に不規則な場合に，治療開始からの経過日数を一定の間隔で区切り，各区間における観測値を要約することが考えられる．このとき，同一被験者において同一区間内に複数の観測値が含まれる可能性があるので，これらの観測値から代表値を求める規則をあらかじめ定めておく．同様に，ある区間では観測値がない被験者が発生する可能性もある．この場合には，ランダムな欠測とみなすことができることもある．このようにして生じる欠測への対処法も，あらかじめ考えておく必要がある．

第三の考え方は，来院日を統計解析モデルに含めることにより，すべての観測値をそのまま用いることである．例えば，被験者ごとに症候の経時的な変化を線形あるいは非線形のモデルで表現して被験者ごとの推移曲線を推定し，集団での要約値を求める．あるいはこれを混合効果モデルとしてとらえ，母集団の経時的平均推移曲線および被験者ごとの経時的推移曲線を推定することもできる．推定した結果を図あるいは表で示す．この方法では，すべての観測値が有効に活用できる．

c. 経時的変化の要約値の解釈

来院間隔が不規則であっても，指定されたとおりの服薬がなされるように十分な薬剤が被験者に渡されており，被験者は指定どおりに服用していたのであれば，上記の第二，第三のまとめ方は解釈上の問題を含まない．しかし，もし来院間隔が予定より長い場合に薬剤が不足していたとすれば，薬剤効果が十分に発揮されない状態で評価することになる．したがって，解析の目的である経過時間と病態との関係が曖昧になる．他方，実際の医療においてはこれが通常の姿であるとの前提に立てば，来院間隔の不規則性を許容した上での薬効の比較によって有

効性を実証しえたことは，より現実に即した有効性の根拠となり，一般化可能性を有すると解釈できる．このように，来院間隔の問題は実践的試験と説明的試験では異なる．試験の性格に応じた取扱いを考慮すべきであろう．

4.2.5 観測値の分布形状と外れ値の要約

統計解析の個々の手法は，観測値の分布に一定の仮定をおいている．例えば，治療群ごとに平均値と標準偏差を示す場合には，観測値の分布はほぼ対称な分布であること，および外れ値がないことを暗に想定している．観測値の分布が大きく右または左に裾を引いている場合や数個の飛び離れた値がある場合には，平均値と標準偏差は適切ではなく，集団の分布を適切に伝えない．例えば，慢性疾患の試験で組入れ基準として罹病期間に制限を設けていない場合，多くの被験者は発症後1年以内であるにもかかわらず数名の被験者は20年あるいは30年罹患していたとすれば，被験者の80%が1年以内であっても平均値は2年，標準偏差は5年というようなことが生じる．このような場合には，平均値と標準偏差でなく罹病期間を区間に分割した頻度あるいは最小値，中央値，最大値などにより要約する．群間比較にはWilcoxon検定[11]あるいはSavage検定[12]などの，分布によらない方法が適切である．多くの試験で，試験治療開始前の主要評価変数の値がある一定値以上あるいは以下，または一定の区間に入っていることが組入れ条件の一つとなっている．このような場合，その主要観測変数の分布は下側あるいは上側，または両側で打ち切られており，著しい非対称性を示すことが経験的に知られている．しかし，データの要約・提示でそのことが考慮されていない場合が多い．例えば高血圧症の試験では，収縮期血圧が安定して160 mmHg以上

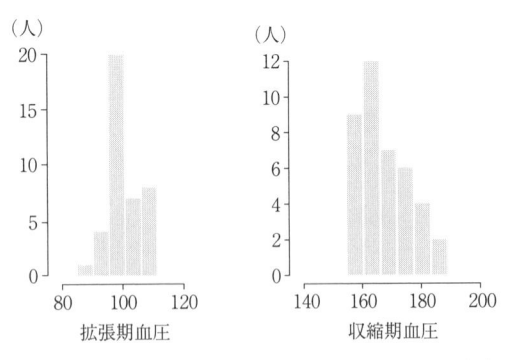

図4.3 高血圧患者に対する降圧薬の試験における，試験治療開始前基準血圧値の分布

であることが一つの組入れ基準となっている．また糖尿病では，例えば，HbA_{1c} が 6.5% 以上かつ 10.0% 以下というような制限を設けている．このような場合に，治療開始前の基準となる血圧値の分布は，下側 160 mmHg で打ち切られた分布になる．また糖尿病の場合，HbA_{1c} は下側と上側で打ち切られた分布である．図 4.3 に，ある降圧薬の試験における投与開始直前の収縮期および拡張期血圧の分布を示した．

4.3 実施された治療の実態を明らかにすること

試験期間中に試験薬がどれくらいどのように使用されたかを明らかにするために，実際の投与期間，投与量，用法などを要約して示す[2]．固定用量の比較試験であれば，用量群ごとに投与期間の分布を示すだけでよいであろう．用量変更が可能な試験や被験者ごとに状態をみながら投与量を調節する用法の場合には，試験開始からの経過に伴う投与量の変化，総投与量，最大投与量，最も多くの期間投与された1日当たりの投与量（最頻投与量），最終時点で投与された投与量（最終投与量），維持投与量などの分布，あるいは各投与量の投与日数などの要約が意味をもつ場合がある．

試験薬以外の併用治療についても，併用目的別あるいは薬効群別の併用治療の種類と頻度などをまとめておく．これらは，試験薬と併用薬間の相互作用，併用治療の種類によって試験薬の効果が異なるか否かを調べるときに，部分集団を定義するために用いることがある．

4.4 解析対象集団

4.4.1 解析対象集団に関する問題

試験の対象母集団は，組入れ基準によって定められる．試験の結論は，直接的にこの基準を満たす現在および未来の患者全体からなる仮想的な集団に適用される．統計解析の結果が統計的偏りをもたず対象母集団に適用できるためには，解析対象とする被験者標本は対象母集団からの無作為標本でなければならない．しかし，現実には試験に組み入れられた被験者は試験が実施される施設を利用でき，その施設を訪れて試験に同意した患者である．また，試験実施施設はある一定の基準で選択されており，全医療機関の集団からとられた特別な部分集団である．それゆえ，被験者集団は対象母集団の代表性を満たしていないと考えるべき

であろう．したがって結果の適用可能性は，そのような被験者であることを認識した上での一般化可能性の判断に依存する．

解析対象集団は，試験に参加した被験者全体とするのが基本である．しかし，すべての被験者が定められた期間，試験治療を継続できるとは限らない．例えば，有害事象や無効による中止または既存治療への切替えが必要な場合がある．また，試験途中で音信が途絶え試験が完了しない場合もある．試験が完了できなければ，当初意図した被験者全員の観測値が得られない．また，試験に組み入れられた被験者が，組入れ条件を満たしていないことが後になって明らかになることもしばしば発生する．このような被験者が解析に含まれると，対象母集団に含まれない被験者の結果によって試験結果が乱される．さらに，試験途中で試験に規定されていない治療や手順がとられ，観測結果が試験治療の効果を適切に反映しない場合がある．治療・観測規定からの逸脱または違反が治療効果と関連している場合もあるので，このような被験者を除外して解析すると結果に偏りが入ることは明らかである．したがって，このような問題を含む被験者の解析における取扱いが，試験結果の信頼性にとってきわめて重要な問題となる．

Schwartz and Lellouch[13]は，実践的試験では問題の有無にかかわらずすべての被験者を追跡し，得られたすべてのデータを割付群に従って解析すべきことを示唆した．Peto, et al.[14]もこの方針を受け入れている．一方，Gent and Sackett[15]およびScakett and Gent[16]は，割り付けられたすべての被験者の解析が偏りあるいは精度の低下をもたらす場合を例示し，Schwartzらの取扱いと若干異なる立場をとっている．Sherry[17]は，Schwartzらの取扱い方針をintention-to-treat（ITT）と呼び，その問題点を議論した．無作為化されたすべての被験者を，試験中に発生する問題の性質にかかわらず予定期間追跡し割付群に従って解析する方法は，それ以後ITT解析と呼ばれるようになった[18]．近年，ITTの解析方針が広く受け入れられるようになり，米国食品医薬品局（FDA）が有効性の根拠とする試験についてITT解析を主要な解析とすることを推奨している（Ellenberg[19]の議論参照）．しかし，ITT解析を支持する研究者は多いが，他方では極端すぎると考える研究者も多い．これに関しては文献[20～25]を参照されたい．また，この用語の適用については多くの誤解と混乱がみられる．海外の臨床試験論文では一般にITTに従って解析したという記述が多いが，それらはICHで合意された「臨床試験のための統計的原則」[1]でいうところの厳密なITT解析の定義に必ずしもあてはまるものではない．この事実を背景にして，「臨床試験のための統計的原則」[1]では解析対象集団として最大の解析対象集団および

試験実施計画書に適合した対象集団という概念を導入し，最大の解析対象集団は ITT の原則を反映したものと位置づけている．本節では，解析対象集団の定義とそこから導きうる結論の性格を述べる．

4.4.2 統計的推測の結果を適用する集団
a. 実践的試験

　実践的試験とは，治療法選択の指針を与えることを目的とした試験である[13]．したがって，可能な限り治療実態を反映した実施条件のもとでの治療法の比較が必要である．候補となるいくつかの治療のいずれかを選択するためには，それぞれの治療法で開始したとき一定の期間経過後にどのような結果が期待できるかを明らかにし，その結果を治療法間で比較する必要がある．臨床試験において試験治療の中止は，一般に医学上の問題，あるいは治療に対する患者の判断に依存しており，試験治療の中止後には最善の治療が施されるであろう．さらに，規定されたとおりの治療が正確に実施されるのでなく，服薬が不十分であったり不規則であったりする場合も多い．したがって治療の評価にあたっては，これらの場合も含めて，選択した治療（すなわち割り付けられた治療）を開始した被験者が，一定期間の後に到達した結果を評価することが望ましい．臨床試験の結果に基づいて眼前の患者の治療法を選択するためには，医師がある患者を前にして試験の結論をその患者に適用できるか否かを判断することができるように，①その患者が試験の対象母集団に属していることが治療開始前に判定でき，②それぞれの治療を実施したとき，一定期間経過後にどのような結果が期待できるかが明らかでなければならない．したがって，試験の結論は，試験の対象母集団を適切に反映した，偏りのない被験者集団から導かれたものでなくてはならない．ところで，試験治療開始後に患者に発生するあらゆる出来事は，多かれ少なかれ治療の有益な作用ならびに有害な作用の影響を受けているので，試験治療開始後の情報に基づいて被験者を除外すると，解析対象集団は観測された事象あるいは応答に条件付けられた部分標本となる．この部分標本からは，通常の好ましくない結果を示すある被験者群が除かれているので，解析結果は偏りを含んでいる．さらに，もし試験の結論がこのような部分標本から導かれたものであったならば，当該患者がその部分標本に含まれるか否かを試験治療開始前に決定することはできないので，その結論を眼前の患者に適用できない．したがって，治療法の選択の指針を与えることを目的とする場合には，試験治療開始後の情報に基づいて被験者を解析対象集団から除外することは適切でない[18,26]．

b. 説明的試験

説明的試験とは，薬物の作用機構を研究する試験，あるいは薬物の投与と作用の関係の記述を目的とする試験である[13]．例えば，薬物動態試験では一定量の薬物を投与した場合の投与量と血液中薬物濃度の関係を解析する．したがって，薬物を服用した後，嘔吐し薬物が吸収されなかったことが確認されれば，投与量と血液中濃度の関係を示すための解析にこの被験者を含めることは妥当でないと考えてよい．あるいは，投与薬剤を誤ったことが確かであって，実際に服用した薬剤が確認されたならば，実際に投与された薬剤群に含めて解析するのが妥当である．

しかし説明的試験であっても，計画どおりに試験を完了した被験者のみを解析することが意味をもたない場合がある．いま，薬剤の薬理作用を研究する試験を考えよう．例えば「薬剤A ○○ mg をこれこれの条件で7日間服用した場合の平均的な反応は△△である」というような陳述があるとしよう．この陳述のためには，その条件を正確に満たす被験者のみを解析対象とするのが妥当と考えられるかもしれない．しかし，「薬剤A ○○ mg をこれこれの条件で7日間服用した」というのは結果である．この結果は，試験に参加した被験者に対する陳述としては成立せず，その試験でたまたま7日間服用できた患者に対する記述であって，背後の対象母集団を特定できない．したがって，例えばすべての被験者の50％が5日以内に中止せざるを得なくなったならば，薬理作用に関する陳述としては「50％の被験者は▲▲の事情により5日以内しか投与できず，投与を完了した被験者では○○であった」というような条件付きの陳述が可能なだけである．すなわち，説明的試験であっても結論をどのような形でどの集団に適用しようとしているかによって，除外しうる被験者の範囲が異なる．

c. 臨床試験における解析対象集団の決定に関する原則

「臨床試験のための統計的原則」[1]は，統計的推測の観点から次の二点を解析対象集団決定の原則として述べている．

(1) 偏りを最小にすること
(2) 第一種の過誤が増大しないこと

医薬品開発の初期段階では，個々の試験はそれ以降の試験を計画するために行われる場合が多い．また後の段階では，治療の指針を与えるための情報を得ることが目的となる．先行する試験の結論が直接適用される対象母集団と新しく計画する試験の対象母集団が同一である必要はないが，一定の蓋然性をもって外挿できるとの判断が可能でなければならない．したがって試験の結論を引き出した解

析対象集団は，対応する目標母集団へ，結論を適用できるような条件で定められていなければならない．これは，試験結果による解析対象集団の決定が妥当ではないことを示している．すなわち，解析対象集団は試験実施時点で定まっていることが前提になっており，その集団において上記の二原則が満たされる必要がある．

新薬の開発では，試験治療の効果を評価し，当該治療により患者をどこまで治療できるかを明らかにすることが重要である．したがって中止後の観測結果においては，無効中止とされた被験者の結果が最終的に有効と判断される結果につながる可能性があるので，中止後の結果を含めた解析の意義を再考する必要があろう．もし最後まで追跡したときの結果が無効中止，あるいは有害作用で中止した時点での結果と大きく異なるならば，結論するにあたってこの不一致に関する十分な考察が必要である．

4.4.3 ITT の原則
a. 定　　義
治療対象として組み入れたすべての被験者を対象とし，当初意図した（すなわち割り付けられた）治療群のもとで，あらかじめ定めた最終の評価時点の結果を解析すべきであるとする考え方を ITT の原則と呼ぶ．「臨床試験のための統計的原則」[1]では，ITT の原則を「一つの試験治療グループに割り付けられた被験者は，予定された試験治療のコースを遵守したかどうかにかかわらず，割り付けられたグループのまま追跡され，評価され，解析されるべきである」と解説している．この原則を適用すると次のようになる．

(1) 解析対象集団は試験計画違反や中止の有無にかかわらず，すべての無作為化された被験者からなる．

(2) 無作為化された被験者は，試験実施計画書で定めた試験期間の全体にわたって追跡され，その期間の最終時点での測定値が収集される．すなわち，解析の対象となるデータ集合は，無作為化された全被験者の全測定値からなる．

(3) すべての被験者は，実際に投与された薬剤が無作為化によって割り付けられた薬剤であるか否かを問わず，無作為化によって割り付けられた薬剤を投与されたものとして扱われる．

b. ITT 解析の意義
来院が不規則であったり服薬が規定どおりなされないことは，日常生活の中で

はきわめて普通に起こることである．試験においても，すべての被験者が規定どおりに来院し服薬することは困難であろう．またこのような治療規定からの逸脱の一部は，試験治療に由来する場合もある．治療の誤りや試験計画書違反，計画からの逸脱も発生する．試験治療が中止された場合には，それ以後は最善の既存治療が施されるであろう．したがってITTによる評価とは，試験で最初に実施された治療（通常は割り付けられた治療）の効果，試験治療中止後に施された治療，併用された治療ならびに試験治療とそれら治療の相互作用のすべてがもたらす，試験治療開始から一定期間後の被験者の状態を評価することを意味する．

　いま試験薬が有効であると仮定して，プラセボ対照試験でITT解析がどのような結果をもたらすかを考える．海外の論文でよく議論される割付の誤りによる試験薬剤と対照薬の入れ違いの場合には，治療群間の差が小さくなるような偏りが入る．無効脱落は，試験薬群よりプラセボ群に多く発生する可能性があるが，無効脱落被験者は通常治療に切り替えられる可能性が高いので，結果的にここでも治療群間の差が小さくなるような偏りが入るであろう．また，有害事象による中止は，プラセボ群より試験薬群に多く発生しやすいであろう．これらの被験者も通常治療に切り替えられる．試験ではこれらの場合が混在しているので，一般にITTでは治療間の差が小さくなるような偏りが入りやすく，治療間の差が検出しにくくなると考えられる．したがってこの解析方針では，被験薬が対照薬に優れることを検証する場合には，第一種の過誤が増大する可能性は小さく，検出力の低下が生じやすくなる．したがってそのような状況で被験薬が対照薬に優れるとの結果が得られれば，その結果は信頼できるといえるであろう．このような意味で，優越性試験においてはITT解析が妥当であるといえる．しかしこの場合の偏りとは，何を基準とした偏りであるかを考えておく必要がある．ITTの考え方では，どの治療法で治療を開始した場合が最終的に最も好ましい状態であったかを知ることが目的であれば，最終評価時点に至るまでの治療の変遷をすべて含んだ結果を比較することになるので，偏りとみる必要はないといえる．無効中止の場合には，無効判断を解析に用いるべきだとすれば，この解析方針は途中の経過を問わず最終の結果を比較するというITTの原則に沿わないといえる．

　高血圧の治療の場合を考えよう．試験計画では，投与前値と8週間投与後の血圧値の差を治療群間で比較することを計画しているとする．ある被験者はある薬剤で血圧を適度に管理されていたところで試験に参加し，プラセボ投与の導入期間を経て試験治療を開始したとする．4週後に血圧の異常な上昇を示して試験薬投与が中止され，試験前に投与されていた薬剤に切り替えられた結果，再び投与

前の良好なコントロール状態に戻ったとしよう．試験の組入れにあたって，プラセボを投与して血圧が再度上昇し安定した時点で試験治療を開始するので，ITTの原則ではこの被験者は8週後には優れた改善を示したことになる．それでは，最初に投与された薬剤を選択したことが適切であったという判断になるのであろうか？　むしろ，試験を中止したことは試験薬が被験者を治療できなかったことを意味するので，試験治療は無効と判断すべきであり，この事実を薬効の評価に反映すべきであると考えられよう．

　プラセボ対照試験で，被験薬に薬効はなく有害作用のみがあるとする．試験中止後は既存治療を受けられるので，中止した被験者は相対的に好ましい結果を示すと期待できる．無効による中止はプラセボ・被験薬とも等しく，有害事象による中止割合は被験薬の方が高いとすると，被験薬群の方が全体としてよい結果を示す可能性がある．このような問題を避けるためには，脱落の経時的な発生状況と脱落理由，およびこれら事象の発生以後の治療実態と，評価変数の全期間にわたる経時的な変化を詳しく吟味しなければならない．しかし，もし脱落発生状況を考慮して判断するのであれば，中止や併用治療違反を治療の不成功として扱うことが意味をもつことになり，当初予定した終了時点での治療結果の比較は無意味になる．このような意味で，ITT解析を無条件に主要な解析とすることには議論の余地がある．

4.4.4　最大の解析対象集団
a.　定　　義
「臨床試験のための統計的原則」[1]では，ITT集団が解析に用いる観測値を有しない被験者を含んでいることからくる難点を克服するために，無作為化された全被験者から除くべき理由のある被験者を除外した集団を用いることを提案している．この除外しうる被験者の条件は以下のとおりである．
(1) 次の条件のもとで主要な登録基準を満たしていない被験者
　　① 登録基準は無作為化以前に評価されている
　　② 除外の対象となる適格基準違反の摘出は完全に客観的になされる
　　③ すべての被験者が適格基準について同様の綿密さで調べられている
　　④ 特定の登録基準違反が摘出された場合，これに該当するすべての被験者が摘出される
(2) 試験治療を1回も受けていない被験者
(3) 無作為化後の観測値がない被験者

このような条件によって症例を除外した場合，次の二点に注意しなければならない．

(i) 主要な登録基準を満たしていないことにより症例を除外するとき，除外の理由（満たしていない条件）を明示すること．

主要な登録基準とは何かをあらかじめ解析計画書で定めておくべきであり，結果をみて決定してはならない．問題は原データと症例記録との照合で発見された主要な登録基準違反であるが，照合に際して用いる情報の範囲や照合の精度は担当者に依存するので，照合の結果発見された情報に基づいて除外を決定することは避けるべきと考える．

(ii) 無作為化後の観測値がない被験者を除外した場合に入りうる偏りについて説明すること．

二重盲検試験では，試験治療開始前の脱落は割付の確率化操作とは無関係と考えてよいので，試験治療開始前に脱落した被験者を除外しても偏りは入らない．しかし，試験治療開始後のデータがないことおよび治療開始後に発生したその他の欠測は試験治療に関係している可能性が否定できないので，無作為化後の観測値がない被験者の発生割合が特定の試験群に偏っていないことを確認すること，および得られた解析対象集団が当初の対象母集団の定義からどのようにずれるかを考察しておくことが必要であろう．

以上は解析対象被験者の集団の議論であって，個々の観測値の除外とは別に定める事項である．

b. 除外しうる観測値

「臨床試験のための統計的原則」[1]では，最大の解析対象集団から除外しうる観測値の条件を述べてはいない．むしろ試験計画違反の有無にかかわらず，収集された測定値を解析に用いるべきであることを示唆している．このことはITT解析の意図とも関係するが，一般には薬効評価に対する重大な偏りをもたらす試験計画違反はきわめてまれであることが前提となっていると解釈すべきである．しかし前項で述べたように，ITT解析では当初定めた試験期間の最終時点の観測値が必要である．またそのような観測値を用いた場合，疾患の性格，中止条件および利用できる治療，ならびに試験計画違反の性格に応じて重大な偏りが入る可能性がある．

したがって，第一種の過誤を増大させるような偏りをもたらし精度を低下させる可能性のある，重大な試験計画違反後の観測値の除外を考慮する必要があろう．また何らかの医学的な理由により試験治療を中止する必要が生じた場合，こ

れは当該治療によって治療意図を達成できなかったことを意味するので，この事実を解析に反映することも必要であろう．そのためには，中止基準ならびに有効性評価基準は明確で可能な限り客観的に判断できること，中止の判断基準ならびに有効性の評価基準を医師間で統一すること，および中止が発生したという事実を有効性に関する症候の観測結果と統合する必要がある．欧米の臨床試験の論文では，ITT 解析を実施したとの記述が多い．しかし，多くの試験では試験期間中に試験計画に対する重大な違反が発生した場合（例えば組入れ基準を満たしていないことが試験治療開始後に明らかになった場合，併用禁止治療を実施した場合，服薬の不遵守が著しい場合など）には，直ちに試験を中止し，その時点以降は被験者のデータをとらないことも多い．これはITTの第二の原則を満たしていないので，厳密にはITT解析ではないことに注意すべきである．このような解析は，実質的には，試験中止基準に該当した場合，それ以降の観測値は除外した解析にほかならない．

4.4.5 試験実施計画書に適合した対象集団

「臨床試験のための統計的原則」[1]では，試験実施計画書に適合した対象集団を以下の基準を満たす被験者として特徴づけている．
(1) 事前に定められた最低限の試験治療期間を完了していること
(2) 主要変数の測定値が利用可能であること
(3) 登録基準違反などの重大な試験実施計画書違反がないこと

ここでは，「最低限の試験治療期間」とその設定根拠を試験実施計画書で定めておく必要がある．試験期間を完了しなかった場合には，本来の主要変数の測定値は得られないので欠測が生じる．最低限の治療期間の定義とともに，欠測値の補完の仕方を明示すべきである．

この解析対象集団は，次の点で問題を有する．第一に，試験結果に依存して決定された集団である．したがって，4.4.2項c.の原則に示した基本的な要件を満たしていない．換言すれば，解析対象とした集団を試験治療開始前基準値の条件のみで定義することができないので，この集団自体の偏りの大きさが評価できない．第二に，最低限の治療期間は通常，薬効発現に必要な期間以上であるが，そのような期間を設定することは困難である．これらのことから，この被験者集団は統計的推測の対象としては意味をもたないと考える．

4.4.6 欠測値および脱落被験者の取扱い

a. 欠測の定義

本書では,欠測とは何らかの理由で解析に必要な観測値が存在しないこととし,観測がなされていないことのみを意味するのではないものとする.欠測は様々な理由で発生する.例えば①被験者が来院しなかった場合,②測定者の都合または不注意により特定の測定がなされなかった場合,③測定結果に信頼性がなく,使用できないと判断された場合,④脱落によって観測できなかった場合,などである.欠測は試験薬の効果や安全性とは独立な理由によって生じることもあれば,効果や安全性に関連して発生する場合もある.例えば覚醒状態でしか測定できない変数は,無意識の状態では観測できない.また,来院が不規則で指定された期間内での測定はできなかったが,その前後では測定されている場合もある.一方,被験者が有害事象または疾病の悪化により脱落したときには,それ以降のすべての時点の観測が欠測となる.

b. ITT の考え方

ITT 解析に用いる測定値は,試験実施計画書で規定した試験期間の完了時点における測定値である.このため,脱落や観測不備により当該時点の測定値がないとき,これらの欠測をどのように扱うかが問題となる.ITT の原則では,試験治療の中止や試験計画からの逸脱があっても規定した期間追跡し,規定した時点での結果を比較することを意図している.このことは特に致死的疾患における生存状態の評価,慢性疾患の合併症の発症,心筋梗塞や脳血管障害の発生,骨粗鬆症における骨折の発生のような重要な臨床的結果,QOL の評価などで,最初の治療の選択が長期にわたる患者の健康状態に影響する可能性がある場合に重要である.したがってこのような試験では,規定した最終時点の値の収集が重要である.

c. 無効判断の導入

一方,多くの疾患では,比較的短期間の観測によって治療法の有効性を判断する.このとき,一般に脱落は選択した治療による治療目的を達成しなかったことを意味するので,有効・無効の評価では無効と扱うのが多くの場合に妥当であろう[9,26].定量的な観測値を用いる場合には,最も悪い値を代入するという考え方もある[27~29].あるいは,脱落した時点で最終評価がなされたと考えることもできる.その場合には,脱落した時点,またはその直前の利用可能な最終時点の観測値を用いることができる.この解析方法は次に述べる最終観測値の代入(LOCF)と結果的に同じであるが,解釈は最終観測値の解析(ALOV)である.

d. 最終観測値による欠測の補完

代表的な欠測値の補完方法は，欠測の直前の観測値を代入する方法でありLOCFと呼ばれる．ITT解析では，予定した観測期間の最終時点の値がない場合にLOCFを代用する．この場合の解釈は，「もし最後まで観測できていたとしたら」得られたであろう値としてこの値を用いており，統計解析結果の解釈は，予定した最終時点での結果に関するものとなる．他方，経時的な変化の解析で欠測をLOCFで補う場合がある．これは当該欠測時点において，「もしそれを測定していたとしたら得られたはずの値」としている．

LOCFは簡単であるが重大な偏りを含む可能性があるので，疾患あるいは薬効の性質を考慮して用いる必要がある．次にLOCFに関する留意点を示す．

① 進行性の疾患では，無効で中止したときの観測値は，もし観測を続けていたとしたら到達したであろう状態の観測値に比べると軽い状態にあるのが通常なので，効果の劣る治療にとって有利な（よい結果への）偏りをもたらす可能性が高い．

② 治癒を治療目標とする場合では，治癒に至る以前の好ましくない状態を反映しているので，もし当該治療を続けていたとしたら到達した可能性のある，より好ましい状態に比べれば，不利な偏りをもたらす可能性がある．

③ 一時的に改善をもたらすが長期投与の結果，治療開始時の状態に戻るか，あるいはさらに悪化をもたらすような場合には，試験途中の改善した状態での脱落は当該治療に有利な偏りをもたらす．

次に，解析対象集団とLOCFとの関係をみてみよう．試験計画を遵守した被験者集団の結果は，一般に第一種の過誤を大きくすると考えられている[1]．しかし，これは必ずしも成り立たない．例えば，有効であると広く信じられている薬剤についてプラセボ対照二重盲検試験を行ったとしよう．もし，被験者が試験治療があまり効かないのはプラセボを投与されているからだと判断して辞退した，あるいは来院が途絶したとする．このような被験者が実際にプラセボ群に多かったとする．この場合，プラセボ群ではプラセボに反応する人が多く残り，反応しない人は脱落によって解析から除外される可能性が高くなる．その結果，残った被験者のみではかえって差が出なくなる．すなわち保守的になる．他方，脱落被験者の脱落時点の観測値は好ましくない状態を表しているので，脱落例にLOCFを適用するとすれば差が出やすくなっていると考えられる．したがって，最大の解析対象集団においてLOCFを適用すると，差が検出しやすくなる．これは，試験計画を遵守した集団の方が最大の解析対象集団より保守的になることを意味

する．次に，脱落被験者を追跡して規定期間後の値が得られたと仮定する．脱落後は既存の治療を実施されているであろうから，良好な結果が得られたという場合には，ITT 解析は保守的な結果を与えると期待できる．

e. 試験治療開始後の観測値がない被験者の扱いに関する注意

試験と観測変数の性格によっては，試験治療の実施以前の中止に対しては，観察期の観測値を用いるのが妥当であるとの考え方もある．そのような扱いが必要と考えられる場合の例が，Ware[30]により論じられている．

f. 最終観測値の利用の問題

最終観測値の解析（ALOV）も最終観測値の代入（LOCF）も簡単であるが重大な偏りを含む可能性があるので，疾患あるいは薬効の性質を考慮して用いる必要がある．この点は本項 d. の①～③に述べた．LOCF あるいは ALOV のもたらす偏りがどのような性質であるかを調べるために，当該時点で測定値を有する被験者のみの結果を合わせて示すことが意味をもつ場合がある．

4.5 対象患者の試験開始時の状態と治療群間の比較可能性

4.5.1 被験者概要の提示

a. 意　　義

試験が対象とする患者母集団あるいは健康被験者の対象母集団は，試験計画書の組入れ基準によって定義されている．すべての解析に先立ってまず，実際に組み入れられた被験者の概略を明らかにする．そのために，性，年齢，体重または肥満度，人種などの人口統計学的変数，治療効果に関係する可能性のある，病歴や治療歴，組入れ基準の定義に用いられた変数や疾患の状態を表す変数などについて，各変数の分布の特徴を表す記述統計量の値を示す．この結果から，実際に組み入れられた被験者標本の特徴と，それが対象母集団からどれくらいずれているかを明らかにすることができる．

b. 方　　法

連続変数では最小値，最大値，中央値，四分位点，平均値，標準偏差などを求めておく．また歪度や尖度も分布の特徴を知る上では有用である．分布の特徴を視覚的に把握するためには，ヒストグラムや箱ひげ図も有用である．また2変数間の関連を理解するために，散布図を描いておくことも有益である．

離散変数では，カテゴリーごとの頻度と割合を示しておく．頻度変数の場合には，最小値と最大値，中央値あるいは最頻値，平均値および標準偏差とともに，

適切な区間に分割したときの各区間の観測頻度を示すとよい.

これらの変数の分布は割付群ごとならびに全被験者群について示し,割付群間の分布の均一性の程度を記述的に示すのがよいであろう.

4.5.2 割付群間の比較可能性

割付群間の間で,分布の均一性を統計的検定によって評価するのが一般的な慣習であるが,多くの変数について検定すれば,いくつかの変数で p 値が5%あるいは1%程度の小さな値がみられる.これは確率的に起こりうることであり,直ちに比較可能性がないことを意味しているのではない.

しかし,実際に実現した偏りが何らかの実施上の不備を疑わせるものでなかったことについて,また以降の解析において,これらの変数における割付群間の偏りが治療効果の比較に及ぼす影響について考察しておく必要もある.実際,治療効果と関連の深い患者特性が偶然であっても偏っていれば,薬効を反映した変数の分布もその偏りの影響を受け,本来はわずかの薬効差が増幅されて有意になることもある.

他方,もし薬効がなければ,有効性変数における差は患者特性の差によるものであり,無作為割付によって生成される確率分布に従っていると考えることができる.したがって,治療群間の不均衡の統計的検定は不要であり,影響のありうる変数,特に主要な変数の観察期の値の影響は,共分散分析や層別因子を考慮した分散分析によって補正するのが妥当であるという主張もある[14,25,31].しかし,共変量による調整は統計モデルが適合しているという仮定の上に成り立つことであるので,共変量調整が常に妥当であるという保証はないことに留意すべきである.また,事後的な層別は他の因子における分布の均一性をくずすとともに,層ごとの治療群頻度の不均衡は検出力の低下を招くことになる.このような観点からは,可能な範囲での層別割付が望ましい.

観察期基準値によって層別する場合,臨床的に意味のある解釈可能な層別の基準を用いる.例えば年齢を形式的に10歳刻みで区分する必要はなく,高齢者と非高齢者の違いが重要であれば,65歳未満と65歳以上の2層に分けることで十分であろう.あるいは,年齢による変化をみたければ,10歳刻みが便利かもしれない.対象集団の記述において,連続変数を区間に分割して頻度で示す方法はわかりやすい提示の仕方ではあるが,その区間は合理的で理由のある区切り方がなされるべきである.

併用療法の記述では,試験開始前に実施されていた併用治療の有無によって分

類する場合がある．併用治療なしの層は一定の均質性をもちうるが，併用治療ありの集団を一括して一つの部分集団とした場合，併用薬の種類が異なれば合併症，あるいは基礎疾患などが異なる可能性があるので，併用治療なしの部分集団と同程度に均質な群として扱うことが意味を有するか否かを考察する必要がある．併用治療の有無でなく，試験開始前の治療法を，治療目的，薬効分類などの一定の条件で区分する方が，部分集団の特徴がより明瞭になるであろう．

4.6 有効性に関する計画

4.6.1 主要な解析

主要な目的に関する解析における，解析対象集団，解析に用いる変数，個々の被験者における反応の大きさを表す変数または誘導変数，および集団としての効果を計量するための要約指標を明らかにする．さらに欠測値，外れ値，異常値および脱落被験者の取扱い方を明示する．次いで，主要目的に対応する統計的モデルと推測方法を具体的に記述する．検定を用いる場合には，帰無仮説と対立仮説，有意水準および検定の方法を明示する．推定の場合には，点推定，区間推定ならびに信頼係数およびそれらを求める公式または計算方法などを示す．さらに，それらの結果の提示方法は図表とともに示す．主要な目的を補足するための，主要な変数に関する副次的解析も重要である．これらについても同様に記述する．

例：　最大の解析対象集団において，投与開始より 24 週間経過後の HbA_{1c} の値から試験治療開始前基準値の HbA_{1c} を引いた値を HbA_{1c} の変化量と定義し，主要な評価変数とする．これが個々の被験者における反応の大きさの指標である．脱落被験者および 24 週後の観測値がない被験者においては，24 週以前で最後に測定された HbA_{1c} の値を用いる．帰無仮説は，被験薬群の母平均は対照薬群の母平均以上であること，対立仮説は，被験薬群の母平均が対照群の母平均より小さいことである．検定は片側有意水準 2.5% の Student の t または Welch の t 検定とし，検定が有意なとき被験薬は血糖コントロール効果において有効であると結論する．母平均の差に関する信頼係数 95% の両側信頼区間を求める．まず，投与群ごとに HbA_{1c} 変化量の算術平均値，不偏分散および最大値，最小値，中央値も求め表に示す．2 群の分散の一様性を F 検定で評価し，有意水準両側 25% で有意でなければ両群の母分散は共通として Student の t 検定を実施する．F 検定が有意であれば，平均値の差の分散推定値は各群の平均値の分散推定値の和とし，その自由度は Satterthwait の公式で求め，Welch の t 検定を実施する．

4.6 有効性に関する計画

表 4.8 HbA_{1c} の変化量による血糖コントロール効果

治療群	観察期基準値	24週（最終測定）	変化量	信頼区間
被験薬	XX. X（SD：XX. X）	YY. Y（SD：YY. Y）	ZZ. Z（SD：ZZ. Z）	(LL. L, UU. U)
	(min. max.) med.	(min. max.) med.	(min. max.) med.	
対照薬	XX. X（SD：XX. X）	YY. Y（SD：YY. Y）	ZZ. Z（SD：ZZ. Z）	(LL. L, UU. U)
	(min. max.) med.	(min. max.) med.	(min. max.) med.	
群間差	平均値の差（SE）		XX. X（XX. X）	(LL. L, UU. U)
	検定結果			t値：TT. TTT，自由度：$ff(.f)$，p値：0.ppp

平均値の差の信頼区間．試験群ごとの場合は群内変化量の信頼区間，群間差の場合は2薬剤群間の平均値の差の信頼区間．

薬剤群ごとに変化量の母平均の推定値および信頼係数95％の両側信頼区間を，正規性の仮定のもとで求める．群内分散が共通と判断されたときには共通分散の推定値を用い，そうでない場合には群ごとの分散推定値を用いる．以上の結果は表4.8のようにまとめる．

4.6.2 副次的な解析

4.6.1項に示した主要な変数に関する主要な解析のみでなく，主要な変数に関する副次的な解析，副次的目的に関する変数についての主要な解析，および副次的解析についても同様に詳細に記述する．

4.6.3 有意水準

検証試験における有意水準と，複数の解析から結論する場合に全体として第一種の過誤を犯す確率を有意水準以内に保つための手順を定める．

有意水準として，通常は両側5％または片側2.5％を用いることとなっている．この点については若干の説明が必要である．プラセボ対照の優越性試験を考えよう．いま，被験薬がプラセボに劣っているあるいはプラセボと等しいという帰無仮説を，被験薬がプラセボより優れているという対立仮説に対して検定し，帰無仮説が棄却されたとき被験薬が有効であると判断するものとする．この検定は片側検定であり，その有意水準を2.5％とすると，無効な薬剤を有効であると判断する誤りは2.5％に抑えられる．すなわち，消費者（患者）危険は2.5％である．これに対して，被験薬とプラセボとの間に差がないという通常の帰無仮説の検定は両側検定である．両側検定では，検定が有意になっても被験薬がプラセボに優れているのか劣っているのかは判定できない．検定が有意になった後，例えば平

均値の差の推定値をみて被験薬が有効か無効かを判断することになる．換言すれば，①対立仮説「被験薬がプラセボに優れる」に対する帰無仮説「被験薬がプラセボと等しいか劣っている」の検定と，その逆の②対立仮説「被験薬がプラセボに劣っている」に対する帰無仮説「被験薬がプラセボと等しいか優れる」の検定の二つをそれぞれ有意水準2.5％で検定する．そして，一方が棄却され他方が棄却されないという結果に基づいて，いずれの対立仮説を採択するかを決定している．したがって，両側検定の結果は上に述べた意味での消費者危険を2.5％に抑えている．

実対照薬に対する非劣性試験では，被験薬が対照薬に対して一定値以上劣っているという帰無仮説を，一定値以上劣っていることはないという対立仮説に対して検定する．この場合，防止すべき誤りは劣っている被験薬を劣っていないと判断することであり，この誤りを犯すことが消費者の損失（消費者が危険を被ること）を意味する．したがって，ここでも片側2.5％の検定は消費者危険を2.5％以下に抑えている．このようにして，差がないという通常の帰無仮説の両側検定に伴う実質的な消費者危険と，非劣性試験ならびに優越性試験における消費者危険が同一水準に保たれる．

4.7 多重命題，検定の多重性および仮説の構造化

4.7.1 多重命題

臨床試験では，主要な仮説が複数の仮説で表現される場合がしばしばある．いくつか例をあげよう．

(1) 被験薬剤の三つの用量 D1, D2, D3 をプラセボと比較し，D1, D2, D3 のいずれかがプラセボより優れている場合に被験薬は有効であると判断するのであれば，プラセボと各用量間の3個の対比較おのおのを検定することになる．

(2) 統合失調症において，陽性・陰性症状評価尺度での陰性症状評価項目の合計点および陽性症状評価項目の合計点，ならびに2症候群全体の合計点の三つのうち少なくとも一つにおいて，被験薬は実対照薬に対して優れている場合に，被験薬は対照薬よりも有効であると主張したい．

(3) 試験対象集団は軽度障害，中等度障害，高度障害の3層に分けることができ，軽度ないし中等度では被験薬は対照薬と同等の有効性を示すが，高度障害患者においては被験薬が優れている可能性があるとする．したがって，全集団での評価とともに三つの部分集団での比較を合わせて行い，被験薬の優越性を示し

(4) 被験薬をプラセボおよび実対照薬と比較し，プラセボより優れていることと実対照薬に一定値以上劣らないことを同時に主張したい．

(5) 糖尿病患者を対象とした試験で，被験薬は主要な評価指標であるHbA_{1c}では同等であっても，食後2時間血糖値の上昇を抑制する効果において，被験薬は対照薬よりも優れていることを主張したい．

(6) 実対照薬との比較試験で，実対照薬に対する非劣性を示すことを主たる目的としている．しかし，可能であれば被験薬が対照薬に優れることを示したい．

(7) 実対照薬に対する優越性を示すことを主たる目的としている．しかし，もし優越性が示されないならば，非劣性が成立していることを確認したい．

これらの例の中で(1)と(2)は複数の仮説を検定し，少なくとも一つが棄却された場合に被験薬が対照薬より優れていることを主張しようとしている．また，(3)～(5)は複数の仮説の検定ですべてが有意になった場合，被験薬の臨床的意義があると主張しようとしている．前者では第一種の過誤の制御が問題になり，後者では検出力の確保が問題となる．(6), (7)の場合はより厳しい条件が成立するか，あるいは弱い条件であれば成立するかという問題であり，仮説の切替え（スイッチング）の問題と呼ばれている．

4.7.2 多重性と和命題

前項(1)と(2)の場合の問題は，次の点を考慮することによって明らかになる．本来，全く差がない二つの治療法を比較する場合，二つの仮説をおのおの両側有意水準5%で検定すると，少なくとも一つの検定で有意になる確率は最大$1-0.95^2$ $=0.0975$になる．片側の意味における第一種の過誤の大きさは，$1-0.975^2=0.0494$である．一般にn個の独立な検定があり，おのおのの有意水準をαとして検定を実施するとき，少なくとも一つの検定が有意となる確率は$1-(1-\alpha)^n$，すなわち約$n\alpha$である．表4.9に有意水準1%，2.5%および5%の場合にn個の独立な検定を実施したとき，少なくとも一つの検定で有意となる確率の上限値$1-(1-$

表4.9 検定の多重性による第一種の過誤の大きさ

有意水準	検定個数					
	1	2	3	4	5	10
1%	1.0	1.99	2.97	3.94	4.90	9.56
2.5%	2.5	4.94	7.31	9.63	11.89	22.37
5%	5.0	9.75	14.26	18.55	22.62	40.13

$\alpha)^n$ を示す．

これらの命題における帰無仮説と対立仮説を考える．例えば前項 (1) の場合には，三つの個別命題「用量 D_i はプラセボより優れている」($i=1, 2, 3$) がある．それぞれの命題はそれぞれの帰無仮説 H_{0i}「用量 D_i はプラセボと等しいか劣っている」と対立仮説 H_{1i}「D_i はプラセボより優れている」($i=1, 2, 3$) を導く．例 (1) と (2) では，複数の命題の少なくとも一つが成立することによって，最終的に「被験薬が対照薬に優れている」という命題が成立することを主張しようとしている．このような複数の命題（対立仮説）の少なくとも一つが成立することを主張する命題を，ここでは和命題と呼ぶことにする．和命題を主張するためには，それを構成する個別命題に対応した仮説の検定の少なくとも一つが有意になることが必要なので，和命題の検証においては第一種の過誤確率の制御が重要である．この第一種の過誤確率の超過に関する問題は，検定の多重性の問題といわれている．

和命題の検定における第一種の過誤確率は，和命題が成立しない，すなわちそれを構成する個別命題に対応した帰無仮説のすべてが正しいとき，少なくとも一つの帰無仮説を棄却する確率に等しい．この確率を，仮説の族に関する第一種の過誤確率という[32]．したがって和命題の検証では，仮説の族に関する第一種の過誤を制御する必要がある．

4.7.3 積　命　題

4.7.1 項 (3)〜(5) の場合を考える．例えば (4) の場合には，「被験薬は有効かつ実対照薬に非劣性である」という最終的な命題を主張するには，二つの命題が同時に成立する必要があるので，この最終的な命題を積命題と呼ぶことにする．n 個の個別命題からなる積命題が成り立つことを主張したいとする．もし n 個の個別命題に対する帰無仮説の検定統計量が互いに独立であれば，それぞれの検定の検出力を $P_1, P_2, \cdots, P_n$ とするとき，積命題の検出力は $P_1 P_2 \cdots P_n$ となる．したがって積命題の検出力を保証するためには，個々の検定の検出力を高くしなければならない．積命題の検出力を P とするとき，個別命題の検出力はそれらを等し

表 4.10　積命題の検出力を保証するために必要な個別命題の検出力

検出力	検定個数					
	1	2	3	4	5	10
80%	80.00	89.45	92.84	94.58	95.64	97.80
90%	90.00	94.87	96.55	97.40	97.92	98.95

くとすると $\sqrt[n]{P}$ である．表 4.10 に，積命題を主張できる確率を 80% または 90% にするために必要な個別命題の検出力（すべて等しいとした場合）と，個別命題の個数との関係を示す．

4.7.4 逐次推測

4.7.1 項 (6) と (7) は，仮説の包含関係に関する逐次推測の問題である．この問題に対しては，検定の対象となるパラメータの空間における帰無仮説集合または対立仮説集合が，包含関係を有することが基本である．この場合には帰無仮説集合の包含関係を利用して，対応する検定の逐次的適用が正当化され，より限定された命題，またはより条件の緩やかな命題のいずれが成立するかを評価できる．

4.7.5 仮説の構造化

主要な目的の解析において仮説を構造化することにより，上記の和命題，積命題，逐次推測のいずれを適用すべきかをあらかじめ定めることができる．

多重性を回避できるだけ高い検出力を確保するためには，仮説を構造化して表現することが重要である．多くの文献では，主要な仮説はただ一つとすることを説いている．こうすることによって，その検定の有意水準を最大にとることができるからである．しかし上に述べたような場合には，必ずしも主要な目的をただ一つの個別命題に限定できない．そこで，複数の命題の中で絶対に示さなければならない命題と，成立することが望ましいが示せなくてもやむを得ない命題に分けるか，命題の重要性に従って順序付ける．あるいは，命題を別の命題の集合によって表現し直すなどの方法によって，和命題の成分となる命題を減らす．積命題についても，命題を構成する個別命題の数をできる限り少なくする．

例えば (1) の場合には，用量間で反応の大きさに順序関係を想定できるならば，まずプラセボと最大用量 D_3 を比較する．この差が有意であれば被験薬は有効であると判断し，有意でなければ被験薬の有効性は認められなかったとする．被験薬が有効と認められれば次の用量 D_2 とプラセボを比較し，最後にプラセボと最小用量 D_1 を比較する．また，3 用量間の対比較は補足的に行うにとどめる．他方，被験薬の有効性の判断を最大用量とプラセボとの対比較のみで判断するのでなく，三つの用量とプラセボの間に単調増加関係が存在するという仮説に置き換えることもできる．この仮説が成立するときにのみ以降の推測が意味をもつものとして，個々の用量とプラセボあるいは用量間の比較を実施するという方式も考えられる．

また，(5)の場合には HbA_{1c} における非劣性が示されなければ，被験薬は治療薬としての存在意義がないと考えて HbA_{1c} における非劣性を主たる仮説とし，これが認められた後に食後2時間血糖値を比較するという順序を導入する．この場合には，HbA_{1c} における非劣性の検出を高い確率で保証するような被験者数をまず確保することが重要である．

仮説の構造化は，試験目的ならびに開発戦略と不即不離の関係にある．またもちろん，構造化された仮説系列を検定する方法が存在することが前提である．この意味で，仮説の構造化は多重推測の方法とともに検証試験においてきわめて重要である．

4.7.6 多　　重　　性

多重命題に関する上述の議論では，主要目的における仮説をどう絞り込むかという問題を扱ったが，多重性はさらに広範な場面で問題となる．主要な多重性の発生状況は以下のとおりである．第一は3個以上の治療群間の比較である．第二は複数の有効性の評価変数あるいは評価指標があり，そのおのおのを個別に検定する場合である．第三は同一のデータに複数の検定を実施する場合である．第四は複数の部分集団の解析である．第五は経時的な観測変数の場合に，測定時点ごとに検定を実施することである．第六は試験の途中で集積したデータで検定し，有意になったとき試験を中止し有意でなかったならば試験を継続する場合である．第七は試験を実施して有意な結果が得られなかったときに追加試験を行い，これが有意になったときに被験薬が有効であると主張する場合，または最初の試験データと追加試験のデータを併合して有意となったときに，被験薬が有効であるとする場合である．これらの状況で発生する，多重性に基づく第一種の過誤の増大を防止するための方法については以下のa.～k.で述べる．多重性は主要な目的の解析に限らず，複数の解析を実施するときに常に考慮すべき問題である．多重性による第一種の過誤の増大がもたらす問題は，大別すれば二つであろう．第一は，4.7.2項で述べた消費者危険の増大，およびこれに関連した被験者数の問題である．第二は，検定結果相互の解釈の一貫性に関する問題である．臨床試験データの解析では，非常に多くの場面で統計的検定を実施する．例えば，被験者の人口統計学的特性や試験治療開始前基準値の分布の均一性を調べるために，割付群間の比較を行う．この場合，多数の検定を実施すればいくつかの変数で群間の不均一性が有意になるのが自然である．また，同一のデータに二つ以上の異なった検定を実施すると，一方では有意になり他方では有意にならない場合があ

る．このようなとき，どのように解釈しどのような判断を下すべきかという問題が生じる．次に，多重性に関する問題への対応の仕方について述べる．総合的な考察については，例えば Hochberg and Tamhane[32]，Bauer[33]，丹後[34]，広津[35] などを参照されたい．

a. 仮説の構造化とこれに対応した推測方式の適用

仮説の全体を総括的な仮説と個別の仮説に分け，総括的仮説を最優先とし，次いで個別仮説の検定を順次実施する．複数の用量とプラセボがある場合の取扱いについては第8章で述べる．複数の対照薬が含まれるときには状況はいっそう複雑になる．このような場合における考え方の一例は，Dunnett and Tamhane[36]，Bauer, et al.[37] などで扱われている．また仮説間に包含関係がある場合には，この包含関係に従って順次検定を実施する閉手順を用いることにより，高い検出力を確保できる．閉手順の一般的な方法については，Marcus, et al.[38]，Hochberg and Tamhane[32]，永田・吉田[39] などを参照されたい．

b. 複数の仮説間に優先順位を定めることができない場合

この場合には，すべての仮説を同等に取り扱うことが必要になる．ここでの最も一般的な多重性を考慮した有意水準 α の検定方式は，Bonferroni の不等式を利用する方法であり，合計 K 個の仮説があればすべての仮説を同一の有意水準 α/K で検定する．この方式は，さらに逐次的な手順を導入することにより改良が可能であることが Holm[40] により示された．Holm の方法は，個別仮説の検定統計量が統計的に独立な場合について Simes[41]，Hommel[42]，Hochberg[43] によって改良されている．また，相関関係があるときのこれらの方法の利用可能性が，Sarkar[44] により示されている．複数の仮説が論理的に関係し合っている場合も多い．このようなときには，ある仮説が棄却された後に残りの仮説が真である可能性は限定される．仮説間の関係を逐次考慮することによって，高い検出力を確保する方式が Shaffer[45, 46] によって与えられている．

c. プラセボに対する優越性と実対照薬に対する非劣性の評価

被験薬，実対照薬，プラセボの母平均をそれぞれ μ_T, μ_C, μ_P とし，非劣性の限界値を Δ とする．平均値が大きい方が優れているとする．プラセボに対する優越性と実対照薬に対する非劣性の評価を同時に行う場合には，実対照薬ならびに被験薬がプラセボに統計的に有意に優れていることが，被験薬の実対照薬に対する非劣性を評価する前提であるという考え方がある．この考え方のもとでは，$\mu_T > \mu_C - \Delta > \mu_P$ が成立する必要がある．この検定では，最初の不等式を対立仮説とする片側検定と，後の不等式を対立仮説とする片側検定がいずれも有意になる必要

がある.したがって,これは積命題となる.ここでは,μ_C が二つの検定に共通となるので Dunnett 型の検定基準を用いることができるが,検定全体の検出力を 80% とするには,おのおのの検出力を約 90% としなければならない.一般には,対照薬とプラセボの差ならびに Δ が未知であることが多いので,さらに複雑な状況になる可能性がある.関連する問題は,丹後[34],Pigeot, et al.[47],Durrleman and Chaikin[48] など,ならびに第 10 章を参考にされたい.

d. 優越性と非劣性の仮説の切替え

この問題は,Morikawa and Yoshida[49] で議論され,その後種々の展開がなされている.統計的には,片側仮説に関する閉手順による逐次検定で,多重性の調整は不要であり,第一種の過誤に関して問題は生じない.しかし,仮説の切替えが,仮説の検証の妥当性を保証しているか否かについては意見が分かれるであろう.この点については,規制当局の考え方[50] および第 10 章も参考にされたい.

e. 3 個以上の薬剤群の比較

3 個以上の薬剤があるとき,どの 2 薬剤の間に差があるかを予想できない場合には,すべての 2 群の対の比較を同等に扱うことになる.この場合には,すべての比較を同じ有意水準で検定し,すべての群の間に差がないときに少なくとも一つの比較が有意になる確率が第一種の過誤確率になるように,個々の検定の有意水準を決定する.最も単純な方法は,第一種の過誤確率の水準を α とするとき,個々の検定を (α/検定回数) とする Bonferroni の不等式による有意水準の補正による検定である.この検定は,個別の検定間の連関関係を無視しているので,群の個数が多いと検出力が劣る.検出力を高めるためには,検定統計量の同時分布を利用して個々の検定の棄却限界を決定する必要があり,そのような方法として Tukey の多重比較,Scheffé の多重比較法[51] などがある.類似の多重比較法は,種々の尺度変数に対して与えられている.詳細は Hochberg and Tamhane[32],永田・吉田[39],上坂[52] などを参照されたい.

f. 複数の評価変数

この問題は,多重評価変数の問題として議論されている.複数の評価変数を統合して単一の変数にする方法,多変量解析の方法を工夫した方法,多重推測の方法などがある.例えば,O'Brien[53],Pocock, et al.[54] およびその他の文献[55~60] を参照されたい.

g. 部分集団解析

ある特定の層別因子によって被験者集団を層別した場合に,層ごとの比較にのみ関心があり有意な差が認められる層を特定したいのであれば,Hochberg[43] に

4.7 多重命題，検定の多重性および仮説の構造化　　115

よる改良 Holm 法を用いることができる．層別因子と治療の交互作用も重要な問題である．交互作用がないか無視できる程度であれば，あるいは量的交互作用である場合には，すべての層の情報を統合した解析によって多重性を回避でき，すべての層にわたって一貫性のある結論を導くことができる．交互作用に関する情報が十分でない場合に，交互作用の存在を前提とするか，検定によって交互作用の有無を評価した後に治療主効果を評価するか，交互作用の有無の判定基準をどうするかが問題となる．これに関する詳細な議論は，第9章を参照されたい．

h. 経時的観測値に対する多時点の解析

経時的観測において時点ごとに検定を行う方法は，多重性の問題を有するとともに，経時的な変化の全容を適切にとらえて記述するには十分でない．例えば2薬剤群の平均値を経時的にみた場合，点推定値では時間の経過とともに差が大きくなっているような場合でも，ある時点で有意な群間差は認められず，その前後では有意な差が認められるというようなことが起こりうる．あるいは，2群間の差が時間経過とともに拡大してある時点で最大になり，以後，しだいに差が小さくなっていくような場合に，最大の差を示す時点で有意であって，それ以外の時点では有意でない場合が起こる．それぞれにおいて，これらの検定結果からどのような結論を導けばよいであろうか．このような場合には，時点ごとの比較でなく，時間経過を含めた時間反応関係を2群間で比較するような解析を実施するのがよい．そのための方法は種々考えられる．どのような評価変数あるいは評価指標によって何を明らかにしたいかを考えて，解析方法を決定する[61~64]．

i. 複数の検定法を同一のデータに適用すること

複数の検定法を同一のデータに適用すると，検定の性質によって，あるいは検出力の違いによってある検定では有意になり，他の検定では有意にならない場合がある．有意になった検定の結果を取り上げると，第一種の過誤確率が増大する．他方，データの分布の性質から，ある検定はそれ自体として第一種の過誤確率を所与の有意水準に保つことができない場合もある．また，検定によって検出しようとする差の内容が異なる場合もある．例えば順序カテゴリー変数において，Wilcoxon 検定は主として分布の位置の違いを問題としているのに対して，Pearson の χ^2 検定は散布度の違いを問題としている[52]．検定仮説が母集団分布のどのような状況を扱っているのかを明確にし，その状況に対応した適切な検定方式を選択すること，ならびにデータの分布形状に関する既存の情報を活用して適切な検定方法を特定することが必要である．

j. 中間解析

試験の被験者数をあらかじめ定めておいても，一つの試験の中でデータの集積に応じて検定を繰り返すと第一種の過誤確率が大きくなる．これは，中間解析の問題と呼ばれる．試験治療の効果の程度が前もってわからないので，試験の途中で有意な結果が出れば試験を中止したいと考えるのは当然であろう．また試験の途中で明らかに無効と判断できるのであれば，できるだけ早い段階で試験を中止するのが倫理的にも好ましい．第一種の過誤確率の増大を防ぎ，なおかつ中間解析を可能とする統計的推測理論と試験の実施は，群逐次計画として議論されている．その考え方と方法は多くの研究者によって議論されてきた．例えばSiegmund[65]，上坂ら[66]，丹後[34]，Jennison and Turnbull[67]などの解説を参照されたい．

k. 追加試験

追加試験の実施に関しては，議論はあまりなされていない．原則として，事後的に追加試験を考慮するというのでなく，試験計画において試験の多段階的な実施を計画し，それによって第一種の過誤を抑制すべきであろう．もう一つは，前向きに計画したメタアナリシス[68,69]の適用を考慮することである．最近の考え方として，適応的計画の問題が議論されている．

4.8 解析方法の選択

4.8.1 前後差と比の選択

本項では，個々の被験者における反応の大きさを，試験治療開始前基準値（以後，投与前値という）との差または比で計量する場合を考える．また，反応に影響する可能性のある因子として投与前値を取り上げる．統計解析の多くの方法が，正規分布を前提として開発されてきた．正規理論の多くは，

① 誤差あるいは個々の観測値の独立性,
② 誤差分散あるいは群ごとの分散の一様性,
③ 要因効果の加法性

を前提としている[70]．ここでは，加法モデルは，反応が投与前値に依存しないことを意味する．加法モデルのもとでは，対象集団全体にわたって，期待される薬効は投与前値に関わりなく一定である．薬効評価ではまた，変化率あるいは縮小率が用いられることも多い．例えば，腫瘍の縮小率や骨密度の増加率がそうである．症状評価尺度による反応の有無や大きさも，投与前値に対する比また変化率

で定義される場合がある．変化率は，投与前値が小さい（症状の程度が軽い）場合には，それが大きい場合に比べて小さな変化でも意味があることが前提である．この場合には，観測値の対数において加法性が成り立つならば，対数変換値について加法モデルによる解析をすればよい．とりうる値の範囲が狭い評価尺度のように，変化しうる範囲が定まっていると，いかに有効でもある一定の大きさの範囲内でしか変化できないし，悪化についても同様である（天井効果および床効果）[71]．この変化の範囲は直接，投与前値の影響を受ける．本項では，正しいモデルが加法モデルまたは乗法モデルであるときに，差または比の解析がどのような問題を有するかを考察する．投与前値との差と比の問題については文献[72]も参照されたい．

a. 加法モデル

患者の治療開始前の真の状態を X_{pre} とし，その観測値を Y_{pre} とする．Y_{pre} と X_{pre} の差を E_{pre} と表す．これは，測定誤差と個体内変動の和である．いま，E_{pre} は X_{pre} と独立に正規分布 $N(0, \sigma_{\mathrm{pre}}^2)$ に従うと仮定する．加法モデルは，治療効果が X_{pre} に関係なく一定，すなわち，任意の X_{pre} に対して治療後の平均値が μ 増加すると仮定したモデルである．一般に反応には個体差が認められるので，これを Z とする．観測値にはさらに，個体内変動および測定誤差が加わり，$Y_{\mathrm{post}} = \mu + Z + X_{\mathrm{pre}} + E_{\mathrm{post}}$ と表される．$Z, X_{\mathrm{pre}}, E_{\mathrm{post}}$ は互いに独立であり，Z と E_{post} はそれぞれ，$N(0, \sigma_Z^2)$ および $N(0, \sigma_{\mathrm{post}}^2)$ に従うと仮定する．投与前後差の標本平均値は，薬剤効果の不偏推定値である．

以下では，$\sigma_{\mathrm{pre}}/X_{\mathrm{pre}}$ が十分 1 より小さいと仮定する．比 $R = Y_{\mathrm{post}}/Y_{\mathrm{pre}}$ は

$$R = 1 + \frac{\mu}{X_{\mathrm{pre}}} + \frac{Z + E_{\mathrm{post}} - E_{\mathrm{pre}}}{X_{\mathrm{pre}}} + O_p(X_{\mathrm{pre}}^{-2})$$

と近似的に表せる．したがって，X_{pre} が与えられたときの比 R の条件付き分布は，近似的に平均値と分散がそれぞれ

$$E(R) = 1 + \frac{\mu}{X_{\mathrm{pre}}} + o(X_{\mathrm{pre}}^{-1}), \quad \mathrm{Var}(R) = \frac{\sigma_Z^2 + \sigma_{\mathrm{pre}}^2 + \sigma_{\mathrm{post}}^2}{X_{\mathrm{pre}}^2} + o(X_{\mathrm{pre}}^{-2})$$

の正規分布となる．平均値は X_{pre} の逆数の一次式であり，分散は X_{pre} と効果の大きさ μ に依存する．すなわち加法モデルが正しいとき，比では加法性や分散の一様性がくずれ，さらに集団平均値や分散は X_{pre} の分布に依存する．

b. 乗法モデル

治療効果が投与前値 X_{pre} に比例すると仮定し，治療後の反応の大きさを $X_{\mathrm{post}} = aZX_{\mathrm{pre}}$ とする．ここに，Z は反応の個体差を表し，$\log Z$ は平均 0，分散 σ_Z^2 の

正規分布に従う確率変数，a は変化の大きさを表す定数とする．観測誤差は加法的に作用し E_{post} とする．誤差 E_{pre} と E_{post} は患者の状態とは独立で，それぞれ平均 0，分散 σ_{pre}^2, σ_{post}^2 の正規分布に従うと仮定する．さらに，観測誤差標準偏差 σ_{pre}, σ_{post} は，各個体の投与前および投与後の真値 X_{pre}, X_{post} に比べて十分に小さいと仮定する．

観測値 Y_{post} および Y_{pre} の比 R の対数 $\log(R) = \log(Y_{\text{post}}) - \log(Y_{\text{pre}})$ を考える．$\log(R)$ の平均は X_{pre} に関係なく近似的に $\alpha = \log a$ であり，分散は σ_Z^2 となる．すなわち，対数変換のもとで加法性が成り立つ．観測誤差の標準偏差が X_{pre} または X_{post} に比べて相対的に大きいと，$\log(R)$ の平均値と分散は投与前値の影響を受ける．投与前値が X_{pre} の患者が期待しうる変化（中央値）は aX_{pre} であるが，薬効の大きさは X_{pre} の分布に関係なく $\log R$ の平均 α によって測定できる．したがって，治療間の比較には α を用いるのが妥当である．統計的推測にあたっては，対数の差について正規理論を適用すればよい．

次に，比 R の性質を調べる．ここでは，観測誤差の標準偏差が X_{pre} に比べて十分に小さいと仮定する．このとき，比は近似的に対数正規分布に従い，比の平均値は近似的に $a \exp(\sigma_Z^2/2)(1 + o(X_{\text{pre}}^{-2}))$ となる．すなわち比の平均値は X_{pre} に無関係とみなせる．しかし，比の平均値は比例定数 a の妥当な推定値を与えない．

最後に，投与前後差の解析を考える．投与前後差の近似分布の平均値と分散はそれぞれ

$$E(Y_{\text{post}} - Y_{\text{pre}}) = \{a \exp(\sigma_Z^2/2) - 1\} X_{\text{pre}}$$
$$\text{Var}(Y_{\text{post}} - Y_{\text{pre}}) = \sigma_{\text{pre}}^2 + \sigma_{\text{post}}^2 + a^2 X_{\text{pre}}^2 \exp(\sigma_Z^2)\{\exp(\sigma_Z^2) - 1\}$$

であるので，平均値は X_{pre} に比例し，分散は X_{pre} の二次式になる．すなわち，加法性と等分散性が満たされない．

c. 差と比の選択

差と比の選択にあたっては，投与前値と投与前後差，投与前値と比の散布図を描くのが最も適切であろう．しかし，次項で述べるように，前後差が投与前値に依存しないことを確認するために，前後差の投与前値上への回帰係数が 0 であるという仮説を検定するのは誤りである．

4.8.2 投与前値を共変量とする共分散分析

薬効を投与前後差でとらえるとき，その平均値の治療群間の差の検定より，投与前値を共変量とする共分散分析が望ましいとされている[25,73]．本項では，投与前値を共変量とする解析を考察する．投与前後差の解析と共分散分析の適用に関

しては，他の文献[74~78]も参考にされたい．

a. 加法モデルのもとでの共分散分析

投与前値と薬剤効果の加法性が満たされるとき，あるいは観測値の対数が加法性を満たすとき，投与前後差の平均値の治療群間差は薬剤効果の不偏推定値を与え，解釈も容易である．しかし，この場合でも投与前値を共変量とする投与後の値に関する共分散分析が望ましいといわれている．いま，4.8.1項a.の加法モデルを仮定する．さらに，投与前値の個体差の分布を $N(\tau, \sigma_X^2)$ とする．$\mathrm{Var}(Y_{\mathrm{pre}})$ $=\xi_{\mathrm{pre}}^2$, $\mathrm{Var}(Y_{\mathrm{post}})=\xi_{\mathrm{post}}^2$ および前値と後値の相関係数を ρ と書く．$\xi_{\mathrm{pre}}^2=\sigma_X^2+\sigma_{\mathrm{pre}}^2$, $\xi_{\mathrm{post}}^2=\sigma_X^2+\sigma_Z^2+\sigma_{\mathrm{post}}^2$, $\rho=\sigma_X^2/(\xi_{\mathrm{pre}}\xi_{\mathrm{post}})$ である．2治療群の観測値を $Y_{ij,\mathrm{pre}}$, $Y_{ij,\mathrm{post}}$ $(j=1, \cdots, n_i, i=1, 2)$ とする．このとき，投与前値と後値の対は2変量正規分布：

$$\begin{bmatrix} Y_{ij,\mathrm{pre}} \\ Y_{ij,\mathrm{post}} \end{bmatrix}, \ j=1, \cdots, n_i \ \sim \ N\left(\begin{bmatrix} \tau_i \\ \tau_i+\mu_i \end{bmatrix}, \begin{bmatrix} \xi_{\mathrm{pre}}^2 & \sigma_X^2 \\ \sigma_X^2 & \xi_{\mathrm{post}}^2 \end{bmatrix}\right)$$

に従う．したがって，観測された投与前値に条件付けられた投与後値の構造は，共分散分析モデル

$$Y_{ij,\mathrm{post}}=\alpha_i+\beta Y_{ij,\mathrm{pre}}+e_{ij}, \quad j=1, \cdots n_i, \quad i=1, 2$$

で表される．ここに，

$$\alpha_i=\mu_i+(1-\beta)\tau_i, \ i=1, 2, \quad \beta=\frac{\sigma_X^2}{\sigma_X^2+\sigma_{\mathrm{pre}}^2}$$

$$\mathrm{Var}(e_{ij})=\xi_{\mathrm{post}}^2(1-\rho^2)=(\sigma_Z^2+\sigma_{\mathrm{post}}^2)+\sigma_{\mathrm{pre}}^2\frac{\sigma_X^2}{\sigma_{\mathrm{pre}}^2+\sigma_X^2}$$

である．共分散分析による残差分散 $\mathrm{Var}(e_{ij})$ を σ_e^2, その不偏推定値を s^2 と書く．第 i 治療群の投与前値および投与後値の平均値をそれぞれ $\bar{Y}_{i\bullet\mathrm{pre}}$, $\bar{Y}_{i\bullet\mathrm{post}}$ とし，全標本にわたる投与前値の群内平方和，群間平方和，総平方和をそれぞれ $W_{1,1}$, $B_{1,1}$, $T_{1,1}$, 投与前値と後値の群内積和，群間積和，総積和をそれぞれ $W_{1,2}$, $B_{1,2}$, $T_{1,2}$. そして $n=n_1+n_2$ とする．$\hat{\beta}=W_{1,2}/W_{1,1}$, $\hat{\alpha}_i=\bar{Y}_{i\bullet\mathrm{post}}-\hat{\beta}\bar{Y}_{i\bullet\mathrm{pre}}$ $(i=1, 2)$ である．

薬剤効果の差は $\delta=\mu_1-\mu_2$ である．$\alpha_1-\alpha_2=\delta+(1-\beta)(\tau_1-\tau_2)$ であるが，無作為割付により，2薬剤群の投与前値の期待値は等しいので $\tau_1=\tau_2$ となり，$\alpha_1-\alpha_2=\delta$ が得られる．すなわち，切片の差が薬剤効果の差を表す．切片の差による δ の推定値を $\hat{\delta}_{\mathrm{reg}}$ と書く．すなわち，$\hat{\delta}_{\mathrm{reg}}=(\bar{Y}_{1\bullet\mathrm{post}}-\bar{Y}_{2\bullet\mathrm{post}})-\hat{\beta}(\bar{Y}_{1\bullet\mathrm{pre}}-\bar{Y}_{2\bullet\mathrm{pre}})$ である．$\bar{Y}_{i\bullet\mathrm{pre}}(i=1, 2)$ が与えられたときの $\hat{\delta}_{\mathrm{reg}}$ の条件付き期待値は δ である．また，$\hat{\delta}_{\mathrm{reg}}$ の分散を $\sigma_{\hat{\delta},\mathrm{reg}}^2$ とすると，

$$\sigma_{\delta.\text{reg}}^2 = \left\{\frac{1}{n_1} + \frac{1}{n_2} + \frac{(\bar{Y}_{1\cdot\text{pre}} - \bar{Y}_{2\cdot\text{pre}})^2}{W_{1,1}}\right\}\sigma_e^2 = \frac{n}{n_1 n_2} \frac{T_{1,1}}{W_{1,1}} \sigma_e^2$$

である.投与前値が与えられているという条件のもとでの薬剤間差に対する検定は,自由度 $n-3$ の t 検定である.

b. 投与前後差に基づく検定と共分散分析に基づく検定との比較

投与前後差の平均値に関する 2 群間の差の検定は,自由度 $n-2$ の Student の t 検定であり,平均値の差の分散は $\sigma_{\delta.\text{dif}}^2 = \{n/(n_1 n_2)\}\sigma_{\text{dif}}^2$ となる.ここに,$\sigma_{\text{dif}}^2 = \sigma_Z^2 + \sigma_{\text{post}}^2 + \sigma_{\text{pre}}^2$ である.Student の t 統計量の非心度 γ_{dif} は,$\gamma_{\text{dif}} = \delta/\sigma_{\delta.\text{dif}} = \sqrt{n_1 n_2/n}(\delta/\sigma_{\text{dif}})$ である.他方,共分散分析による薬剤効果の条件付き Student の t 検定統計量の非心度 γ_{reg} は,$\gamma_{\text{reg}} = \delta/\sigma_{\delta.\text{reg}} = \sqrt{n_1 n_2/n}\sqrt{W_{1,1}/T_{1,1}}(\delta/\sigma_e)$ である.$\sigma_e^2 < \sigma_{\text{dif}}^2$ であるが,γ_{reg} と γ_{dif} との大小関係は $W_{1,1}/T_{1,1}$ にも依存するため,検出力の大小関係は自明ではない.しかし,$Y_{ij,\text{pre}}$ を確率変数としたときの $\sigma_{\delta.\text{reg}}^2$ の期待値は $(n/n_1 n_2)\{(n-3)/(n-4)\}\sigma_e^2$ であり,標本サイズが十分に大きい場合には $T_{1,1}/W_{1,1} \cong (n-3)/(n-4) \cong 1$ とみなしてよいので,投与前後差の平均値の差の検定より,共分散分析による検定の方が検出力は高いと期待できる.

大標本の場合,非心度の比がほぼ

$$(\gamma_{\text{reg}}/\gamma_{\text{dif}})^2 = (\sigma_Z^2 + \sigma_{\text{post}}^2 + \sigma_{\text{pre}}^2)/(\sigma_Z^2 + \sigma_{\text{post}}^2 + \sigma_{\text{pre}}^2 \beta)$$

となる.$\beta \leq 1$ より,検出力の向上は E_{pre} の分散 σ_{pre}^2 と個体間分散 σ_X^2 の比に依存することがわかる.個体内変動がなく,さらに測定誤差なく観測される場合,すなわち $\sigma_{\text{pre}}^2 = 0$ の場合に限って,投与前後差が投与前値に統計的に独立となり,前後差の検定と共分散分析による検定の検出力が一致する.

c. 共分散分析の適用に関する問題

共分散分析の適用にあたって,次の点に注意すべきである.

(1) 上の議論は,投与前値と投与後値が 2 変量正規分布からの無作為標本であることを前提としている.このような条件が近似的にでも満たされることは,臨床試験ではまれである.この前提条件が満たされない場合に,共分散分析が前後差の比較に比べてどの程度精度を改善するかが問題である.例えば,①投与前値が組入れ基準によって上側あるいは下側で打ち切られているとき,上記の二次元正規分布の議論は修正が必要である.図 4.3 でみたように,打切り分布が L 字型あるいは J 字型を示すことはまれではない.②脱落により傾きの推定値が偏る場合,切片の推定値はどのような意味をもつのか.

(2) 共分散分析が前後差の平均値の比較より効果的なのは,共変量の導入によって分散が大きく減少する場合,すなわち投与前値における個体間変動が,個

体内変動および反応量の個体間変動に比べて大きい場合である．

(3) 共分散分析での切片の比較は，加法モデルが成立することを前提としており，この前提が満たされない場合には，傾きが等しい共分散分析モデルは妥当性を失う．加法モデルが成立しているか否かは，データに基づいて確認しなければならない．

d. 加法モデルの適切性および分散の一様性

例えば，軽症患者は低用量でも改善するが，重症になるほど高用量を必要とする場合は多くみられる．このとき，投与前値が重症度と関連するならば，加法モデルは妥当ではない．また，傾きが治療群間で異なるかもしれない．前項でみたように，乗法モデルが仮定できるのであれば対数変換値に対して共分散分析を適用すべきである．また，加法モデルが成立しているときに誤って比を解析してしまった場合，近似的に直線があてはまったとしても，効果が治療群間で異なるならば傾きも異なる．もし，反応が投与前値に比例し，比例定数が投与量に依存して増大するというモデルがあてはまるならば，対数尺度上では加法モデルが成立しているとみることができる．投与前値の全範囲で，投与後値の分散の一様性に注意すべきである．分散が投与前値とともに変化する場合には，加法モデルが成立していない可能性がある．

4.8.3 正規性と正規理論に基づく方法の頑健性

臨床試験で得られる観測値の多くが，正規分布でないことはよく知られている．それにもかかわらず正規分布を前提とした方法が多用されているのは，次の理由によるのであろう．

(1) 正規分布に基づく方法は，主として平均値に関する推測であり，理解しやすいこと．
(2) 平均値に関する統計的モデルは柔軟であり，またこれに関連する方法が多数開発されており，他の方法に比べて理論的にも整備されていること．
(3) データの分布が正規分布でなくても，正規分布に基づく方法が頑健であること．
(4) 適当な変数変換によって正規分布に近づけることができる場合が多いこと．

正規分布に基づく方法は一般に，解析変数はすべての治療群で分散が等しいことを前提としている．この前提条件がくずれた場合には，これらの条件のもとに導かれた方法がどれくらい妥当であるかが問題である．ここでの妥当性とは，検

定の場合には帰無仮説が正しいとき第一種の過誤確率が名目有意水準の範囲内であることをいう．また信頼区間の場合には，信頼区間が真値を含む確率は信頼係数以上となることである．Student の t 検定や分散分析の妥当性については多くの研究がある．基本的な文献としては Scheffé[51]がある．ここでは Student の t 検定の妥当性について，若干の結果を示す．

a. 不等分散性の影響

正規分布に従うデータであっても，分散が治療群間で異なるとき，標本サイズが異なると第一種の過誤と名目有意水準との差が非常に大きくなる場合がある．分散が異なる二つの正規標本に対する平均値の差の検定における，第一種の過誤確率の一例を表 4.11 に示した．表の数値は，1 万回の試行における両側検定の棄却回数を示している．棄却回数に関する信頼係数 95% の信頼区間は，有意水準 1% で 81～119 回，5% で 458～542 回，10% で 942～1058 回である．標本サイズが等しい場合には，第一種の過誤確率はほぼ名目値を示しているが，そうでない場合には標本サイズの比と分散の比の組合わせによって，非常に小さくなるか大きくなる．

b. 正規分布以外の同一分布に従う 2 標本の場合

標本サイズが等しい場合には，分散が有限な分布であれば，十分大きな標本では分布の正規性からのずれは無視してよく，第一種の過誤確率は，ほぼ名目有意水準に保たれる．Student の t 検定を一様分布，指数分布，対数正規分布，

表 4.11 Student の t 検定に対する不等分散の影響：二つの正規母集団の平均値に関する検定の第一種の過誤確率

$\dfrac{\sigma_2}{\sigma_1}$	標本サイズ		有意水準			標本サイズ		有意水準		
	n_1	n_2	1%	5%	10%	n_1	n_2	1%	5%	10%
1	66	34	93	480	977	132	68	78	464	968
2			373	1123	1807			321	1002	1655
3			493	1331	2061			467	1254	1987
4			551	1419	2133			618	1470	2219
1	50	50	116	534	1051	100	100	89	490	979
2			100	500	1016			119	534	1052
3			91	499	1055			96	496	1016
4			101	522	1058			111	539	1023
1	34	66	91	528	1012	68	132	106	538	1027
2			21	174	458			19	172	436
3			7	115	331			7	120	340
4			6	100	300			8	113	308

4.8 解析方法の選択

表 4.12 一様分布，指数分布，対数正規分布，Cauchy 分布における Student の t 検定の第一種の過誤確率（両側検定，有意水準 1%, 5%, 10%, 1 万回の試行中の棄却回数）

標本サイズ		一様分布			指数分布			対数正規分布			Cauchy 分布		
n_1	n_2	1%	5%	10%	1%	5%	10%	1%	5%	10%	1%	5%	10%
34	66	100	515	981	84	475	977	71	413	937	24	318	803
50	50	104	479	996	82	464	975	62	421	969	9	187	607
66	34	111	529	1039	93	480	989	79	474	960	23	259	728
68	132	115	520	1025	80	507	1045	64	443	965	18	264	775
100	100	111	508	996	92	475	1024	83	464	993	22	201	573
132	68	77	488	963	74	488	978	82	458	988	18	254	752

Cauchy 分布の平均値の比較に用いた場合の第一種の過誤の大きさに関する結果を表 4.12 に示した．一様分布，指数分布では第一種の過誤はいずれもほぼ名目有意水準を維持している．対数正規分布では第一種の過誤は名目有意水準より少し小さいが，95%信頼区間内に含まれている．これに対して，平均値が存在しない Cauchy 分布では，Student の t 検定は第一種の過誤が非常に小さくなっている．

c. 誤差の独立性

観測変数間に相関がある場合，標本平均の分散および分散推定値の分布は，独立な標本の場合とは異なる．詳細は Scheffé[51] を参照されたい．

4.8.4 正規分布以外の統計モデルの利用

観測値の分布が，正規分布以外の既知の分布に従っていることが確からしければ，その分布のモデルを仮定した解析が可能である．生存時間解析では，指数分布あるいは一般化ガンマ分布を仮定したモデルが展開されている．しかし，定量的な観測変数でそのような特定の分布を仮定できる場合はまれである．また特定のモデルを利用する場合には，そのモデルの妥当性あるいは適合性に注意を払わなければならない．

4.8.5 ノンパラメトリック法
a. ノンパラメトリック法の必要性

臨床試験で扱うデータは，一般に分布形を特定できない．患者の状態は軽症から重症まで幅広く分布し，さらに様々な共変量や外乱因子が存在する．特定の条件を仮定すればある程度限定された母集団分布が仮定できるとしても，被験者全体ではそれらの混合母集団になっているとみなすのが妥当である．そのような場合には，分布形状にできるだけ依存しない解析方法が望ましい．その意味で，ノ

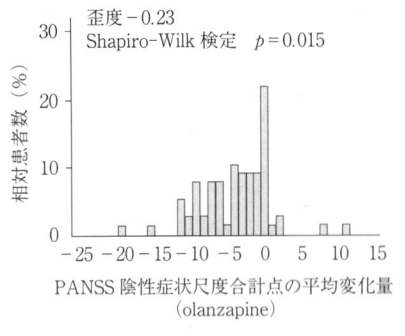

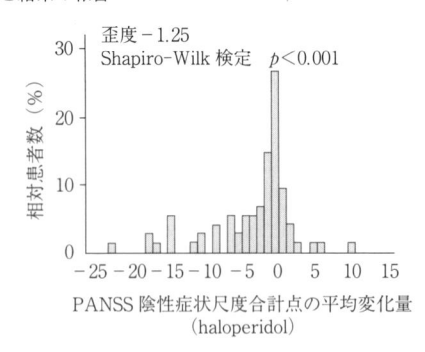

歪度 −0.23
Shapiro-Wilk 検定　$p=0.015$

歪度 −1.25
Shapiro-Wilk 検定　$p<0.001$

PANSS 陰性症状尺度合計点の平均変化量
(olanzapine)

PANSS 陰性症状尺度合計点の平均変化量
(haloperidol)

図 4.4 陽性・陰性症状総得点の治療前後差の分布

ンパラメトリック法は重要である．ノンパラメトリック法の中でも Wilcoxon 検定あるいは順位和を基本とする方法は，治療効果の差に関する具体的で明快な解釈を与える測度と密接に関連しており，広く適用できる．また Student の t 検定が最良である正規分布の場合であっても，95%の漸近相対効率を有する．すなわち，わずかに平均値が異なるとき Student の t 検定と同等の検出力を保証するために必要な被験者数は，Student の t 検定の場合の約 5% 増しでよい．このような意味で，並行群試験による比較あるいはクロスオーバー試験による比較において，Wilcoxon 検定は幅広い分布に対して適用できる．

　Student の t 検定は頑健であるといわれている．しかし，分布の特徴を把握せず形式的に Student の t 検定を適用すると，実際に存在する分布間の差が検出できないことがある．図 4.4 は，統合失調症の試験における，陽性・陰性症状評価尺度（PANSS）の陰性症状合計点の投与前後差のヒストグラムである．この二つの分布の比較で，Student の t 検定では $p=0.316$，Wilcoxon 検定では $p=0.024$ であった[79]．したがって，Wilcoxon 検定では 2 薬剤間に差が認められることになるが，平均値の差は小さい．この例では，二つの治療の差をどのような指標でとらえるのが適切かという観点からの考察が必要である．

b. ノンパラメトリック検定と Student の t 検定の比較

　ノンパラメトリック検定の代表的な方法は，Wilcoxon 検定である．分布形状が同じ場合の位置のずれに対して，Wilcoxon 検定は Student の t 検定に代わる汎用的な方法である．また観測値が正の値しかとらない場合における 2 標本の比較の方法として，Savage の検定も有力な方法である．ここでは，これらの方法と Student の t 検定の比較の結果を示す．ノンパラメトリック法については Hajek and Sidak[80]，Puri and Sen[81]，Lehmann[82]，Hollander and Wolfe[83]，柳川[84] な

どを参照されたい．

順位に基づくノンパラメトリック検定では，同一の分布からの二つの無作為標本に対しては，母分布の形状に関係なく，第一種の過誤が名目有意水準に保たれる．表4.13に対数正規分布，Cauchy分布，指数分布における第一種の過誤確率をStudentのt検定の場合と同じ条件で求めた結果を示す．

これらのノンパラメトリック検定であっても，尺度母数が異なり，中心位置が等しい二つの対称分布の場合には注意が必要である．表4.14に分散の異なる二つの正規分布における第一種の過誤確率を示す．

検出力について各方法の性格を知るために，次の典型的な場合を調べる．
(1) 分散の等しい正規分布において，ノンパラメトリック法はどれくらい劣

表4.13 Cauchy分布，指数分布および対数正規分布における第一種の過誤確率

標本サイズ		Cauchy 分布				指数分布				対数正規分布			
		Wilcoxon		Savage		Wilcoxon		Savage		Wilcoxon		Savage	
n_1	n_2	1%	5%	1%	5%	1%	5%	1%	5%	1%	5%	1%	5%
34	66	87	508	84	496	88	496	67	475	81	456	83	436
50	50	113	495	84	551	113	490	86	484	77	469	77	470
66	34	102	523	99	487	101	483	82	475	97	534	87	500
68	132	107	486	83	466	86	483	84	506	87	469	72	477
100	100	98	481	96	506	94	490	92	485	97	505	100	504
132	68	92	485	83	486	92	496	71	492	107	506	88	494

Cauchy分布：中央値0，スケールパラメータ1，指数分布：スケールパラメータ1，対数正規分布：対数の平均0，標準偏差1．

表4.14 分散が異なり平均値が等しい二つの正規分布に対するWilcoxonおよびSavage検定の第一種の過誤確率（両側検定，有意水準1%, 5%，1万回の試行中の棄却回数）

σ_2	標本サイズ		Wilcoxon		Savage		標本サイズ		Wilcoxon		Savage	
σ_1	n_1	n_2	1%	5%	1%	5%	n_1	n_2	1%	50%	1%	5%
1			83	485	84	487			82	463	73	466
2	66	34	232	871	1847	3870	132	68	211	774	4341	6619
3			334	1070	3671	6051			306	1070	7200	8797
4			400	1170	4574	6913			404	1235	8171	9317
1			118	541	96	503			89	472	82	467
2	50	50	122	564	1029	3106	100	100	148	619	3396	6183
3			158	700	2285	5234			149	664	6259	8526
4			192	775	3048	6088			181	765	7435	9177
1			88	495	78	504			99	536	105	521
2	34	66	53	312	259	1672	68	132	47	338	1519	4458
3			46	346	659	3194			50	320	3536	7254
4			56	339	914	3915			65	381	4619	8102

表 4.15 正規分布，指数分布，対数正規分布における検出力の比較（両側検定，有意水準 1%，5%，1 万回の試行中の棄却回数）

有意水準		1%			5%		
母集団分布	n	Student-t	Wilcoxon	Savage	Student-t	Wilcoxon	Savage
$N(0, 1)$	20	3308	2950	2228	5835	5588	5031
$N(0.707, 1)$	40	7009	6650	5753	8788	8639	8128
$E(1)$	20	2244	2090	2173	5171	4459	5134
$E(2)$	40	5938	4909	5906	8421	7433	8376
$LN(0, 1)$	20	1514	2891	2227	4137	5617	5014
$LN(0.707, 1)$	40	4268	6690	5783	7052	8617	8065

$E(\lambda)$：平均 λ の指数分布，$LN(\mu, \sigma^2)$：対数変換後の平均が μ，標準偏差が σ の対数正規分布．

るか．
(2) 指数分布の平均値（スケール）の違いに対して，いずれが優れているか．
(3) 対数正規分布の対数上の平均が異なるような著しい正の歪みと尖りを有する分布では，いずれが優れているか．

典型的な比較のために，ここでは 2 標本の大きさが等しい場合に限定する．結果は表 4.15 のとおりである．分散の等しい正規分布の場合，Wilcoxon 検定の Student の t に対する漸近相対効率は 95% であることが知られており，実際，Wilcoxon 検定は Student の t 検定に少し劣る．指数分布に対する局所最強力順位検定である Savage 検定は Wilcoxon 検定より優れているが，Student の t 検定の方がわずかに高い値を示している．対数変換後の分散が等しく平均値が異なる二つの対数正規分布の場合，Student の t 検定は Wilcoxon 検定にも Savage 検定にも大きく劣る．順位に基づく検定では，観測変数の単調変換に対して検出力は変わらない．実際，二つの順位に基づく検定は，それぞれ対応する正規分布の場合とほとんど同じ結果である．それぞれの分布における同様の対立仮説に対する検出力の 3 検定法間の優劣関係は，問題とするパラメータを変えても同様である．ここには示さないが，Lehmann 型対立仮説に対する局所最強力順位検定としての Savage 検定[12]も利用できる．

4.8.6 変 数 変 換
a. 変数変換の目的と種類

正規分布に従わない観測変数の解析の重要な方法の一つは，データをできるだけ正規分布に近づくように変換した後に，通常の正規分布に基づく解析を実施することである．これをデータの正規化変換という．その主要な目的は

(1) 要因効果の加法性の達成,
(2) 分散の一様性の達成,
(3) 正規性の達成

であるといわれる[70]. 正規性の利点は, 既存の多くの統計解析法を用いることができること, ならびに解析方法の柔軟性にある. しかし, 厳密な正規性が達成されることはほとんどなく, 一般にはもう少し緩い条件である分布の対称性または分散の一様性が満たされることを目標としてもよい.

変数変換の方法と性質は, 多くの研究者によって議論されてきた[85]. 正規化変換の代表的なものは対数変換である. その他には, 平方根変換, 1/3 乗変換, 逆数変換, 2乗変換なども用いられる. 変換方法を選択するにあたって, 上記の条件をできるだけ満たすようにすることが重要であるが, 適切な変換が前もってわかっている場合は少ない. より適切な変換を選択する方法は, これらの変換を包括する, べき変換族を用いることである. これは, 一般には変数 X に対して X^c または $(X+a)^c$ とする変換である. ここに, c は任意の実数であり, a は $X+a$ が常に正となるような値である. $c=0$ は極限の結果として対数変換を表す. 生体反応に関する多くの変数が, 右に長い裾を引く分布を示す. そのような分布に対しては, 一般に1より小さなべき指数を用いる. 対数変換はその代表であるが, 対数変換でもまだ正の歪みを示す場合には, 逆数変換を用いることができる.

b. Box-Cox の変換

べき変換指数をデータから推定する方法が, Box and Cox[70] によって展開された. 彼らは Box-Cox 変換として知られる変換,

$$Y(X, \lambda) = \begin{cases} \dfrac{X^\lambda - 1}{\lambda}, & \lambda \neq 0 \\ \log(X), & \lambda = 0 \end{cases}$$

を示し, 変換定数 λ を最尤法によって推定する方法, ならびに種々の応用例を与えた. これ以後, Box-Cox 変換に関する多くの研究がなされ, 変換パラメータの簡易推定法や推定値の統計的性質が明らかにされている. 変換定数の選択は, 誤差分散の一様性あるいは加法性の達成度を基準にすることもできる. 上坂・後藤[86] は, 線形モデルにおける変換定数 λ の最尤推定に基づく, 線形モデルの選択の方法と応用例を与えている.

2群間の比較において Student の t 検定, Wilcoxon 検定のような順位検定, あるいは対数変換後の Student の t 検定のいずれを実施するかの決定にあたって, 試験開始時点ではその選択に役立つ情報は非常に少ない. このような場合に,

Box-Cox 変換によって得られた変換のもとでの Student の t 検定を行うことも考えられる.このようなデータ依存的に変換を決定する方式が,どれくらいの性能を有するかは興味深い.Doksum and Wong[87] は2群比較の場合について研究し,あらかじめ変換パラメータがわかっていた場合とほぼ同等な検定性能をもつと述べている.Box-Cox 変換に関連する変換および Box-Cox 変換の性質については,文献[88~92] も参照されたい.

c. 対 数 変 換

対数変換は,医学データの解析では特に重要である.多くの観測変数が右に長い裾を引く分布形を示す.特に薬物血中濃度とそこから得られる薬物動態パラメータ,多くの臨床検査値,刺激に対する反応時間などは対数変換により比較的対称な分布になる[86,93,94].前後差や比については 4.8.1 項を参照されたい.

4.8.7　解析法の決定における留意点

解析モデルの選択にあたり,正規理論に基づく方法かノンパラメトリック法のいずれかを正規性の検定結果に従って決定する場合,用いる正規性の検定方法と有意水準により選択する方法が異なる.Lachenbroch[95] は2群比較の場合に,① Student の t 検定,② Box-Cox 変換による尤度比検定,③ Wilcoxon 検定,④ Shapiro-Wilk の正規性検定[96,97] に基づき Student の t 検定または Wilcoxon 検定を選択する適応的検定,⑤ Student の t 検定で有意にならなかった場合に Wilcoxon 検定を実施する方法,⑥ Student の t 検定で有意にならなかった場合に Box-Cox の尤度比検定を実施する方法の6検定方式をシミュレーションで評価している.⑤と⑥は多重検定の一種であるため,第一種の過誤確率が増大することは明らかであり,シミュレーションにおいてもそれが示されている.Student の t 検定(①)は対数正規分布のような歪みの大きい場合には検出力の低下が生じること,Box-Cox の尤度比検定(②),Wilcoxon 検定(③),および適応的検定方式(④)は第一種の過誤確率をほぼ有意水準に維持し,かつ同等に高い検出力を与えることを報告している.したがって2群比較の場合には,Student の t 検定以外の3つの方式(②~④)が分布形によらず高い検出力を示す妥当な方法であるといえる.

経時的観測値に対する時点ごとの正規性の判定,層別因子がある場合における層ごとの正規性の判定,また治療群ごとの判定は,時点間で,層間で,あるいは治療群間で異なる判定結果を与える可能性がある.時点間,層間,治療群間の比較では,それぞれ同一のモデルを用いなければ要因効果を評価することができな

い．同様に Box-Cox 変換を個別に適用した場合にも時点間，層間，あるいは治療群間で変換パラメータが異なると一貫した解釈が困難になる．したがってそのような複数のデータセットに関する評価においては，合理的な一貫性を確保すべきであり，形式的な予備検定に基づくモデルの決定は避けなければならない．この点では，分布に依存しない Wilcoxon 検定が妥当であるといえる．Box-Cox 変換による尤度比検定は，このような状況においても適用可能である（例えば上坂・後藤[86] 参照）．一方，Lachenbroch[95] はこの点を認め，共変量を含む解析においては Box-Cox 変換が柔軟に利用できると述べている．彼はまた規制上の観点から，予備検定方式も含めて，これらのどの方法を用いるかはあらかじめ解析計画で定めておくべきであると述べている．これは，多重検定による第一種の過誤確率の増大を防止するためにも重要である．

4.9 安全性データの解析

4.9.1 安全性評価の考え方

臨床試験における安全性情報の解析とまとめについて，「申請書類の書き方に関する FDA ガイドライン」[98] および ICH による「治験の総括報告書の構成と内容に関するガイドライン」[2] は，よい手引となっている．臨床試験における安全性情報の収集と解析の目的は，総括的にまとめるならば

① その治療法を患者の治療に安全に使用できるか否かを評価すること，
② その治療によりどのような健康上の問題が起こりうるかを知り，適切な用法・用量を明らかにすること，
③ 起こりうる有害作用の特徴を知り，その発生を防止する手段を準備すること，
④ 有害事象が発生した場合の経過を予測し，患者ならびに医療関係者が有害作用に対する備えをできるようにすること

といえるであろう．しかし，安全性情報の収集の目的と解析内容は，Chuang-Stein[99] が指摘するように，開発段階および市販後のどの状況かによって異なる．初期の探索試験の段階では，比較的高頻度にみられる有害事象の収集，および投与量と安全性の関係の探索を通して，後の試験において注意すべき安全性に関わる問題を明らかにする．開発の後期では有害事象の発生と投与量のより明確な関係を，比較的高頻度の有害事象において検討し，また臨床的に重要な有害事象を摘出し，安全に使用できる投与量の範囲を明らかにする．また，安全性に関する

対照薬との比較も有益である．それとともに，被験者数の増加に従ってより低頻度の有害事象の検出が可能になる．しかし，開発段階の臨床試験では対象患者集団や併用治療の種類が限定されているために，市販後の実地医療現場での状況と異なり，検出しうる有害作用には限りがある．したがって，そのような制約の中から将来重要となる可能性のある安全性に関わる徴候をどのようにして検出するかにも留意する必要がある．

安全性情報の解析ならびにまとめにおいては，二つの重要な目的を区別することが必要であろう．第一は，当該治療に潜在的に存在する有害作用を検出することである．第二は，他の治療との相対的な安全性の特徴を明らかにすることである．そして，それぞれの目的にふさわしい解析対象集団を考える必要がある．第一の目的においては，当該治療を受けた患者に認められたあらゆる安全性の問題を記録することが重要である．また変則的な投与や過量投与の情報も，この目的のためには無視できない．したがって，試験に組み入れられたすべての被験者を対象とすべきである．第二の目的に関しては，有害事象の発生頻度の推定や臨床検査値の変化の大きさのような，集団における要約統計量を通しての考察が重要となる．したがってこの場合には，対象母集団が明確に定義でき比較可能性が確保されている必要がある．無作為化比較試験では，試験に参加した被験者集団における比較だけが意味をもつ．しかし，試験に組み入れられたすべての被験者を対象として発生頻度を推定すると，試験治療を受けることなく脱落した被験者が無視できない頻度で存在する場合や早期脱落被験者が多い場合には，発生頻度は低い方への偏りを含むので注意しなければならない．さらに ITT 解析では，実際に投与されていない薬剤によって発生した有害事象をあたかも試験薬剤が投与されたかのように扱うことになる．したがって，割付薬剤群に含めた解析でなく，実際に投与された薬剤群に従って解析することが必要であろう．被験者集団ならびに試験条件が実地医療での治療適応集団および治療条件に比べてはるかに限られている場合には，試験で推定された有害事象の発生頻度や臨床検査値の平均的な変化の大きさが現場に適用できない．したがって，安全性の解析では目的によって解析に用いる被験者集団を定める必要がある．

安全性に関して対照薬より優れていることを主張したい場合には，特定の安全性に関する変数をあらかじめ定める必要があり，有効性の検証と同様の考え方が計画ならびに解析に適用できる．以下では，安全性の要約と治療群間の比較について述べる．臨床試験における安全性情報の評価と解析についての総合的な解説として，Edwards, et al. の報告など[99〜103]がある．

4.9.2 有害事象に関する解析の内容

解析は試験中に認められた有害事象をすべて示すことからはじめ，発生した有害事象の特徴を明らかにする．

(1) 有害事象の発生状況の要約

治療群別に，試験中に認められたあらゆる有害事象の種類と発生頻度，各有害事象の重症度分布，あるいは持続期間の分布を頻度表や要約統計量で要約して示す．これらの変数を治療群間で比較し，対照治療と比べたときの相対的な有害事象の発生の程度を評価する．

(2) 有害事象の特徴

例えば一度経験すると繰り返しては発生しない事象か，投与を再開すれば再び発生する事象か，試験治療を中止すれば消失するのか，あるいは中止後も長く残存する事象であるかなど，有害事象の特徴を明らかにする．

(3) 有害事象に関する時間反応関係

有害事象の発生と投与期間の関連を示す．この解析は，試験治療の経過に伴う有害事象の発生の仕方と，有害事象の医学的特徴を記述するために重要である．例えば投与初期に出現する事象か，比較的短期の一定の投与期間を経過した後に出現する事象か，あるいは長期間の投与の後に出現する事象か，投与期間に関係なく発生する事象か，などを明らかにする．

(4) 有害事象に関する用量反応関係

有害事象の発生頻度，重症度分布，持続期間などと，試験治療の投与量や投与期間との関係を示す．試験薬の投与量としては発生時投与量，発生までの総投与量，発生までの最大1日投与量などがある．これらの投与量を体重で除して体重1kg当たりの投与量とする方が，より明瞭に用量反応関係を示せる場合がある．投与量依存的な有害事象か，投与量とは無関係に発生する有害事象か，また安全性が問題となる投与量はいくらか，などを明らかにする．

(5) 血中薬物濃度との関連

薬物濃度と有害事象の発生の関係を明らかにする．薬物の投与量より血中濃度の方が，薬物量と発生割合との関係をよりよく説明できる可能性がある．薬物濃度が高い患者では，特定の有害事象が発生しやすい傾向があるか否かを解析する．

(6) 有害事象の発生と併用治療との関係

有害事象の発生，重症度あるいは経過が併用薬の影響を受けるか否かは，薬物相互作用の問題として重要である．併用治療を薬効群あるいは薬理学的性質などで分類した薬剤群や併用薬剤の投与量情報をもとにして，併用治療との関連を解

析する. もちろん, この解析では併用薬のある場合とない場合の比較が必要である. このような解析はただ一つの試験データからでは十分でないことが多いので, 適切な試験の併合が必要であろう.

(7) 有害事象の発生と合併症との関係

特定の合併症を有する患者で特定の有害事象が発生しやすいか, あるいは合併症を重症化しないのか, などを検討する.

(8) 有害事象と患者属性との関連

特定の性, 年齢層, 肝, 腎あるいは心機能の低下した患者, 喫煙の有無, あるいは飲酒の習慣などと有害事象の発生状況との関連を明らかにし, 特に注意が必要な患者の特徴を明らかにする.

合併症のない患者の部分集団, あるいは特定の合併症または特定の合併症の組みを有する患者集団, 腎機能低下患者, 肝機能低下患者, あるいはその他の部分集団などによる有害事象の発生状況の特徴づけにあたっては, 常に対照集団が必要である. もし, 対象患者全体を互いに共通部分のない部分集団に分けること (層別) が可能であれば, 適切な層別解析によって特定の層で有害事象が高いか否かを明らかにできる. なお, このような層別は事後層別であるため, 探索的な結果とみなす必要がある. 年齢あるいはある種の重症度などは, 連続変数として扱うことができる. この場合には, 層別でなくその変数を独立変数とする回帰分析が適用できる.

4.9.3 臨床検査値の一般的な解析

臨床検査値の解析の観点は, 有害事象の場合と同様である. 相違は, 多くの臨床検査値が連続的な変数で観測されることである. 連続変数としての解析とともに, 一定以上または以下の値を示す場合を臨床的に意味のある異常とし, 異常発生割合についての解析を行うことも意味がある. この解析は, 有害事象の解析と同様である. ここでは, 臨床検査値が試験治療開始前と開始後の経時的観測を活用した解析を示す.

(1) 臨床検査の項目別に, 測定値の経時的推移を平均値あるいは中央値などの代表値で要約したりグラフで示すことにより, 治療経過に伴う変動の様相を把握する. また, 試験治療開始時点から終了時点へかけての, 変化量の平均値あるいは中央値の推定と変化の有意性を検討する.

(2) 検査値異常の発生状況を治療法との関係で解析する. 検査値異常の定義については2.7.2項(6)を参照されたい. ここでは, 試験治療開始後に異常を示

した被験者数，各時点で異常を示した被験者数，基準範囲内から基準範囲外へと変化した被験者数など，種々の解析がある．検査値異常の発生と試験治療，併用治療，合併症，患者属性，あるいは血中薬物濃度との関連を，有害事象の場合と同様に解析する．

臨床検査値の解析については他の文献[102, 104, 105]も参照されたい．

4.9.4 有害事象をまとめること

発生頻度の低い多数の有害事象がある場合に，個別の有害事象名ごとの解析では安全性に関する特徴をとらえることは困難である．このような場合，

① 少なくとも1件の有害事象を経験したか否か，
② 器官大分類などの分類基準によって事象群を定義し，個々の事象群に属する有害事象が1件以上発生したか否か

などの観点から解析することにより，問題となる有害作用の検出が容易になる場合がある．

4.9.5 脱落の影響

有害事象の発生件数，あるいは有害事象が発生した被験者数は試験期間が長いほど多くなるので，試験治療を受けていた期間を無視することはできない．一方で，試験治療開始後まもなく有害事象のために試験が中止された被験者では，経験した有害事象件数は少なくなる傾向があるだろうし，軽度の有害事象を経験しながらも長期間治療可能であったならば，そのような被験者は多くの有害事象を経験する可能性がある．したがって，発生頻度の比較には投与期間を考慮する必要がある．例えば

① 有害事象の種類を問わず，有害事象が最初に発生した時点までの試験治療日数，
② 特定の有害事象，あるいは特定の事象群に属する有害事象が発生するまでの治療日数

の分布を求める．対象とした有害事象以外の原因（他の有害事象による中止を含む）で中止した場合は，観察途中の打切りが発生したことになる．こうすることによって，有害事象による早期中止をある程度考慮した比較が可能になる．繰り返し発生する有害事象では，単位期間当たりの有害事象の発生頻度を用いることができる．例えばインスリン治療における低血糖の発生のように，同一事象の繰返しは，おのおのを1回として数えることが意味をもつ場合がある．

4.9.6 個々の被験者における総合的な安全性

個々の被験者にとって，試験治療が与えた有害作用の強さあるいは重要さをどのようにとらえるかは困難な問題である．例えば，ある被験者は多数の軽度の有害事象を経験したために治療継続を辞退し，治療目標が達成できないかもしれない．別の被験者は多数の有害事象を経験していても治療を継続し，最終的に目標とする効果が得られるかもしれない．有害事象が一つではあるが高度の事象のため試験治療が継続できない場合と，有害事象が多数あっても継続できる場合がある．したがって，有害事象の発生頻度のみでは治療のもつ安全性の特徴を見誤る可能性がある．複数の臨床検査値を統合した，一つの安全性尺度を構成する試みもなされている[105,106]．

治療中止は，被験者にとっては重大な安全性の問題，あるいは不快・不便を意味する．有害事象による試験治療の中止は，主観的要素も含まれているが，治療法の安全性を総合的にとらえる一つの指標と考えることができる．

4.9.7 多施設試験における臨床検査値の問題

多施設試験では，臨床検査値を施設内の検査施設で測定すると，測定法や測定機器，試薬，測定環境，測定者などの違いにより測定値が施設間で比較できない可能性がある．この場合には，施設の基準範囲の限界値を用いて基準化することがあるが，その妥当性の確認は通常はなされない．より正確には，施設間の測定に関する校正曲線を比較して補正式を導くことが望ましいが，現実的には困難である．このような問題を避けるために，すべての検体をただ一つの測定施設で測定する方法がとられる．

4.10 データレビュー

4.10.1 データレビューの定義および役割

試験計画時点での解析計画が観測値の正規性を前提としていても，外れ値が存在したり，著しく歪んだ分布であったり，欠測値を何らかの値で補完することにより，正規分布を仮定した解析が適切でなくなる場合がある．「臨床試験のための統計的原則」[1]は，解析対象データが，統計解析で前提としている分布上の条件を満たしているか否かを調査し，条件を満たしていない場合には，データの性質に合った解析方法に変更することが妥当であるとして，そのようなデータの事前点検を提唱した．このデータの点検と変更が統計的偏りをもたらさないように，

4.10 データレビュー

調査や変更は個々の観測値の属する治療群を遮蔽した上で実施する必要がある．この治療群を遮蔽した状態でのデータの点検を，盲検下レビューと呼んでいる．

データの盲検下レビュー[1]は，第一義的には，偏りを持ち込むことなく，データの性質と解析方法の不整合による第一種の過誤の増大と検出力低下を防止するとともに，より意味のある解析方法を選択することを意図している．この目的に関連するものとして，試験計画時点では想定していなかった試験計画からの逸脱あるいは違反などの適切な取扱いの決定を，盲検下レビューの内容の一部とするのが適切である．

解析方法とデータの性質との不整合は，無対照試験でも発生しうる．したがって無対照試験においても，より適切なデータの取扱いと解析実施のための点検作業は意味がある．

本書では，試験が盲検であるか否かを問わず，データレビューを，公式の統計解析に先立つデータの特徴の確認と試験の質の評価，ならびにデータと解析方法の整合性の評価を実施し，必要であれば解析方法の変更，あるいは変数変換の必要性を決定する行為とする．

4.10.2 手　　順

試験データが収集されコンピュータに入力されてすべての被験者のデータが確定した後，全被験者を対象に，試験計画からの逸脱ならびに違反の発生状況，欠測値の発生状況，来院の規則性と規定した来院日からの逸脱の程度，異常値や外れ値の有無などを調査し，解析計画書に定めた解析を，その妥当性を損なうことなく実施できるか否かを確認する．しかし，非盲検試験であってもそれが比較試験であれば，試験データを扱う役割を担うすべての担当者および統計解析担当者に対しては，解析方法の妥当性の確認を終えるまで，個々の被験者に割り当てられた治療を遮蔽しておくべきである．無対照試験では，すべての被験者の治療法がわかっているので，試験データが得られた後でのデータの取扱い方法の決定は避けるべきである．

データレビューは，試験に参加した被験者全体において，試験がどれくらい計画どおりに実施されたかを明らかにし，データの実態を理解するための作業である．もちろん，比較試験では治療群の効果が含まれるため，個々の変数の分布を正確に把握することは困難であるが，解析の前提条件からの著しい乖離を知ることはできる．

データレビューでは，解析結果に重要な偏りをもたらすおそれのある以下の事

項を明らかにし，試験の質を評価する．
- (1) 重大な試験計画違反の実態，違反の内容と発生時点
- (2) 脱落症例の特定と脱落の発生時点，発生理由
- (3) 違反や脱落が特定の施設，あるいは特定の条件の被験者に集中していないか否か
- (4) 被験者別の来院時点のずれの程度
- (5) 個々の変数における欠測を有する被験者とその来院時点，欠測の理由

なお，これらの結果に従って特定の観測値を解析に含めるか否かを決定してはならない．試験計画から逸脱した被験者や観測値の除外基準は試験計画の段階で定めておき，データレビューではその基準によって除外される被験者やデータの有無，除外によって発生する欠測の状況を確認するだけである．試験の質のとらえ方については，上坂ら[26]を参照されたい．

次いで，個々の観測値の分布の概略を記述統計量やヒストグラム，箱ひげ図，散布図などを用いて把握し，必要に応じて変数変換や解析方法の変更を決定する．変更にあたっては，変更を決定するもとになったデータ，評価結果，評価者および変更の決定に関与した者を明らかにし記録する．

5

用量反応関係と用量反応情報

5.1 用量反応関係とは何か

臨床における用量反応関係の研究は，段階を追って進められる．研究の第一歩は，臨床試験の第I相における，投与量と安全性および薬物動態の関係を明らかにすることである．薬物は体内に吸収され，循環血にのって分布し生体の種々の組織に到達する．さらに薬物は代謝され，最終的に体外に排泄される．この吸収，分布，代謝，排泄の過程を研究する学問領域を薬物動態学という．

薬物は各種の組織に到達し，そこで有益なあるいは有害な作用を発揮する．この薬理作用の大きさは，作用部位における薬物濃度に関係する．したがって，用量反応関係の理解には薬物の作用部位濃度を測定することが望ましいが，これは困難であるため，通常は薬物の血液中濃度と生体反応の関係を研究する．この薬物量と生体反応の関係を研究する領域を薬力学という．

薬物動態学ならびに薬力学の研究では，薬物の投与量−血中または組織中濃度−生体反応の関係，すなわち用量反応関係が一つの重要な研究課題であり，この関係に基づいて，治療で用いる用法・用量を予測し，患者における臨床試験の用法・用量を決定する．

薬物の吸収，分布，代謝，排泄ならびに作用の各段階で多くの生体内因子が関係するため，同じ投与量に対する血液中濃度あるいは薬物動態，ならびに血液中濃度と薬理作用の大きさは，個体ごとにまた同一個人でも投与条件により異なる．いくつかの例を示す．

図5.1は，5-HT$_4$受容体部分作動薬 tegaserod の血液中濃度の時間的推移を投与量群別の平均値で示したものである[1]．(a)の二つのグラフは，投与第1日と第7日の濃度推移を示しており，両推移は類似している．(b)の二つは，薬物濃

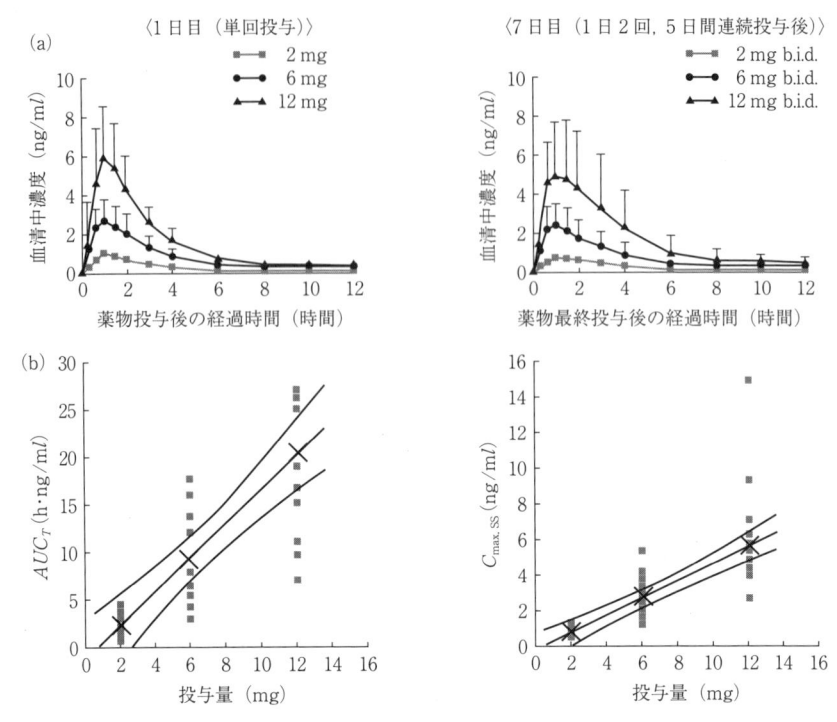

図 5.1 5-HT$_4$ 受容体部分作動薬 tegaserod の単回投与と1日2回,5日間連続投与後の薬物血中濃度の平均曲線および薬物動態定数と投与量との関係[1]

度時間曲線下面積（AUC）と最大血中濃度（C_{max}）である．これらの平均値は投与量にほぼ比例して増加しているが,個体間変動は大きいことがわかる．

図 5.2 は,ヒドロキシルトシド混合体 venoruton 粉末投与後の二つのルトシド誘導体血液中薬物濃度の AUC を,4用量について同一被験者において求め示したものである[2]．ここでも,個人ごとにほぼ投与量に比例して薬物濃度が増加しているが,その増加速度は被験者間で大きく異なっている．

図 5.3 は,麻酔薬 thiopental の血中濃度と,麻酔の状態を計量する脳波の spectral edge（パワースペクトル密度関数の上側 5% 点）との関係と,8人の被験者の最大反応量（E_{max}）を示したものである[3]．個人内の反応の形式にはシグモイド E_{max} モデル（5.2節参照）がよくあてはまっている．E_{max} は3回の測定間および個人間で異なるが,同一個人内では比較的安定している．

図 5.4 は,ある健康被験者におけるカルシウム拮抗薬 nifedipine の血中濃度と拡張期血圧の降下量との関係を示したものである[4]．薬物注入速度により,最大

5.1 用量反応関係とは何か

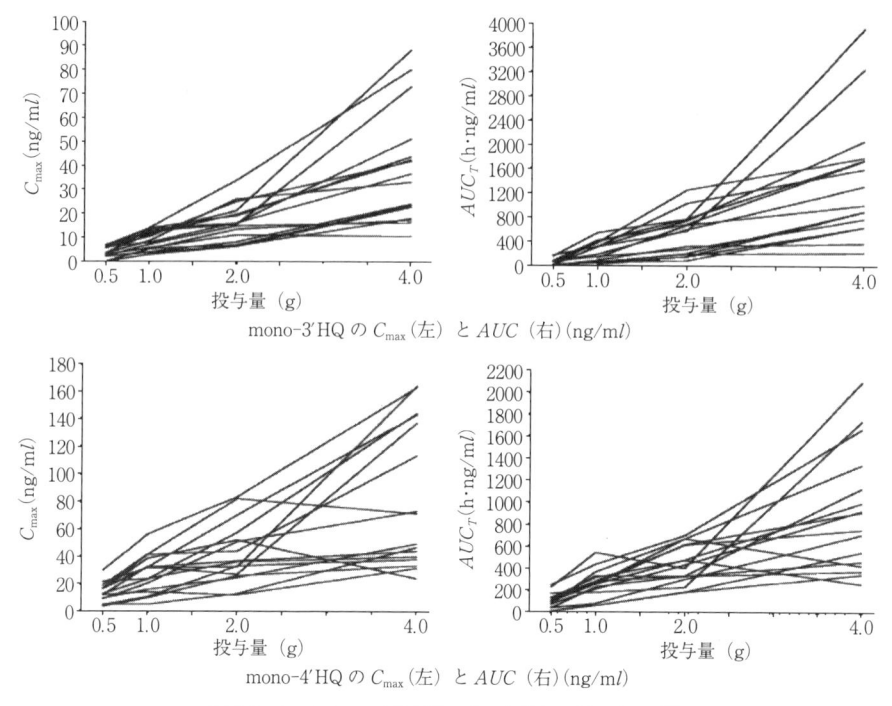

図 5.2 4×4 ラテン方格試験による個体別用量反応曲線[2)]
ヒドロキシルトシド混合体 venoruton の，二つのルトシド誘導体（mono-3'HQ, mono-4'HQ）の C_{max} と AUC．

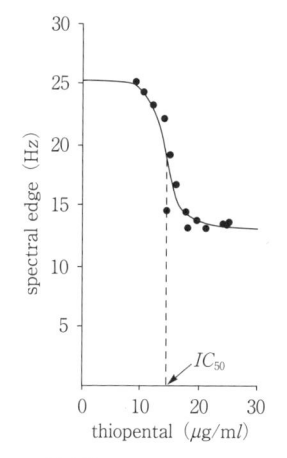

被験者	1回目	2回目	3回目	平均	SD
1	9.0	7.0	4.6	6.9	2.2
2	7.6	11.7	10.5	9.9	2.1
3	12.1	16.7	15.0	14.6	2.3
4	18.6	14.6	15.1	16.1	2.2
5	15.1	18.9	15.0	16.3	2.2
6	16.1	17.4	10.7	14.7	3.6
7	8.3	11.1	7.5	9.0	1.9
8	22.8	26.2	24.3	24.4	2.3
平均	13.7	15.4	12.8	14.0	
SD	2.4	5.8	6.0		

図 5.3 健康被験者における thiopental の血中濃度と脳波の spectral edge との関係[3)]
黒丸は spectral edge の観測値，実線は推定されたシグモイド E_{max} 曲線．IC_{50}：50％阻害濃度．

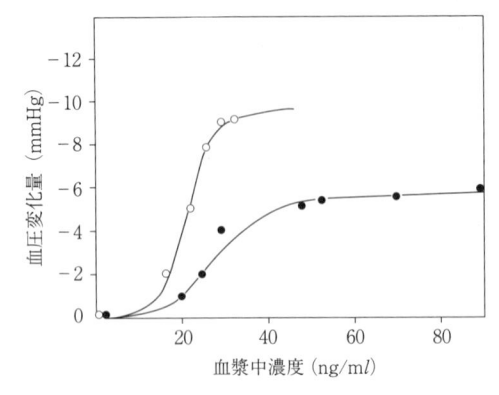

図 5.4 ある健康被験者における nifedipine の血中濃度と拡張期血圧の降下量との関係[4]
注入速度 ● : 13 mg/h, ○ : 1.3 mg/h の場合の観測値, 実線 : それぞれ推定されたシグモイド E_{max} 曲線.

表 5.1 eletriptan の偏頭痛治療効果および有害事象の発生に関する用量反応関係

反応変数	プラセボ	20 mg	40 mg	80 mg
有効性評価被験者数	126	129	117	118
投与2時間後の頭痛消失割合*	6	19	29	37
投与2時間後の頭痛緩和割合*	24	54	65	77
無力症**	0/142	3/144	4/136	14/141
1件以上の有害事象発現**	24/142	49/144	47/136	72/141

* 有効者の割合（%），** 有害事象発生被験者数 / 総被験者数.

降下量と降下速度が異なることがわかる．ここでも，血中濃度反応関係はシグモイド E_{max} 曲線（5.2.1 項参照）がよく適合している．

表 5.1 は，偏頭痛治療薬 eletriptan のプラセボおよび sumatriptan を対照とした試験の結果の一部である[5]．偏頭痛の消失割合は，投与量の増加に依存して増大している．他方，有害事象の発生割合では 40 mg は 20 mg と同じ程度であるが，80 mg はこれらの用量より高い．

以上の例は，投与量の増大に伴って，薬物血中濃度，薬力学的応答の大きさ，臨床効果あるいは有害事象発生割合などがどのように変化しているかを示したものであり，いずれも用量反応関係を示している．

5.2 種々の用量反応関係

上の例にみたように,薬物の投与量と血中濃度の関係,投与量または血中濃度と有益な反応および有害反応の大きさや,特定の効果の出現,あるいは有害事象の発生との関係は患者ごとに異なる.すなわち,用量反応関係は個人ごとに異なっている.本節では,用量反応関係の様々な型およびそれらの間の関係を明らかにする.

5.2.1 定量応答の場合
a. 個体別用量反応関係

同一被験者に数段階の用量を投与し,反応を観察する.投与量 x ($x>0$) のもとでの反応量の期待値を $R(x)$ として,投与量と反応の関係を表す.これを個体別用量反応曲線という.用量を血液中薬物濃度とした場合には,濃度反応曲線という.図5.2は,投与量と AUC あるいは $C_{\max}$ の用量反応曲線を示している.また図5.3, 5.4は,濃度反応曲線の例である.代表的な用量反応曲線はシグモイド $E_{\max}$ モデル[6]

$$R(x) = \frac{\delta x^\beta}{\theta^\beta + x^\beta}$$

である.ここに,δ は最大反応量である.曲線は x の増加とともに単調に増加し,δ に接近する.θ は反応がちょうど50%に達する薬物量,すなわち $R(x) = \delta/2$ となる x を表す.これは,投与量の場合には50%有効量 (ED_{50}),反応を阻害する濃度の場合には50%阻害濃度 (IC_{50}) という場合がある.β はべき指数を表す形状パラメータである.$\beta=1$ の場合を単に $E_{\max}$ モデルと呼ぶ.いま,$z = \log(x)$, $\mu = \log(\theta)$, $\sigma = 1/\beta$ とすると,

$$R\{z(x)\} = \frac{\delta}{1 + \exp\{-(z-\mu)/\sigma\}}$$

と表せるので,これは対数薬物量上のロジスティック反応曲線モデルにほかならない.この曲線は,酵素反応における Michaelis-Menten モデルとして知られており,Hill の式ともいわれる[7].図5.5に,種々のシグモイド $E_{\max}$ 曲線を示す.

投与量 x のもとでの観測値を $Y(x)$ とする.薬剤投与前あるいは非投与状態での観測値は,ある一定の値を中心としてランダムに変動していると考えられるので,この値を c とすると,観測値は

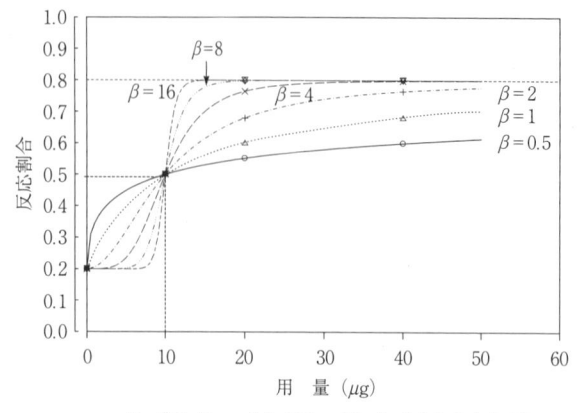

$E_0 = 0.2$, $E_{max} = 0.6$, $ED_{50} = 10$, $\beta = 0.5, 1, 2, 4, 8, 16$

図 5.5 種々のシグモイド E_{max} 曲線

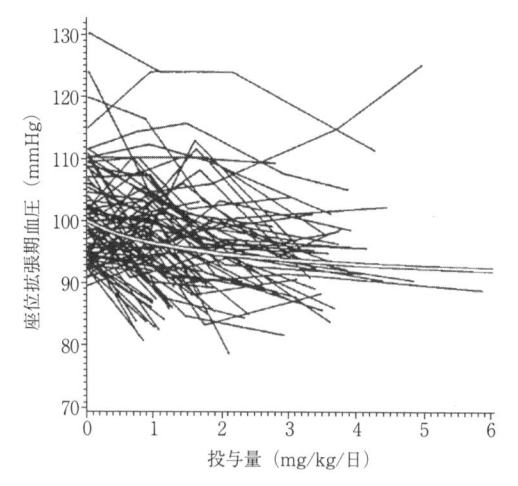

図 5.6 hydralazine の投与量と座位拡張期血圧低下との関係（fast acetilator の場合）[10]
実線は個々の患者の用量反応曲線，中央の二重線は母集団代表曲線．

$$Y(x) = c + R(x) + e(x)$$

と表される．ここでは，$e(x)$ は測定誤差と個体内変動の和である．$R(x)$ を先のシグモイド E_{max} モデルとすると，これは四つの未知パラメータを含む関数となる．

b. 母集団用量反応曲線

一般に用量反応関係は，対象母集団に関する用量反応関係として与えられる．通常，用量反応曲線は，個々の用量に対する反応の，対象母集団上の分布の代表値が描く曲線とする．この曲線は，個体内用量反応曲線を対象母集団の分布で平均した曲線なので，正確には，母集団平均用量反応曲線と呼ぶべきものである[8]．

母集団用量反曲線は，個体別用量反応曲線のパラメータの母集団平均を，個体別用量反応曲線のパラメータに代入して得られる曲線[9,10]として定義することもできる．これは例えば母集団代表用量反応曲線ともいうべきものである．図5.6は，抗高血圧薬における条件付き増量法による用量反応試験に基づく例である[10]．これは，母集団薬物動態・薬力学解析を適用して求められた母集団パラメータを用いて推定した用量反応曲線と，個体別用量反応曲線を示している．

5.2.2 定性反応における用量反応関係
a. 個体別用量反応関係

有害事象の発生の有無，特定の用量に対する反応の有無あるいは有効・無効など，定性反応に関する用量反応関係は，個体ごとの閾値を仮定することによって説明できる．ある特定の刺激に対する反応について，①反応の有無が明確に判定可能であること，②一定の実験条件下で，個体は薬物（刺激）が一定量以上になると必ず反応し，この量未満では反応しないこと，③反応に必要な用量は個体ごとに定まっていることを仮定する．反応に必要なこの量を閾用量，あるいは耐薬量という．したがって，用量または刺激量を x とし，特定の個体における閾用量を τ とすると，個体の用量反応曲線は階段関数 $R(x)=0$ $(x<\tau); R(x)=1$ $(x\geq\tau)$ で表せる．

上のモデルは個体ごとに定まった閾用量を仮定しているが，微視的には閾用量は同一個人内でも変動すると考えるのが自然である．この場合，個体ごとに例えばロジスティック曲線で表される閾用量の分布があるが，その分散が非常に小さく，巨視的には階段関数に近似した曲線のようにみえると考えればよい．無投与のもとで一定の大きさの反応が認められ，最大用量での反応に限界が存在する場合は，シグモイド E_{max} モデルにおいて，図5.5の β が非常に大きな場合に相当する．

b. 定性反応における母集団用量反応曲線と閾用量の母集団分布

閾用量の存在を仮定した定性反応では，個体別用量反応曲線と母集団用量反応曲線は非常に異なったものとなる．例えば，個体別用量反応曲線は閾用量以上で

1，閾用量未満では0の階段関数とする．他方，任意の用量における母集団反応割合は，閾用量が当該用量以下である個体の割合であり，母集団平均用量反応曲線の値に等しい．すなわち，閾用量を仮定した定性反応における母集団平均用量反応曲線は，閾用量の母集団分布の累積分布関数に等しく，一般には滑らかなシグモイド曲線になる．このように，個体の母集団を特定すると閾用量の母集団分布が定まり，薬物の作用の強さは閾用量の母集団分布によって特徴づけられる．例えば，薬物の毒性の強さの指標として用いられる，対象動物の50％が死亡する量（LD_{50}）は，死亡に関する閾用量の累積分布関数の中央値である．一般に対象母集団の100Q％（$0<Q<1.0$）が反応する量をこの集団におけるED_Qといい，薬物の作用強度の指標として用いられる．刺激量が薬物濃度であるときEC_QあるいはIC_Qという．

抗高血圧薬の降圧効果の有無に関する用量反応曲線のような，定性的な反応の用量反応関係を扱う場合には，降圧量などの定量的反応の個体別用量反応曲線を考え，この曲線の値がある一定値に達する用量を当該個体の閾用量とすることにより，母集団平均用量反応曲線を議論することができる[8]．

5.3 用量反応情報と臨床推奨用量

5.3.1 用量反応情報

臨床治療において通常用いる用量として，開発段階で定めた量を臨床推奨用量という．臨床推奨用量は，きるだけ多くの患者に有効で，有害作用が受入れ可能な範囲にあると期待できる用量である．この用量を定めるために，臨床的に重要な有効性の評価変数と安全性の評価変数に関する用量反応関係を探索する必要がある．

臨床治療の場では，同一の患者が同一の用量に常に同じ反応を示すわけではなく，閾用量の概念を直ちに適用することはできない．また，患者ごとに有効用量が異なり，すべての患者に最適な唯一の用量は一般に存在しない[11]．しかし，患者ごとの最適用量を投与するのは製剤上も困難な場合が多く，多くの患者に安全かつ有効であれば，特定の用量を治療用量とすることが受け入れられている．適切な用量が患者間で大きく異なる場合には，患者の状態に応じて用量を調節する必要がある．したがって，薬剤と疾患の性質に合わせ，①適切な開始用量，②増量または減量の仕方，③維持用量，④それ以上増量しても効果の増大が期待できない用量，⑤それ以上増量すると容認できない有害作用が発現する可能性のある

用量，などの情報が必要となる[11]．

5.3.2 臨床推奨用量

臨床推奨用量は，適切に計画され実施された用量反応試験，すなわち有効性に関するプラトー用量と有効性が十分でない用量を含む用量反応試験から得られる，有効性変数と安全性変数の用量反応曲線に基づいて決定することが勧められる[12~14]（図5.7）．有効性における用量反応曲線が明確に上昇しつつあり最大用量の安全性に問題が認められなければ，臨床推奨用量の決定にはさらに高い用量に関する情報が必要であろう．また，試験した用量間では用量反応関係が認められないことに基づいて試験の最小用量を臨床推奨用量とするには，さらに低い用量では効果が不十分なことが一般に前提となる．

疾患あるいは薬剤の特性として明瞭な用量反応関係がみられない場合には，有効かつ安全なことが示された用量の中から選択するが，そのためには用量反応関係が明瞭に示されなかった理由が，試験計画の不備や試験の質が低いためではないことが前提となる[11]．その説明には例えば，定常状態における薬物血中濃度と効果の関係が明瞭でないことや，定常状態の血中濃度の個体差が非常に大きいことなどの，薬物動態・薬力学的情報も重要である．

実薬またはプラセボを対照とする検証試験の用量は，用量反応試験に基づいて決定するのが合理的である．このように，用量反応試験は開発段階で重要な位置を占める．臨床開発では，これらの用量反応情報を計画的に収集するための研究計画が必要である．

図5.8は，子宮筋腫患者における，徐放性酢酸 buserelin 製剤の用量反応試験

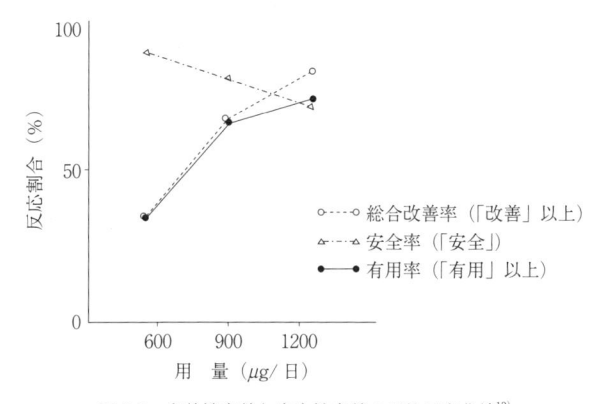

図5.7 有効性変数と安全性変数の用量反応曲線[13]

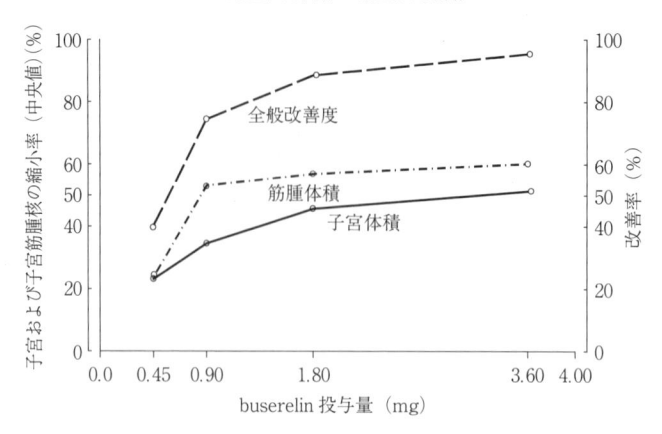

図 5.8 子宮筋腫患者における,徐放性酢酸 buserelin 製剤の有効性指標の用量反応曲線[15]

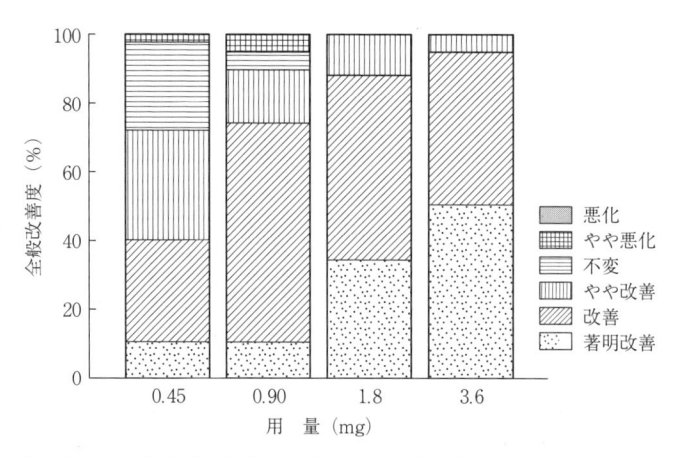

図 5.9 子宮筋腫患者における子宮縮小率の主治医判定(順序カテゴリー変数の用量反応関係)

の結果であり,投与量と筋腫体積および子宮体積の縮小率の関係を示している[15]. いずれも投与量の増大に伴い単調な右上がりの反応を示し,高投与量域では投与量の増加に比して反応の増加幅は小さい.図 5.9 は,同じ試験における主治医による全般改善度のカテゴリー別頻度分布を示している.ここでは,著明改善と改善を合わせた改善割合は,0.45 mg から 0.9 mg にかけて大きく増加し,0.9 mg から 3.6 mg にかけての伸びは漸減している.なお,著明改善の割合は低用量域では変化が小さく,0.9 mg から 1.8 mg にかけて大きく伸びている.

5.4 個体別用量反応関係と母集団解析

　医薬品の開発において，また臨床治療における投与量の決定および調節にあたって，薬物の投与量と治療効果ならびに有害反応との関連における情報はきわめて重要である．すなわち，投与量と有益なあるいは有害な作用の大きさや，特定事象の発生との関係は，個人間で異なることが知られているので，患者ごとに最小の有害作用で最大の治療効果を得るための投与量と投与方法を予測できることが望まれる．投与量と反応の間には，血液および生体組織における薬物動態，ならびに作用部位における薬物と生体の相互作用をはじめとして多くの過程と要因が介在している．そのため，適切な投与方法と投与量を決定するにあたっては，投与量と血中または組織中薬物濃度との関係（薬物動態）および血中あるいは組織中濃度と生体の臨床反応との関係（薬力学）を明らかにすべきである．さらに患者の薬物動態および薬力学に関与する内因性ならびに外因性の因子を同定し，これら因子の要因効果を定量的に求める必要がある．その基本となる方法は，薬物動態ならびに薬力学反応を数学モデルで表現することである[6,16]．この基礎的な事項とモデルは5.2, 5.3節で述べた．しかし，臨床治療に適用できる数学モデルを求めるためには，個人ごとに広範囲にわたる薬物濃度と内因性および外因性因子を測定しておかなければならない．さらに，薬物動態および薬力学的関係は患者と健康者とでは異なる場合があるため，最終的には治療対象となる患者集団での研究が必要となる．一般には，1人の患者から多様な条件のもとで薬物濃度を測定することは困難なので，個々の患者からの限られた観測値をもとに解析することになる．このような状況での研究方法として，母集団薬物動態・薬力学解析が発展してきた．最近の医薬開発では，薬物動態や薬力学的解析をあらかじめ主要な副次的目的とした試験に基づく報告が非常に増えている．FDAでは，薬物動態に関する数多くのガイドラインを公表してきている．特に本節に関係の深いものとして，「母集団薬物動態解析ガイドライン」[17]，「曝露反応関係の試験計画および解析に関するガイドライン」[18]の二つがある．最近の総合的な議論に関しては，*Statistical Methods in Medical Research* Volume 8, Number 3（1999）の特集を参考にされたい．またYuh, *et al.*[19]は，1993年までの母集団解析に関する文献の一覧を与えている．本書では母集団薬物動態・薬力学解析は扱わないので，上記文献ならびに矢船・石黒[20]，丹後・上坂[21]を参照されたい．

6

臨床薬理試験

　臨床薬理試験には，第1章で述べたように様々な試験がある．それらは大別して，開発初期における安全性の探索を目的とする試験，薬物動態に関する試験，薬力学的な薬物の作用を研究する試験である．これらは，患者を対象とした治療における有効性と安全性を明らかにする試験と比べると実験的な状況を設定しており，個体間比較デザインだけでなく，個体内比較デザインも多く用いられる．臨床薬理試験に関する一般的な解説は文献[1~4]に譲り，本章では基本的な事項を述べるにとどめる．

6.1　開発初期における安全性評価を目的とする臨床薬理試験

　医薬開発における第Ⅰ相臨床試験の実施時期と方法，必要な薬物動態の情報と試験方法については，ICHガイドライン[5,6]および日本のガイドライン[7]と，そこに示されているFDA，CHMPの関連するガイドラインが参考になる．

6.1.1　試験の目的
　薬物の人における用量反応関係の研究の第一段階は，健康被験者における投与量と有害反応の関係の探索であり，第二段階は，投与量と体内薬物濃度および体内濃度推移の関係の把握である．これらの研究は，同一の試験で行われることも多い．試験の結果は，患者における有効性と安全性を調べるための投与方法，投与回数，投与量の範囲，注意すべき安全性の観測変数を定めるために用いられる．
　単回投与試験は，ただ1回の投与におけるヴァイタルサイン（血圧，脈拍，体温など），心・肝・腎機能，血液，その他の生化学的特性，精神機能などへの影響，症状・徴候などの有害事象を観察し，薬物の投与量と安全性の関係を探索する．さらに，単回の薬物投与における体内動態を推定する．これらの結果から，複数

回投与したときの薬物血中濃度推移を予測し，安全に投与できる投与量と投与間隔を推定するとともに，注意深く観察すべき安全性に関わる変数などを推定する．

反復投与試験（連続投与試験）ではさらに安全性を確認するとともに，単回投与試験で観察された薬物動態特性が，連続投与によって変化するか否か，変化する場合にはどのように変化するかを明らかにする．

6.1.2 試験デザインおよび解析

新規に創製された薬物の候補物質を初めてヒトに投与する試験は，通常は健康成人を被験者として，いかなる不測の事態にも対応できる医療態勢と設備が整った施設で実施される．最初の投与量は，動物実験の結果に基づいて十分安全であると予想される量とし，安全性に関わる変数を監視しながら，次の高用量の投与が可能か否かを判断する．したがって，異なる投与量は異なる期間に投与される．多くの場合，投与量ごとに被験者が異なる．順次増量し，投与量ごとに異なる被験者群を用いるこの試験デザインを群増量デザインと呼ぶ．また，同一被験者にすべての試験用量または一部の用量の組を，低用量から順に投与する場合もある．各投与量の安全性を確認し，次の高用量への移行を可能とする判断の基準を明確にしておくことが重要である．

安全性観測変数は生理的変動によっても，被験者が試験環境下におかれることによっても変動するため，薬物の作用による変化か否かの判断を助けるために，各投与量群内で被験者を盲検化してプラセボと被験薬を無作為に割り付けることも多い．自覚症状や精神症状などに関する有害事象の評価に偏りが入らないようにするためには，評価者も盲検化する必要がある．この被験薬とプラセボの二重

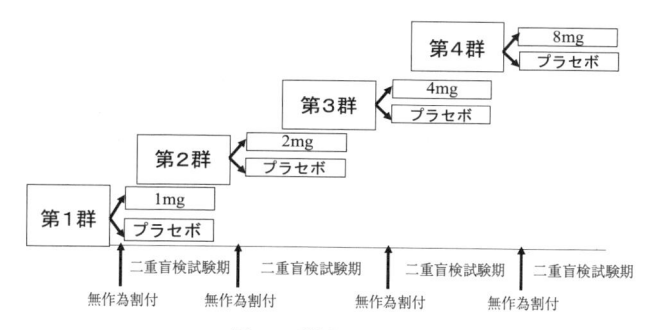

図 6.1 群増量デザイン
プラセボ群を含める場合と含めない場合がある．群ごとに異なる被験者を組み入れ，それぞれで実薬群とプラセボ群に無作為に割り付ける．

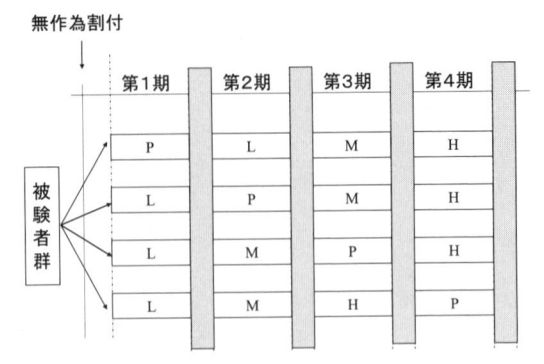

図 6.2 完備ブロックの個体内増量デザインを 4 薬剤 4 期クロスオーバー配置とした試験
P：プラセボ，L：低用量，M：中用量，H：高用量，▨：ウォッシュアウト期．

盲検無作為化を伴う群増量デザインを図 6.1 に，完備ブロックの個体内増量デザインの例を図 6.2 に示す．試験用量が多い場合には不完備ブロックデザイン（第 3 章参照）とする場合もある．

被験者は健康成人であり試験参加の日程を無作為に定めることが困難なため，投与量間で被験者を無作為に割り付けることができない場合が多い．したがってこのデザインでは，

① 投与量群間で被験者は無作為割付されていないこと，
② 投与量群は時間の推移と完全に交絡していること

により偏りが入りうるので，投与量群間での統計的比較は一般に妥当性をもたない．したがって，試験条件や他の試験における経験を通して結果を解釈する．

6.2 薬物動態の評価

6.2.1 薬物動態パラメータ

薬物の血中濃度は，時間とともに推移する．この曲線の形は，剤形や投与経路によって異なる．典型的な薬物動態の一例として，錠剤の経口投与の場合を示す．錠剤を経口投与すると，血中濃度は一般に図 6.3 のような曲線を描く．この曲線の増加している区間は，主として薬物が消化管から血液中に吸収されている時間帯に対応し，減少している区間は，吸収が終了し代謝あるいは排泄によって対象薬物が血中から消失していく時間帯に対応する．薬物濃度推移曲線と投与量の関係を記述するために，推移曲線の特徴を示す特性値（薬物動態定数，薬物動態パ

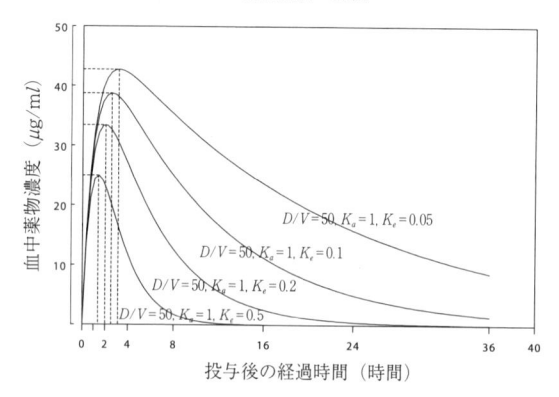

図 6.3 錠剤を経口投与した場合の時間 - 血中濃度曲線
K_a：吸収定数，K_e：消失定数，D：投与量，V：分布容積．

ラメータ）を用いる．重要な薬物動態定数は，薬物濃度時間曲線下面積（AUC），最大血中濃度（$C_{\max}$），最大血中濃度到達時間（$t_{\max}$），消失半減期，分布容積，クリアランスなどである．これらの定義と意味については，薬物動態の教科書[1~4]を参照されたい．

6.2.2 薬物動態パラメータの統計的特徴

薬物動態定数の分布は，多くの場合，比較的大きな正の歪みを示し，ときに外れ値なども認められる．また，薬物代謝酵素の遺伝多型[1]として知られている現象により，二峰性あるいは多峰性の分布を示す場合もあり，グラフによって分布形状の特徴を把握することが重要である．分布の要約には算術平均でなく幾何平

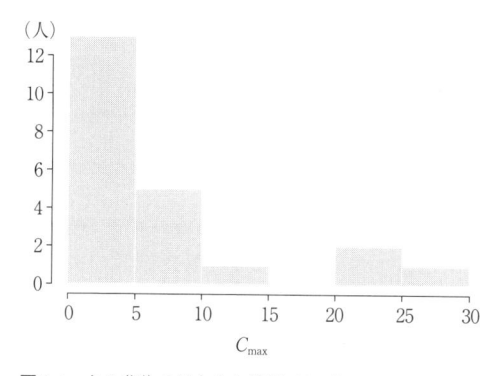

図 6.4 ある薬物の最大血中濃度（$C_{\max}$）のヒストグラム

均,中央値,第1,第3四分位点,変動係数などが適切である.図6.4に,ある薬物の最大血中濃度[8]の分布のヒストグラムを示した.このデータの算術平均は6.88,標準偏差は7.40,歪度は1.426,尖度は3.840である.また中央値は4.894である.平均値より標準偏差の方が大きく,算術平均と標準偏差による要約表示が不適切なことがわかる.一方,幾何平均値は4.055であり,中央値に近い値を示している.対数変換値の歪度は-0.183,尖度は2.478である.このことにより,対数変換値は正規分布に従っているとみなしてよい.

6.2.3 線形薬物動態
a. 線形薬物動態の意味と意義

薬物動態の用量反応関係では,線形薬物動態の評価が重要である.薬物動態の線形性の明確な定義は見当たらないが,薬物動態定数が投与量によらず一定であること[1],薬物動態の速度が投与量に比例すること[7],血漿薬物濃度,非結合薬物濃度,薬物・代謝物の排泄量は投与量に比例すること[9],などの説明がなされている.血液中の薬物濃度,非結合薬物・代謝物の血液中濃度などが投与量に比例し(投与量比例性),さらにある時点で投与した薬物の血液中濃度の推移は別の時点で投与された薬物の量や血液中濃度推移と独立であるとする.このとき,ある時点での薬物の血中濃度は,個々の時点での投与による血液中濃度の和として表される(重ね合わせの原理).本書では,この性質を有する薬物動態を線形薬物動態と考える.線形性のもとでは薬物濃度,AUC,C_{max} などは投与量に比例し,吸収速度定数,消失速度定数,分布容積,クリアランスは投与量に関係なく一定である.線形性を有さない薬物動態を非線形薬物動態という.

薬物動態が線形ならば,ある投与量のもとでの薬物動態定数がわかれば他の投与量での濃度および濃度の推移を予測できる.また,ある投与量での特性は他の投与量にも適用できる.さらに,連続投与によっても薬物動態定数が変化しないことを前提として多回投与における血中濃度推移を予測できるので,投与計画を立てることができる.

b. 線形性または投与量比例性の評価

薬物動態の線形性の厳密な評価は困難であるため,AUC,C_{max} などの投与量比例性を評価する.ある投与量範囲では投与量比例性が成り立っても,その用量範囲を超えると,投与量が吸収能力を超えたり,血液中の薬物量が代謝能力を超えて投与量比例性を示さなくなる場合がある.したがって,通常の臨床投与量を含む範囲で投与量比例性が成立しているか否かを知ることが有益である.線形性

の統計的評価方法については文献[3,10]を参照されたい．

6.2.4 試験デザイン

薬物動態の偏りのない投与量間比較，あるいは線形性の評価を目的とした薬物動態試験には，無作為割付を取り入れたラテン方格配置，または釣合い型不完備ブロック配置，並行群デザインなどを用いることができる．無作為化試験を実施するためには，最高用量までの安全性が確認されていることが前提となる．

6.3 個体差の解析と母集団薬物動態・薬力学解析

図5.1，5.2にあるように，同一の投与量が与えられた複数の被験者の薬物動態定数は，被験者ごとに異なる．これは，吸収，分布，代謝，排泄に関わる因子の被験者間の差に由来する．同様に，図5.3のように薬力学モデルのパラメータにも個体差がある．個体の因子と薬物動態・薬力学パラメータの関連が明らかになると，患者ごとに適切な臨床用量を決定することができる．薬物動態の個体差に関わる因子を明らかにするためには，多くの被験者の血液標本が必要である．したがって，複数の薬物動態試験データの統合，あるいは有効性に関する通常の臨床試験で薬物の血中濃度を測定することが必要となる．後者の場合には各被験者から多数の血液標本を採取することができないため，母集団薬物動態・薬力学解析が行われる．複数の試験データの統合，および母集団解析については文献[3,4]を参照していただきたい．

6.4 その他の薬物動態に関する試験

生物学的同等性試験，食事の影響を評価する試験，薬物相互作用の評価試験，母集団薬物動態の評価については，日・米・欧の各種ガイドラインおよび他書[3]に譲る．

7

臨床用量の初期探索と試験デザイン

7.1 初期探索試験の目的

　新薬の候補物質を患者に最初に投与するとき利用できる臨床試験の情報は，健康被験者における臨床薬理試験の結果と類薬の情報だけである．したがって，安全性に関する十分な配慮が必要であり，種々の不測の事態に対応できる十分な設備と医療態勢の整った施設で試験を実施する．通常は低用量から投与を開始し，安全性を確認しながらしだいに高用量へと移行する．そして，個々の患者の薬剤への反応を詳細に観察し記述する．このようにして，最初の安全性の確認の後，安全な投与量の範囲で一定の効果が期待できるか否かを明らかにする．この段階では薬剤の有効性は未知であり，安全性についても限られた情報しかない．したがって，試験の主要な目的は次のようなものである[1]．

(1) 有効性が期待できる用量範囲と，安全性が確保できる用量範囲の目安を得ること．
(2) 開発戦略上，意味のある投与量の範囲で，開発を続けるに値する有効性が期待できるか否か，また安全性について重大な問題がないか否かを確かめること．
(3) 効果が期待できる患者の特徴，または疾患を探索すること．

7.2 試験デザイン

　安全性を確認しながら，有効用量を探索する試験を想定する．用量を D_1, D_2, …, D_K とする．ここに，$D_1<D_2<…<D_K$ である．試験デザインには同一患者で低用量から高用量へと順次試験していく個体内増量試験と，1患者で1用量のみ

を試験し，患者群単位で低用量から高用量へと順次試験していく群増量試験がある．いずれを選ぶべきかは，

① 疾患の性質：例えば慢性疾患か否か，短期間で治癒あるいは改善するか否か，
② 患者の状態：慢性期か急性期か，繰り返し投与が可能か否か，
③ 薬理作用：作用が明らかか曖昧か，作用発現期間は短いか長いか，
④ 治療目標：病状の消失やできるだけ大きな反応を得ることを目標とするか，血糖値や血圧値のように一定の範囲に制御することを目標とするか，
⑤ 安全性への懸念の程度

などに依存する[2]．

7.2.1 群増量試験

最初に最小用量 D_1 を n_1 人の患者で試験する．その結果に従って2番目の用量 D_2 で n_2 人試験する．以後，同様に順次高用量を試験する．各用量群はそれぞれ異なった被験者より構成される．新しい用量の投与開始条件には，次のような考え方がある．

(1) 試験中の用量群の全被験者の試験が完了した後とする．
(2) 当該用量群の一定数の患者が一定期間投与されて，安全性または有効性が確認された後とする．

新しい投与量群への移行は，集団における安全性と有効性に関する一定の判断のもとになされる．例えば低用量では，有効性が認められなくても安全であることが確かめられれば，次の用量に移行できる．逆に高用量では，有効性が認められても安全性が受け入れられないのであれば試験を中止する．個々の被験者に関する有効性および安全性の判断は医学的な基準によるべきであるが，全被験者に基づく判定は統計的評価によるべきである．その方法は7.4節以降で述べる．判断の偏りを避けるため，各用量群に並行してプラセボ投与群をおくこともできる．

試験計画における留意事項

プラセボを用いる場合には，二重盲検無作為化試験とする．以下では無対照試験を考える．したがって試験群の構成は非盲検，非無作為化，無対照であるため，結果の解釈にあたっては十分な注意が必要である[1]．

(1) 患者の組入れ手順

薬剤に対する反応の予測や予見により，患者の選択が恣意的になる可能性があ

る.また,時間の進行に伴って変化する患者の要因と環境要因とが交絡する可能性もある.時間的要因には,例えば季節変動,医療環境,あるいは生活環境の時間的推移などがある.このような患者選択の偏りと患者群の投与量群間での非一様性を避けるため,試験計画書で定めた条件を満たすすべての患者を組入れ対象とすべきであり,研究者が恣意的に組入れを決定してはならない.

(2) 被験者ごとの投与中止

個々の被験者における投与中止または増量中止の基準は,倫理的な配慮のもとに有効性および安全性を考慮して,医学的な考察に基づいて定める.

(3) 結果の統計的評価

個々の試験群は無対照試験として実施されており,すべての投与量群が同時には行われていないので,投与量群相互の直接的な比較は偏りを含む可能性がある.用量群ごとに被験者の概略,被験者ごとの経過の詳細な提示,群としての要約統計量やグラフによる記述などを重視すべきである.

7.2.2 個体内増量試験

すべての被験者に最小用量から最大用量までを,低用量から順次投与する.増量の仕方には,強制増量法と条件付き増量法[2,3]がある.

a. 強制増量試験

ある用量で有効性が認められても,また有害反応が認められても受入れ可能な程度である限り,高用量へ移行する増量法である.図7.1に強制増量法を示す.この試験は,主作用が大きくても安全性に問題は生じない領域で用いることができる.通常はすべての被験者が同一の投与方法に従うので無対照試験であるが,

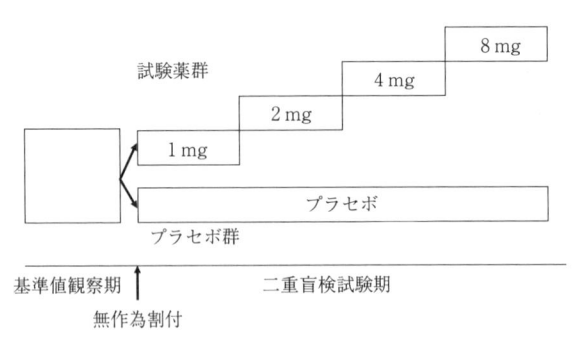

図7.1 強制増量法
プラセボ群を含める場合と含めない場合がある.

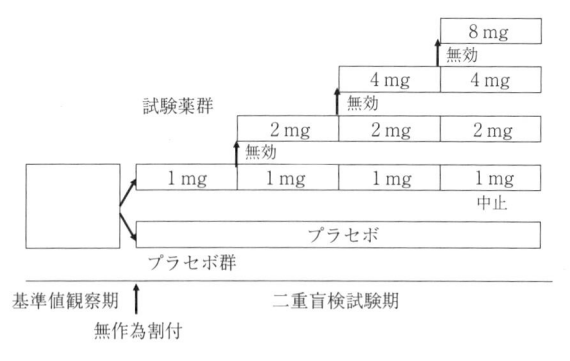

図 7.2 条件付き増量法

並行してプラセボ投与群を設けることもできる．ここでは，受入れ可能な安全性の条件を明示する．

b. 条件付き増量試験

一定の有効性，または一定の有害反応が認められればそれ以上増量せず，そうでなければ増量する方法である．図7.2に条件付き増量法を示す．このデザインは血糖降下薬のように，主作用が大きすぎると危険，という場合に適している．個々の被験者における投与中止または増量中止の条件は，倫理的な配慮のもとに有効性および安全性を考慮して医学的な考察に基づいて，可能な限り客観的な基準によって明確に定める．通常はすべての被験者が同一の投与方法に従うので無対照試験であるが，並行してプラセボ投与群を設けることもできる．

c. 個体内増量試験の問題

いずれのデザインも非盲検，非無作為化，無対照であることにより，患者選択において群増量試験と同様の問題がある．各投与量の効果において，最小用量以外では先行用量の持越し効果が含まれる可能性がある．また，疾患自体の自然変動がある場合など，クロスオーバー試験で問題となる事柄が，本デザインにもあてはまり，投与量間の偏りのない比較はできない．

7.2.3 用量反応関係の評価

初期の用量探索段階での試験の目的は，最大耐用量と有効用量の大まかな推定であり，用量間の厳密な評価は次の固定用量並行群無作為化試験に委ねればよく，ここではむしろ必要な最大用量の過小評価に留意すべきであろう．用量反応関係のより進んだ評価方法は第8章で議論する．

7.3 無対照試験のデザインと被験者数の算定の考え方

7.3.1 探索試験の考え方

初期探索の段階で無効な薬剤を誤って有効と判断して開発を進めても，以降の段階で無効ならびに開発中止の判断がなされるであろうが，有効な薬剤をこの段階で開発中止とする損失は大きい．しかし，無効である可能性が高いと判断された場合，および有害作用が強く有効性を上回ると判断されれば，できるだけ早く試験あるいは開発を中止すべきである．この考え方は，抗悪性腫瘍薬の第II相試験で典型的にみられる．そこでは主として，次の検証的段階に進むに値するか否かを判断することを目的として，有効性が見込まれる治療法を，抗腫瘍効果を指標として選別する．そのための試験方法は，抗悪性腫瘍薬以外の領域にも適用できる．以下では，ただ一つの治療法を一群の被験者に実施する場合のデザインと被験者数を考える．群増量デザインの場合には，個々の投与量群が本章の本節以降の試験群に対応する．一方，個体内増量法では K 用量の投与の結果によって，その用量範囲の漸増治療を評価するので，全被験者が単一の試験群を構成する．ここでは，有効性を主要評価指標とする場合におけるデザインの設計方法について述べるが，それらは安全性を主要評価指標とする場合にもわずかの変更によって適用できる．無対照試験のデザインは，単一標本デザインと多段階デザインに分けられる．

7.3.2 デザイン設計の考え方

デザインの設計にあたっては，無作為標本を前提とし，試験目的の達成基準を明確にする．有効性と安全性を対比して，受け入れられる毒性の程度，および必要な有効性の程度の目標値を定めておく．例えば，中等度の有害事象の発生割合が20％以内であれば受け入れられるが，30％以上であれば開発を中止する，既存治療の有効率は40％以上なので，それ以上の有効性が期待できなければ開発する意義がない，などである．可能な限り既存治療の効果の大きさと毒性の程度を推定しておくことが，これらの基準を定めるのに役立つ．

対象母集団における真の有効率を p とする．無効と判断すべき有効率の上限を p_0，積極的に開発を進める価値があるとする有効率の下限値を p_1 とする．このとき，試験結果に基づく判断の誤りに関する一つの条件は，

C1：$p \leq p_0$ のときに有効と判断する誤り（第一種の過誤）の確率が α 以下

$p \geq p_1$ のときに無効と判断する誤り（第二種の過誤）の確率が β 以下である．α および β の選択について，次の3通りを考えることができる．

第一は，試験治療が有効である可能性が示されなければ，その治療を次の段階に進めることに慎重であるべきだ，という立場である．この場合は，帰無仮説 $H_0: p \leq p_0$ の対立仮説 $H_1: p > p_0$ に対する有意水準 α の検定が有意であれば試験治療は有効な可能性があり，有意でなければ無効と判断することに対応する．第二は，試験治療が無効であることが積極的に示されない限り有効とみなす，という立場である．この場合には，帰無仮説を $H_0: p \geq p_1$，対立仮説を $H_1: p < p_1$ とし，検定が有意になれば無効と判断し，有意でなければ有効とみなす．第三は，有効であることが否定されれば無効と判断して，また無効であることが否定されれば有効と判断して，早期に試験を中止する立場である．いずれの場合にも，無効判断は開発中止を促す．しかし，上記の有効判断は，いずれの場合も有効である可能性があるという意味の暫定的なものであり，この段階ではさらに有効性に関する研究を続ける価値があることを述べているにとどまる．

Schoenfeld[4] は，抗悪性腫瘍薬の第Ⅱ相試験の場合を考察し，第一種の過誤を25％とし，第二種の過誤を10％としている．これは，初期のスクリーニングの段階では有効な可能性のある治療をできる限り拾い上げ，その後の厳格な評価で有効性を判定すればよいという考えに基づくものである．その後の多くの研究者は，第一種の過誤は5〜10％とし，第二種の過誤は10〜20％とする方式を提案している．

7.3.3 統計モデルと記法

いま n 人の被験者の応答を表す確率変数を X_i $(i=1, \cdots, n)$ とする．これらの変数は互いに独立で，値1と0をとり，$\Pr(X_i=1)=p$ $(i=1, \cdots, n)$ とする．ここに，$X_i=1$ は反応ありを，$X_i=0$ は反応なしを表す．また，$X=X_1+\cdots+X_n$ とする．したがって，X の分布は二項分布である．$X=x$ となる確率を $b(x;n,p)$，累積確率を $B(x;n,p)$ と書く．さらに，$X \geq x$ となる確率を $S(x;n,p)$ と書く．すなわち，

$$b(x;n,p) = \Pr(X=x|p) = \frac{n!}{x!(n-x)!} p^x (1-p)^{n-x}$$

$$B(x;n,p) = \Pr(X \leq x|p) = \sum_{r=0}^{x} b(r;n,p)$$

$$S(x;n,p) = \Pr(X \geq x|p) = 1 - B(x-1;n,p), \qquad x \geq 1, \quad S(0;n,p) = 1$$

である．

7.4 単一標本デザイン

7.4.1 被験者数と棄却限界の設定

被験者数を定めるために，条件 C1 を採用する．これは

$$C1: S(R; n, p_0) \leq \alpha, \qquad B(R-1; n, p_1) \leq \beta$$

であり，被験者数は C1' を満たす R が存在する最小の n である．Schoenfeld[4]は，$0.2 \leq p_0 \leq 0.8$ に対して正規近似を用いてサンプルサイズ n と棄却限界 R_C を以下のように定めた．ここに，z_α は標準正規分布の上側 α 点である：

$$n = \left(\frac{z_\alpha \sqrt{p_0(1-p_0)} + z_\beta \sqrt{p_1(1-p_1)}}{p_1 - p_0} \right)^2 \text{以上の最小の整数}$$

$$R_C = n(p_0 + z_\alpha \sqrt{p_0(1-p_0)/n}) \text{ を満たす最小の整数}$$

Fleming[5]は，この公式の改良版として $R_C \geq [np_0 + z_\alpha \sqrt{np_0(1-p_0)}]^* + 1$ を提案した．ここに，$[X]^*$ は X に最も近い整数を表す．1 は二項分布の離散性を考慮した調整項である．しかし，それでも上記の近似公式で求めた標本サイズと棄却限

表 7.1 単一標本の被験者数と棄却限界値

		$\alpha=5\%, \phi=80\%$				$\alpha=2.5\%, \phi=80\%$				$\alpha=2.5\%, \phi=90\%$				$\alpha=2.5\%, \phi=90\%$			
p_0	p_1	N_F	R_C	α'	ϕ'	N_F	R_C	α'	ϕ'	N_F	R_C	α'	ϕ'	N_F	R_C	α'	ϕ'
0.05	0.20	27	4	4.4	81.8	33	5	2.3	81.8	38	5	4.0	90.1	45	6	2.4	91.0
0.05	0.25	16	3	4.3	80.3	21	4	1.9	80.8	25	4	3.4	90.4	30	5	1.6	90.2
0.05	0.30	14	3	3.0	83.9	18	4	1.1	83.5	16	3	4.3	90.1	21	4	1.9	91.4
0.05	0.35	12	3	2.0	84.9	12	3	2.0	84.9	14	3	3.0	91.6	18	4	1.1	92.2
0.10	0.25	40	8	4.2	81.8	49	10	2.2	81.7	55	10	4.4	91.1	64	12	2.4	90.7
0.10	0.30	25	6	3.3	80.7	29	7	2.2	81.2	33	7	4.2	90.6	41	9	1.8	90.6
0.10	0.35	18	5	2.8	81.1	22	6	1.8	83.7	25	6	3.3	91.7	28	7	1.8	90.8
0.10	0.40	13	4	3.4	83.1	16	5	1.7	83.3	18	5	2.8	90.6	21	6	1.4	90.4
0.15	0.30	48	12	4.8	81.9	62	16	1.9	80.3	64	15	4.9	90.3	79	19	2.3	90.1
0.15	0.35	28	8	4.9	81.8	34	10	2.4	80.4	38	10	4.9	90.4	48	13	2.2	90.6
0.15	0.40	22	7	3.7	84.2	24	8	2.0	80.8	27	8	4.0	90.5	33	10	1.9	90.8
0.15	0.45	14	5	4.7	83.3	16	6	2.4	80.2	21	7	2.9	90.4	24	8	2.0	91.4
0.20	0.35	56	17	4.3	80.6	72	22	2.2	81.9	77	22	4.5	90.5	93	27	2.4	90.7
0.20	0.40	35	12	3.4	80.5	41	14	2.4	82.2	47	15	3.7	90.1	56	18	2.2	91.1
0.20	0.45	21	8	4.3	80.3	26	10	2.3	80.6	29	10	4.9	90.9	37	13	2.3	91.6
0.20	0.50	17	7	3.8	83.4	19	8	2.3	82.0	21	8	4.3	90.5	26	10	2.3	91.6

反応者数が R_C 以上のとき帰無仮説 $H_0: p \leq p_0$ を棄却する．
α：名目有意水準，ϕ：目標とする検出力，α'：真の第一種の過誤確率，ϕ'：真の検出力．

界値は条件 C1 を満たさない場合がある．そこで，A'Hern[6] は $\alpha=0.01$, 0.05, $\beta=0.10$, 0.20 の場合について，正確な確率計算に基づく表を与えた．有意水準片側 5%, 2.5%, 検出力 80%, 90%, $p_0=0.05\,(0.05)\,0.20$, $p_1=p_0+0.15\,(0.05)\,0.30$ に対する標本サイズと棄却限界を，真の第一種の過誤確率および検出力とともに表 7.1 に示す．

7.4.2 適 用 方 法

この方式を，群増量試験の各用量に適用することができる．被験者数を n, 棄却限界値を R_C とする．有効性を判定基準とする場合には，例えば試験中に R_C 例の有効例が得られれば，予定症例数に達する前であっても，その時点で試験用量は有効と判断できる．同様に予定症例数に達成していなくても，無効な被験者数が $n-R_C$ を超えれば，その用量は無効と判断できる．

7.4.3 有効率の推定

第Ⅱ相の単一標本での試験では被験者数は少ないので，精密確率計算による信頼区間が望ましい．精密確率計算による信頼係数 $1-\gamma$ の両側信頼区間（上側 $1-\gamma/2$ および下側 $1-\gamma/2$）の限界値は，それぞれ

$$\bar{p}=\frac{(X+1)F(\gamma/2:2(X+1),\,2(n-X))}{(n-X)+(X+1)F(\gamma/2:2(X+1),\,2(n-X))},\quad \underline{p}=\frac{X}{X+(n-X+1)F(\gamma/2:2(n-X+1),\,2X)}$$

である[7]．ここに，$F(\gamma;df_1,\,df_2)$ は自由度 $(df_1,\,df_2)$ の F 分布の上側 100γ% 点である．この信頼区間は，Clopper-Pearson の信頼区間と呼ばれる．その他の精密確率計算による信頼区間については，Blyth and Still[8] を参照されたい．

7.4.4 注 意 点

所与の p_0, p_1 の組においては，ある $n=n_0$ で上記の条件 C1 を満たしても，この n_0 より大きなある n で条件 C1 を満たす R が存在しない場合がある．例えば $p_0=0.05$, $p_1=0.25$, $\alpha=0.05$, $\beta=0.20$ の場合をみてみよう．表 7.2 は，$16\sim21$ の n について確率 $\Pr(X\geq R)$ を示したものである．表からわかるように，$n=16$ では $R=3$ は条件 C1 を満たすが，$n=17$ では厳密には p_1 のもとでは $\Pr(X\geq 3)=0.0503$ となり，条件を満たさない．さらに，$18\leq n\leq 20$ では C1 を満たす R は存在しない．n が 15 以下では条件 C1 を満たす n と R は存在しないので，条件 C1 のもとでは求める被験者数と棄却限界は $n=16$, $R_C=3$ である．しかし，16 より大きな n でも検定の基準を満たさない場合があることに注意が必要である．こ

表7.2 帰無仮説と対立仮説のもとでの上側確率の例

R	16		17		18		19		20		21	
	p_0	p_1	p_0	p_1	p_0	p_1	p_0	p_1	p_0	p_1	p_0	p_1
1	56.0	99.0	58.2	99.2	60.3	99.4	62.3	99.6	64.2	99.7	65.9	99.8
2	18.9	93.7	20.8	95.0	22.6	96.1	24.5	96.9	26.4	97.6	28.3	98.1
3	4.3	80.3	5.0	83.6	5.8	86.5	6.7	88.9	7.5	90.9	8.5	92.5
4	0.7	59.5	0.9	64.7	1.1	69.4	1.3	73.7	1.6	77.5	1.9	80.8
5	0.01	37.0	0.1	42.6	0.2	48.1	0.2	53.5	0.3	58.5	0.3	63.3

のことは，検定法の矛盾を示しているようにもみえる．これに関しては，検定は試験を進めるための判定規則であると考えれば，被験者数を16人とし，棄却限界を3とするのは妥当である．

他方，臨床試験では，参加候補者から同意を得て適格性を判定し，実際に投薬を開始するまでには種々の手続きが必要なので，被験者数の数人の超過が発生しうる．このとき最小の被験者数では有意になっても，最終の被験者数では有意にならないかもしれない．例えば，16人の結果が出た時点では反応者数が3人で有意と判定され試験を中止しても，その時点までに試験に参加した全員の結果が出た時点では最終的に18人が試験され反応者数は3人であったとすると，p値は5.8%であり5%水準では有意でない．5%で有意となるためには反応者数は4人以上必要であるが，そのような結果が得られる確率は約70%である．このような検出力の低下を避けるために，例えば

　　C2：当該被験者数以上のすべての被験者数においてもC1基準を満たす
との条件を付加すると，先ほどの例では21人が必要になる．

7.5　Gehanデザイン

Gehan[9]は，抗悪性腫瘍薬の初期試験において，7.3.2項の第二の立場に立つ二段階のデザインを提案した．まず第一段階でn人に試験し，帰無仮説$H_0:p \geq p_1$を対立仮説$H_1:p<p_1$に対して，有意水準αで検定する．検定が有意であれば試験を継続し，有効率を推定する（第二段階）．必要な被験者数を定めるために，棄却限界を指定する．被験者数は，1人も反応しないときに帰無仮説を棄却する場合に最小となる．それは$B(0;n, p_1)=(1-p_1)^n \leq \alpha$を満たす最小の$n$，すなわち$n > \log \alpha / \log(1-p_1)$を満たす最小の$n$で与えられる．

第二段階では，第一段階で帰無仮説が棄却されたとき，さらに被験者数を追加

してより安定した反応割合を求める．追加の被験者数を定めるためには，第一段階の試験結果から反応割合を推定し，推定精度を指定する．Gehan[9]は信頼係数75％の信頼区間の上限値を$\tilde{p}$とするとき，$p=\tilde{p}$での標準誤差をε以下とする基準に従い，$m \geq \tilde{p}(1-\tilde{p})/\varepsilon^2 - n$を満たす最小の$m$を追加する被験者数とすることを提案した．

このデザインは，真の有効率がp_1以上である可能性が非常に低い場合に限って，次の段階に進むことを断念することを意味するので，真の有効率がp_1よりかなり小さくても第二段階の試験に進む確率が高い．例えば，$p_1=0.20$とした場合の第一段階での被験者数は14人であるが，真の有効率が0.05のとき，14例中少なくとも1例で有効となる確率は$1-0.95^{14}=0.51$である．

7.6 多段階デザイン

多段階検定はSchultz, et al.[10]によって議論され，以後，多くの研究がなされてきた．本節では，基本的なFlemingデザインとSimonデザインを述べる．多くの研究者がこれらの研究に続いて種々の基準によりデザインを検討している．これらのデザインについては7.7節で述べる．

7.6.1 多段階デザインの考え方
a. 手　　順
7.3.2項に述べた，デザイン設計の条件C1を満たすように仮説$H_0: p \leq p_0$，および$H_1: p \geq p_1$の棄却と受容を段階的に判定する．その手順は以下のとおりである．

第一段階：　n_1症例に試験し，有効例数がa_1以下のとき試験薬は無効と判定し，試験を終了する．有効例数がr_1以上であれば有効と判定し，試験を終了する．有効例数がa_1より多くr_1に満たないときには，試験を続行する．

第k段階（$k \geq 2$）：　さらにn_k症例を試験し，第k段階終了時点までの総有効例数がa_k以下のとき試験薬は無効と判定し，試験を終了する．総有効例数がr_k以上であれば有効と判定し，試験を終了する．有効例数がa_kより多くr_kに満たないときには，試験を続行する．

最終段階（K段階目）：　最終段階終了時点での総有効例数がa_K以下であれば無効と判断し，r_K以上であれば有効と判断する．いずれでもない場合は判定保留である．通常は$a_K+1=r_K$として判定保留がないようにする．

b. 記　　法

本項では改めて次のように記法を定める．第 k 段階で新たに組み入れる被験者数を n_k とし，反応者数を x_k とする．各段階での受容限界と棄却限界をそれぞれ a_k, r_k とする．簡単のため $\boldsymbol{n} = (n_1, \cdots, n_K)$, $\boldsymbol{a} = (a_1, \cdots, a_K)$, $\boldsymbol{r} = (r_1, \cdots, r_K)$ と書く．第 k 段階で H_0 が受容される（すなわち H_1 が棄却される）確率，および H_0 が棄却される（すなわち H_1 が受容される）確率をそれぞれ P_{ak}, P_{rk} ($k=1, \cdots, K$) とする．$K=1, 2, 3$ では以下のようになる．

$$P_{a1}(p) = B(a_1; n_1, p), \quad P_{r1}(p) = S(r_1; n_1, p)$$

$$P_{a2}(p) = \sum_{x1=\max(a1+1,\,a2-n2)}^{\min(r1-1,\,a2)} b(x_1; n_1, p) B(a_2 - x_1; n_2, p)$$

$$P_{r2}(p) = \sum_{x1=\max(a1+1,\,r2-n2)}^{r1-1} b(x_1; n_1, p) S(r_2 - x_1; n_2, p)$$

$$P_{a3}(p) = \sum_{x=\max(a2+1,\,a3-n3)}^{\min(r2-1,\,a3)} B(a_3 - x; n_3, p) \sum_{x2=\max(0,\,x-r1+1)}^{\min(x-a1-1,\,n2)} b(x_2; n_2, p) b(x - x_2; n_1, p)$$

$$P_{r3}(p) = \sum_{x=\max(a2+1,\,r3-n3)}^{r2-1} S(r_3 - x; n_3, p) \sum_{x2=\max(0,\,x-r1+1)}^{\min(x-a1-1,\,n2)} b(x_2; n_2, p) b(x - x_2; n_1, p)$$

本デザインによる H_0 の棄却確率は $P_r(p) = P_{r1}(p) + \cdots + P_{rK}(p)$, H_1 の棄却確率は $P_a(p) = P_{a1}(p) + \cdots + P_{aK}(p)$ である．したがって，条件 C1 は

$$\text{C1}': P_r(p_0) \leq \alpha \quad \text{かつ} \quad P_a(p_1) \leq \beta$$

であり，これを満たすように $\boldsymbol{n}$, $\boldsymbol{a}$ および $\boldsymbol{r}$ を定める．そのような組 $(\boldsymbol{n}, \boldsymbol{a}, \boldsymbol{r})$ は非常に多数あるので，適切な選択基準が必要である．

7.6.2　試験の性能を評価する指標

試験デザインのよさをはかる基本的な量は，平均被験者数である．多段階試験では各段階での組入れ被験者数はあらかじめ定まっているが，最終段階まで到達するか否かは確率的な法則に従う．したがって，デザインのよさを示す指標は，同一の試験デザインを無限に繰り返したときの平均的な被験者数で評価する場合が多い．デザインは $(\boldsymbol{n}, \boldsymbol{a}, \boldsymbol{r})$ で一意的に定まるので，母反応割合が p のときのこのデザインにおける平均被験者数を $ASN(p|(\boldsymbol{n}, \boldsymbol{a}, \boldsymbol{r}))$ と書く．またはデザインパラメータが明らかな場合には，単に $ASN(p)$ と書く．二段階試験では，平均被験者数は第一段階で試験が中止される場合と第二段階まで進む場合の被験者数の平均なので，

$$ASN(p) = n_1 + \{1 - P_{a1}(p) - P_{r1}(p)\} n_2$$

である．さらに，$p=p_0$ および $p=p_1$ における ASN の平均値を $AASN(p_0, p_1)$ と書く．すなわち，$AASN(p_0, p_1) = \{ASN(p_0) + ASN(p_1)\}/2$ とする．

7.6.3 Fleming デザイン

Fleming[5] は，早期中止のためには十分に明瞭な結果が必要であり，さらに，最終段階の検定の有意水準が名目有意水準にできるだけ近いことが望ましいとして，初期段階での検定の基準を厳しくした．総被験者数を，単一標本の試験が7.4節の条件C1を満たす被験者数 $N_F = [\{z_\alpha\sqrt{p_0(1-p_0)} + z_\beta\sqrt{p_1(1-p_1)}\}^2/(p_1-p_0)^2]^* + 1$ とする．各段階で組み入れる被験者数 $n_1, \cdots, n_K$ を任意に定める．仮説 H_0：$p \leq p_0$ の $H_1: p > p_0$ に対する有意水準 α の1標本検定の検出力が $1-\alpha$ となる母有効率は，$\tilde{p}_A = (\sqrt{N_F p_0} + \sqrt{(1-p_0)}z_\alpha)^2/(N_F + z_\alpha^2)$ である．第 K 段階における H_0 の H_1 に対する棄却限界の，1標本検定での p 値が有意水準 α にできるだけ一致するように，棄却限界を $r_K = [N_F p_0 + z_\alpha \sqrt{N_F p_0(1-p_0)}]^* + 1$ とし，最終段階での判定保留をなくすために $a_K = r_K - 1$ とする．そして，第 k 段階までの総被験者数を N_k として，第 k 段階（$k<K$）の棄却限界値と受容限界値をそれぞれ

$$r_k \geq [N_k p_0 + z_\alpha \sqrt{N_F p_0(1-p_0)}]^* + 1, \quad a_k \leq [N_k \tilde{p}_A - z_\alpha \sqrt{N_F \tilde{p}_A(1-\tilde{p}_A)}]^*$$

とする．最大被験者数が一定でもデザインは多数存在するため，Fleming[5] は各ステージでの組入れ被験者数をできるだけ等しくとること，すなわち $N_k = kN_F/K$（$k=1, \cdots, K$）とすることが望ましいと述べている．表7.3にFlemingデザイ

表7.3 両側 Fleming デザインの棄却限界値と第一種の過誤，検出力および期待被験者数
$[p_0=0.05, p_1=0.20, \alpha=0.05, \beta=0.20]$

N_F	n_1	n_2	n_3	a_1	a_2	a_3	r_1	r_2	r_3	α'	ϕ'	$ASN(p_0)$	$ASN(p_1)$	$AASN$
30	30	-	-	3	-	-	4	-	-	6.1	87.7	30.0	30.0	30.0
30	15	15	-	0	3	-	4	4	-	5.8	86.5	23.0	24.2	23.0
30	10	10	10	-1	1	3	3	4	4	6.0	86.0	22.3	20.0	21.1
35	35	-	-	4	-	-	5	-	-	2.9	85.7	35.0	35.0	35.0
35	20	15	-	0	4	-	4	5	-	3.5	86.2	29.4	26.0	27.7
35	15	10	10	-1	2	4	4	4	5	4.2	85.1	25.9	22.8	24.4

$[p_0=0.10, p_1=0.30, \alpha=0.05, \beta=0.20]$

N_F	n_1	n_2	n_3	a_1	a_2	a_3	r_1	r_2	r_3	α'	ϕ'	$ASN(p_0)$	$ASN(p_1)$	$AASN$
25	25	-	-	5	-	-	6	-	-	3.3	80.7	25.0	25.0	25.0
25	15	10	-	1	5	-	5	6	-	3.6	80.8	19.4	19.8	19.6
25	10	10	5	0	3	5	4	5	6	5.3	82.0	16.8	16.8	16.8
30	30	-	-	6	-	-	7	-	-	2.6	84.0	30.0	30.0	30.0
30	15	15	-	1	6	-	5	7	-	3.1	83.9	21.6	22.2	21.9
30	10	10	10	-1	2	6	5	6	7	2.9	84.2	23.1	22.3	22.7

ンの一部（検出力が80％台のデザイン）について，第一種の過誤，検出力および期待被験者数[5]を示す．

7.6.4 Simonデザイン
a. デザインの考え方

Simon[11]はがん治療の探索試験において，試験治療が無効な場合のみ早期に中止する二段階デザインについて，ある種の最適性基準を導入した．第一段階では，$x_1 \leq a_1$ ならば試験治療は無効と判定して試験を中止し，$x_1 > a_1$ ならば第二段階に進む．第二段階では，$x_1 + x_2 \leq a_2$ のとき試験治療は無効と判定して試験を終了する．そうでなければ，試験治療は有効な可能性があると判断する．治療が無効と判断される確率はそれぞれ

$$P_{a1}(p) = B(a_1; n_1, p), \qquad P_{a2}(p) = \sum_{x=a1+1}^{\min(n1, a2)} B(a_2 - x; n_2, p) b(x; n_1, p)$$

である．また，治療が有効な可能性があると判断される確率は

$$P_r(p) = P_{r2}(p) = 1 - \{P_{a1}(p) + P_{a2}(p)\}$$

である．デザインは条件

$$\text{S1}: 1 - \{P_{a1}(p_0) + P_{a2}(p_0)\} \leq \alpha, \qquad P_r(p_1) \geq 1 - \beta$$

を満たす (n, a) の中から次のb.またはc.の基準に従って選択される．

b. 最適デザイン

最適デザインは，真の反応割合が p_0 であるときに期待被験者数 $ASN(p_0) = n_1 + \{1 - P_{a1}(p_0)\} n_2$ を最小にするデザインである．これは多くの治療が次々に試験されていく状況において，すべての試験にわたっての総被験者数を考えたとき，試験治療が無効である試験に参加する総被験者数を最小にすることを意味する．

c. ミニマックスデザイン

最適デザインは必ずしも第二段階までの総被験者数，すなわち最大被験者数を最小にするわけではない．また，試験は頻繁に行われるのでなければ，平均被験者数でなく，最大被験者数を最小にするデザインの方が好ましいこともある．条件S1を満たす最小の n を $n_{\min}$ とおく．$n_1 + n_2 = n_{\min}$ であってS1を満たす，複数のデザインが存在しうる．いま，$n_1 + n_2 = n$ のときの $ASN(p_0|(n, a))$ の最小値を $ASN(p_0|n)$ と表す．$ASN(p_0|n_{\min})$ を与えるデザインをミニマックスデザインという．

d. 数　　表

Simon[11]は $p_1 - p_0 = 0.20$ および $p_1 - p_0 = 0.15$ の場合に，所定の有意水準と検出

7.6 多段階デザイン

表 7.4 Simon の最適二段階方式の被験者数と棄却限界および性能

p_0	p_1	(α, β)	a_1/n_1	a_2/N_2	α'	$1-\beta'$	$ASN(p_0)$	$ASN(p_1)$	$AASN$
0.05	0.25	(10, 10)	0/9	2/24	9.3	90.3	14.5	22.9	18.7
		(5, 20)	0/9	2/17	4.7	81.2	12.0	16.4	14.2
		(5, 10)	0/9	3/30	4.9	90.2	16.8	28.4	22.6
0.10	0.30	(10, 10)	1/12	5/35	9.8	90.1	19.8	33.0	26.4
		(5, 20)	1/10	5/29	4.7	80.5	15.0	26.2	20.6
		(5, 10)	2/18	6/35	4.7	90.2	22.5	34.0	28.3
0.20	0.40	(10, 10)	3/17	10/37	9.5	90.3	26.0	36.1	31.0
		(5, 20)	3/13	12/43	5.0	80.0	20.6	37.9	29.3
		(5, 10)	4/19	15/54	4.8	90.4	30.4	51.6	41.0

第一(二)段階の終了時点で有効者数が $n_1(N)$ 人中 $a_1(a_2)$ 以下のとき,無効と判定する.

表 7.5 Simon のミニマックス二段階方式の被験者数と棄却限界および性能

p_0	p_1	(α, β)	a_1/n_1	a_2/N_2	α'	$1-\beta'$	$ASN(p_0)$	$ASN(p_1)$	$AASN$
0.05	0.25	(10, 10)	0/13	2/20	7.4	90.3	16.4	19.8	18.1
		(5, 20)	0/12	2/16	4.3	80.1	13.8	15.9	14.9
		(5, 10)	0/15	3/25	3.4	90.1	20.4	24.9	22.6
0.10	0.30	(10, 10)	1/16	4/24	9.5	90.3	20.4	24.8	22.6
		(5, 20)	1/15	5/25	3.3	80.2	19.5	24.6	22.1
		(5, 10)	2/22	6/33	4.1	90.2	26.2	32.8	29.5
0.20	0.40	(10, 10)	3/19	10/36	8.6	90.2	28.3	35.6	31.9
		(5, 20)	4/18	10/33	4.6	80.1	22.3	31.6	26.9
		(5, 10)	5/24	13/45	4.8	90.0	31.2	44.2	37.7

力のもとで最適デザインとミニマックスデザインの表を与えている.表 7.4, 7.5 にその一部を期待被験者数とともに示す.

e. 準最適デザイン

Simon の最適デザインの第二段階までの総被験者数を n_{opt} と表す.n_{opt} は n_{min} に比べて比較的大きな値となる場合がある.そのような場合でも,n_{opt} より小さな ある n のもとで $ASN(p_0|n_{opt})$ に匹敵する $ASN(p_0|n)$ を有するデザインが存在する場合がある.Jung, et al.[12]は,$n_{min} \leq n \leq n_{opt}$ を満たす n に対して $ASN(p_0|n)$ のグラフを描き,最適ではないが最適デザインに十分匹敵するデザインの選択を議論し,Web 上のプログラムを提供している.また Jung, et al.[13]は,これらの選択に許容性基準を導入している.

7.7 その他のデザイン

7.7.1 その他の評価指標による最適デザイン

期待被験者数あるいは最大被験者数を，可能性のある反応割合全体を対象として最小化する基準がいくつか考えられる．Chang, et al.[14] は，$AASN(p_0, p_1)$ を最小にするデザインを求めている．これによると，上記の $AASN$ 最小の意味で Fleming のデザインより優れたデザインが存在することがわかる．Shuster[15] は，$p_0 \leq p \leq p_1$ の p 全体の中で期待被験者数の最大値を最小にする二段階デザインを正確な確率計算によって求め，デザインの表を与えている．Hanfelt, et al.[16] は被験者数の中央値

$$\mathrm{Med}\{N(p_0)\} = \begin{cases} n_1, & P_{a1} > 0.5 \\ n_1 + n_2/2, & P_{a1} = 0.5 \\ n_1 + n_2, & P_{a1} < 0.5 \end{cases}$$

を最小とする二段階デザインを扱っている．

7.7.2 三段階デザイン

多くの場面では二段階デザインが有用であると考えられているが，状況によっては三段階デザインが有用な場合があろう．Chen[17] は，Simon の最適デザインおよびミニマックス基準に基づく三段階デザインの表を与えている．Kepner and Chang[18] は，各段階での新たな組入れ被験者数が，前段階での新たな組入れ

表 7.6 Ensing, et al.[19] による三段階デザインと Simon デザインの比較

p_0	p_1	(α, β)	a_1/n_1	a_2/N_2	a_3/N_3	α'	$1-\beta'$	$ASN(p_0)$	$ASN(p_1)$	$AASN$
0.05	0.25	(10, 10)	0/9	1/19	2/25	9.4	90.2	13.8	23.7	18.8
		(5, 20)	0/7	1/15	3/26	2.7	80.4	10.9	23.1	17.0
		(5, 10)	0/9	1/22	3/30	4.8	90.0	15.5	28.4	22.0
0.10	0.30	(10, 10)	0/10	2/19	4/26	10.0	90.1	17.8	25.3	21.6
		(5, 20)	0/6	2/17	5/29	4.7	80.2	13.4	25.8	19.6
		(5, 10)	0/9	3/22	7/45	4.9	90.1	20.6	42.4	31.5
0.20	0.40	(10, 10)	0/8	3/16	11/42	9.6	90.1	24.9	40.0	32.4
		(5, 20)	0/5	4/17	12/43	4.9	80.1	18.7	37.7	28.2
		(5, 10)	0/7	5/23	15/54	4.8	90.2	28.6	51.3	39.9

帰無仮説と対立仮説の反応率および有意水準と検出力を同一としたときの期待被験者数と平均期待被験者数．

被験者数を超えないという制約のもとで，一定の条件で最適なデザインを探索するコンピュータプログラムを公開している．

Simon デザインは第一段階の反応者数が a_1 以下で中止するが，そのための被験者数は Gehan デザインの第一段階の被験者数より多く，十分な根拠があっても試験を中止できないという欠点を有する．そこで，Ensing, et al.[19] は第一段階の中止基準を $a_1=0$ とし，n_1 を Gehan デザインの第一段階の被験者数とする変法を提案している．これらの一部を表7.6に示した．

7.7.3　組入れ停止を伴わない計画

各段階で定められた被験者数で試験するには，登録被験者数が所与の人数に達した時点で組入れを停止しなければならない．組入れ停止が困難であり，組入れ超過が生じた場合には，既存のデザインに基づく評価は妥当でない．組入れ超過を許す，あるいは組入れの一時停止を回避する試験デザインについては，例えば Chen and Ng[20]，Herndon II[21] を参照されたい．

7.7.4　総説および Bayes デザイン

7.4 節以降では，頻度論に基づく多段階デザインのみを述べた．その他，予測確率に基づく方法[22] や Bayes 論的方法も研究されている．これらに関心のある読者は，文献[23~26] を参考にされたい．

7.8　多段階デザインにおける反応割合の推定と信頼区間

多段階試験における標本空間は，$\{(m, s_m); s_m \leq a_m$ または $s_m \geq r_m$ $(m=1, \cdots, K)\}$ である．各標本点は，確率 $\Pr((m, s_m)) = f(m, s_m) p^{s_m}(1-p)^{N_m-s_m}$ をもつ．ここに，$f(m, s_m)$ は各段階での反応者数の結果が (m, s_m) に到達する場合の数の和であり，$\sum_{(x_1, \cdots, x_m)} \prod_{k=1}^{m} [n_k!/\{x_k!(n_k-x_k)!\}]$ となる．ただし，和は $x_1 + \cdots + x_m = s_m$ かつ $a_k < x_k < r_k$ $(k=1, \cdots, m-1)$ を満たす $(x_1, \cdots, x_m)$ 全体にわたってとられる．これより，実際に試験された被験者数に対する反応者数の比 s_m/N_m は，p の最尤推定値である．しかしこれは，一段階での中止の場合を除いては不偏な点推定値を与えない．Jung and Kim[27] は p の一様最小分散不偏推定量の式を与え，その性質を考察している．二段階デザインでは，

$$f(1, s_1) = \frac{n_1!}{s_1!(n_1-s_1)!}, \quad 0 \le s_1 \le a_1 \text{ または } r_1 \le s_1 \le n_1$$

$$f(2, s_2) = \sum_{x1=a1+1}^{\min(r1-1, s2)} \frac{n_1!}{x_1!(n_1-x_1)!} \frac{n_2!}{(s_2-x_1)!(n_2-s_2+x_1)!}$$

$$a_1+1 \le s_2 \le n_1+n_2 \quad \text{かつ} \quad a_1+1 \le x_1 < r_1$$

であり，反応割合の不偏推定量は

$$\tilde{p} = \begin{cases} x_1/n_1, & m=1 \\ \dfrac{\sum_{x1=\max(a1+1, s-n2)}^{\min(s, r1-1)} \dfrac{(n_1-1)!}{(x_1-1)!(n_1-x_1)!} \dfrac{n_2!}{(s-x_1)!(n_2-s+x_1)!}}{\sum_{x1=\max(a1+1, s-n2)}^{\min(s, r1-1)} \dfrac{n_1!}{x_1!(n_1-x_1)!} \dfrac{n_2!}{(s-x_1)!(n_2-s+x_1)!}}, & m=2 \end{cases}$$

となる．信頼区間も単一標本での信頼区間を適用できない．信頼区間の構成法はいくつか提案されている．それらの信頼区間は，標本点の間の順序関係をもとに構成される．

Jennison and Turnbul[28]は，順序関係を

$$(1, 0) < \cdots < (1, a_1) < (2, a_1+1) < \cdots < (2, a_2) < \cdots < (K, a_{K-1}+1) <$$
$$\cdots < (K, a_K) < (K, r_K) < \cdots < (K, r_{K-1}-1+n_K) < (K-1, r_{K-1}) <$$
$$\cdots < (K-1, r_{K-2}-1+n_{K-1}) < \cdots < (1, r_1) < \cdots < (1, n_1)$$

とし，$\alpha = \alpha_L + \alpha_U$ として，信頼度 $1-\alpha$ の Clopper-Pearson 型の信頼区間（p_L, p_U）を定義した．p_L と p_U は，それぞれ式

$$P[\{(m^*, s_m^*) ; (m^*, s_m^*) > (m, s_m)\}|p] + P[(m, s_m)|p] = \alpha_L$$
$$P[\{(m^*, s_m^*) ; (m^*, s_m^*) < (m, s_m)\}|p] + P[(m, s_m)|p] = \alpha_U$$

の解である．この信頼区間は，不偏推定量の順序関係に基づく信頼区間と一致する[27]．Duffy and Santner[29]は，母反応率 p^* のもとでの標本生起確率の大きさ（小さい方が順位が低い）で順序関係を定義した．すなわち，母確率が p^* であるとして，標本点 (m^*, s_m^*) に，生起確率 $f(m^*, s_m^*)$ の大きい方から順位をつけ（最大値の場合を順位1とする），順位が1から h までの標本点からなる部分集合を $S(h; p^*)$ とする．次いで $S(h, p^*)$ に含まれる標本点の確率の和 $\sum_{(m^*, s_m^*) \in S(h, p^*)} f(m^*, s_m^*)$ が $1-\alpha$ 以上となる最初の h を h^* とする．このとき帰無仮説 $p=p^*$ の，対立仮説 $p \ne p^*$ に対する有意水準 α の検定の受容域は $S(h^*; p^*)$ である．この検定基準に対応する信頼集合は，観測された標本点 (m, s_m) が受容域 $S(h^*; p^*)$ に含まれる p^* 全体からなる．信頼区間は，この信頼領域に含まれる p^* の最小値と最大値で定められる区間とする．この信頼区間は Sterne 型信頼区間と呼ばれ

ている.Chang, et al.[30] は,順序関係を尤度比で定義した信頼区間を提案している.

これら以外の方法として,繰返し信頼区間法による信頼区間も提案されている[31].

7.9 デザインの選択ならびに計算上の留意点

二項分布に基づく多段階デザインの設計,ならびに信頼区間の計算では被験者数が小さいので,正確な確率計算が求められる.一定の基準による最良デザインの選択では,所与の第一種および第二種の過誤確率の近傍に複数のデザインが存在する場合があり,これらの値のわずかな変更により,選ばれるデザインが異なりうる.したがって,複数の候補を求めて実施可能性を考慮しデザインを選択することが望ましい.

8

用量反応試験

8.1 用量反応試験の目的・試験の型および方法

8.1.1 目的
a. 種々の目的
用量反応情報の意味と意義,および種々の用量反応曲線については第5章で述べた.本章では,患者を対象とした用量反応試験を考える.用量反応試験は,次のような目的で行われる.

(1) 用量反応関係の存在を確かめること.
(2) 用量反応曲線を推定すること.
(3) 適切な臨床用量の範囲を推定すること.
(4) 臨床推奨用量決定の根拠を与えること.
(5) 最大の反応を与える用量(プラトー用量)範囲とその最小用量を推定すること.
(6) あらかじめ定めた大きさの反応を与える最小の用量を推定すること.

用量反応関係の存在を示すための仮説の形式あるいは統計的評価の方法には種々の考え方があり,合意された標準的な方法は存在しない.用量反応試験の目的が臨床推奨用量の決定であるか,用量反応関係の存在を示すことだけであるかによって,試験デザインや解析法が異なる.用量反応関係の考え方およびその開発過程における意義や用量選択の基準については,様々な議論がされてきている[1~7].

b. 用量反応関係の存在を示すこと
試験に用いる薬物の用量は,$D_1, \cdots, D_K$ の K 水準とする.ここに,$D_1 < \cdots < D_K$ である.D_1 がプラセボのときには,$D_1 = 0$ とする.用量 D_k に対する反応の

母集団平均値を μ_k とする.「用量反応関係がある」とは,用量の変化に伴い,対応する母平均がある一定の傾向で変化することをいう.薬物の有効性や毒性では,多くの場合は適切に投与量の範囲を設定すれば,この傾向変化はシグモイド状の単調増加関数になる.作用がシグモイド状を示さず,最初に単調に増加しある用量を超えるとしだいに低下する,釣鐘型の用量反応曲線を示すことがある.例えば,有益な作用と有害な作用の潜在的な反応があり,それらの合成された結果が臨床反応として観察される場合である[8].「用量反応関係が釣鐘型である」とは,$\mu_1 \leq \mu_2 \leq \cdots \leq \mu_J \geq \cdots \geq \mu_K$ であり,かつ $\mu_1 < \mu_J > \mu_K$ が成り立つことと定義できる.もし投与量をある一定量以上増すと反応が低下することが明白ならば,低下しはじめる用量を明らかにすることは意味をもつ.しかし,釣鐘型になる理由の説明が必要であり,またそれは反応の指標のとり方に依存するであろう.有効性と安全性を統合した評価指標では,釣鐘型になるのが自然であろう.しかし,臨床開発では初期段階で適切な投与量の範囲を探索し,有効性においてプラトーになる投与量と安全性において受入れ可能な投与量の範囲を明らかにした上で,用量反応試験を実施すべきである.したがって,明瞭な釣鐘型が認められる試験用量範囲の選択の必要性はないといってよい.このような観点から,本書では用量反応試験においては広義の単調増加関係「$\mu_1 \leq \mu_2 \leq \cdots \leq \mu_K$ であり,少なくとも一つの不等号は厳密に成り立つ」を仮定する.

c. 用量反応曲線を推定すること

適切な用量の決定にあたっては,主要な有効性変数と安全性変数に関する用量反応曲線の推定値が必要であり,そのためにはプラセボを含む4用量以上が必要である.用量反応曲線を推定するためには,それをシグモイド $E_{\max}$ モデルのような未知パラメータを含む関数で表現してパラメータを推定するか,単調性のみを仮定した単調回帰[9]によって投与量ごとの平均値を推定し折れ線で近似する.パラメトリックな用量反応曲線については第5章で述べた.単調回帰は制約条件 $\mu_1 \leq \mu_2 \leq \cdots \leq \mu_K$ を満たすように,各用量の平均値を推定することである.

d. 適切な臨床用量の範囲を推定すること

適切な臨床用量の基準が必要である.適切な開始用量は母集団の一定の割合の患者が一定の効果を示す量と考えられる.しばしば最小有効用量という言葉が用いられるが,その定義は曖昧である.例えば最小有効用量は暗黙に,試験に用いた用量の中でプラセボとの間に統計的に有意な差を示した最小用量の意味で用いられることがあるが,この用量は用いた用量水準と標本サイズに依存し,普遍性をもたない.臨床的に意味のあるプラセボとの差をあらかじめ定めておき,

この差を示す最小用量として最小有効用量を定義すれば，その意味が明確である[2,7)]. この用量は個人ごとに異なるので，個体別の値か集団平均かの区別が必要である．

用量反応曲線が推定されているとする．このとき最小有効用量の定義が与えられれば，それは統計的に推定可能である．例えば，臨床的に意味のある反応の大きさ Δ を指定し，用量反応曲線からプラセボとの差が Δ となる用量を逆推定すればよい．あるいは，プラセボとの差が Δ 以上で統計的に有意となる最小の用量を最小有効用量とすることもできる[3,4)]．これらの基準を満たす用量を求めるためには，非常に多くの被験者を必要とする．何人かの著者は，$\mu_k > \mu_1$ であることが統計的に示された用量を有効用量としている．最小有効用量は，動物を対象とする安全性試験でよく用いられる概念であり，その流れでの研究が報告されている[10~15)]．

同様に，最大耐用量という言葉も用いられる．この用語は，細胞毒性を有する抗悪性腫瘍薬の用量の決定で重要な役割を果たしているが，抗悪性腫瘍薬以外でも，受け入れうる毒性の基準を定めることにより，許容される最大用量を推定することができる．したがって，有効な用量の範囲は適切に定義された最小有効用量と最大耐用量のもとで，最小有効用量以上，最大耐用量以下となる．

e. 臨床推奨用量の決定根拠を与えること

臨床推奨用量の決定は，すでに述べたように有効性と安全性に関する用量反応曲線の推定値に基づいて行う．これが意味をもつためには，用量反応関係は統計的に有意であること，最小有効用量，最大耐用量の臨床的な基準が与えられていることが重要である．

f. 検証的用量反応試験と探索的用量反応試験

上坂[16)] は，検証的用量反応試験と探索的用量反応試験を次のように区別している．検証的用量反応試験は，用量反応性の確認とともに，少なくともある指定した用量以上の用量が，プラセボに対して優越性を示すことを確認する試験である．統計的には，多重性を考慮して特定の用量の優越性を示すことにより，当該用量の有効性が第一種の過誤確率を保証した上で確認されたことになる．

他方，b. に述べた用量反応関係の存在を主張することが主目的である試験を探索的用量反応試験といっている．この場合には，特定の用量が他のある特定の用量より優れることを示す必要はないが，用量反応関係が統計的に有意なことを示す必要がある．その条件のもとで用量反応曲線を推定し，臨床推奨用量を暫定的に定めることが可能となる場合がある．しかしこの場合には，決定した臨床推奨

用量の有効性が通常は示されていないので，当該用量の有効性の検証試験が必要であろう．

8.1.2 対象集団の考え方

用量反応試験を説明的試験と考える立場と，実践的試験として考える方がよいとする立場がある．説明的試験の立場では，体内に吸収された薬物量と特定の生体反応の関連を明らかにすることが目的となる．臨床薬理的な作用や代替変数における用量反応関係の説明はその例といえよう．他方，臨床の場における投与量と有効性あるいは安全性の関係を明らかにし，適切な治療用量を推定することを目的とする場合は，実践的試験となる．これは，各試験用量が患者の治療に適切か否かを判断できなければならないからである．したがって試験対象集団は，試験用量を安全に投与することができ，可能な限り試験治療が適用される集団に近いことが望ましい．解析対象集団は，最大の解析対象集団とすべきである．

8.1.3 解 析 変 数

医薬開発では，用量反応関係を求める目的は治療目的の達成に必要な用量を明らかにすることである．したがって，臨床推奨用量あるいは用量範囲を推定するためには，有効性の主要な評価特性として，治療目的に直結した治療効果を評価する特性を用いることが好ましい．主要な観測変数は，ある事象の発生の有無であり，その事象の発生割合を評価するために膨大な被験者数あるいは長期の投与が必要となる場合には，主要な観測変数に直結した代替変数を用いるのが一般的である．安全性に関する用量反応関係の評価では，安全性を総合的にとらえうる変数，薬剤の特性から注目すべき有害作用とみなされる変数，あるいは有害作用の可能性を検索するための個々の安全性に関する変数，などを用いる．

8.2 試験デザイン

各用量の効果は，プラセボとの差で計量される．偏りのない推定値を得るためには，プラセボを含む複数の用量を一定期間投与する必要がある．したがって用量反応試験の最も標準的な試験法は，二重盲検無作為化固定用量並行群試験である．しかし疾患や薬物の性質によっては，固定用量試験を実施することができない場合がある．例えば，患者に直接高用量を投与すると急激に反応が生じるおそれがある場合，あるいは有害作用が出やすい場合には，低用量から順次増量しな

がら反応を観察する．この方法は漸増法と呼ばれる．漸増法では，先行用量の効果と新たに投与した用量の効果が重なり合って，後者の用量の効果を偏りなく推定することができない．そのため注意深い試験計画と特別な解析法によって，できるだけ偏りのない用量反応関係を推定する工夫が必要である．用量反応試験のデザインは，個体間比較デザインと個体内比較デザインに分けることができる．また，固定用量試験と漸増試験に分類することもできる．以下，代表的な用量反応試験デザインとその特徴を考察する[5,6,17~19]．

8.2.1 無作為化固定用量並行群試験

投与期間を T とする．用量 $D_1, \cdots, D_K$ は，それぞれ K 個の患者群のいずれかに無作為に割り付けられる．割り付けられた特定の投与量が期間 T にわたって投与され，その結果が観測される（図8.1）．このデザインの長所と短所を表8.1に示す[2,7]．Temple[6]は，本デザインによる偏りのない用量反応関係の推定の重要性を強調している．

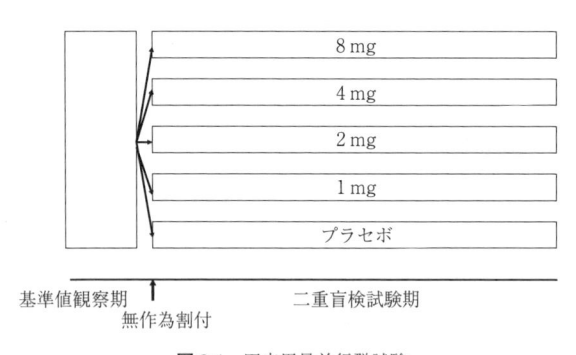

図8.1 固定用量並行群試験

表8.1 固定用量並行群用量反応デザインの特徴

長　　所	短　　所
・デザインとしては簡単であり，実施しやすい ・用量間の偏りのない比較ができる ・母集団用量反応関係が推定できる ・各用量の時間反応関係が推定できる ・有意な用量反応関係の検証により，説得力のある有効性の証拠を提供する ・不測の事態に対処しやすく，中止しても他の用量に影響しない	・高用量群における安全性が問題となりうる ・低用量またはプラセボ群での有効性の欠如が受け入れられない場合がある ・患者ごとの用量反応関係を知ることができない ・薬剤としての有効性（患者ごとの最適な用量での効果）がわからない ・領域によっては，脱落が発生しやすくなる

8.2.2 用量調整期を伴う固定用量並行群試験

最初から高用量を投与することによる危険を回避する方法である．用量 D_k に割り付けられた患者は，通常は最初にプラセボ以外の最小用量が投与され，一定の手順で順次高用量に移行し，一定の期間後に用量 D_k に到達する[6,7]．以後，D_k を最後まで投与する．前半を用量調整期，後半を固定用量期と呼ぶ．目的は固定用量期の用量の効果であるので，固定用量期の投与期間は用量調整期の影響がなくなる程度に十分長くとる必要がある．このデザインを図 8.2，またその長所と短所を表 8.2 に示す．

8.2.3 ラテン方格配置用量反応試験

K 群 K 期からなるラテン方格配置とする．各投与量の効果を偏りなく推定するために持越し効果がないようにすること，および，各期の開始時点での被験者

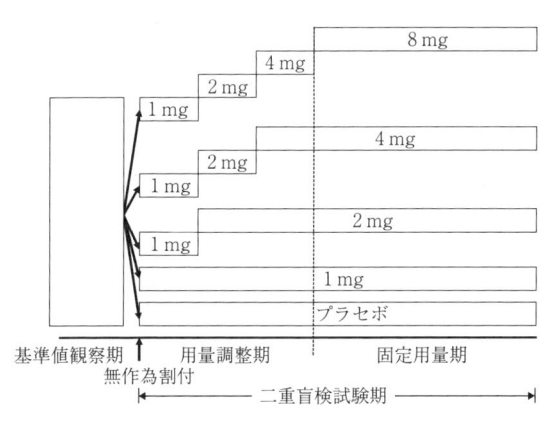

図 8.2 初期漸増型固定用量並行群試験

表 8.2 初期漸増型固定用量並行群用量反応デザインの特徴

長　　所	短　　所
• 用量間の偏りのない比較ができる • 母集団用量反応関係が推定できる • 投与量の調整の手順を含む各用量の時間反応関係が推定できる • 有意な用量反応関係の検証により，説得力のある有効性の証拠を提供する • 不測の事態に対処しやすく，中止しても他の用量に影響しない • 高用量群における安全性の問題が解消される	• 低用量またはプラセボ群での有効性の欠如が受け入れられない場合がある • 患者ごとの用量反応関係を知ることができない • 調整を伴うため，試験期間が長くなる • 薬剤としての有効性（患者ごとの最適な用量での効果）がわからない • 領域によっては，脱落が発生しやすくなる

の状態は,最初の試験開始時点の状態にできるだけ近いことが必要である．また，各用量に対する反応は当該期間の終了までに安定した状態に達していなければならず，投与期間とともに効果あるいは有害作用の発現の仕方が変化する場合には，それらが安定するだけの十分な期間を設けなければならない．これらの条件が満たされなければ，試験期と投与量の組合わせが釣り合っていても偏りが入る可能性がある．詳細は 3.1.3 項を参照されたい．デザインの長所と短所を表 8.3 に示す．

8.2.4 不完備ブロック配置用量反応試験

ラテン方格配置では実施期間が長くなるので，実施上の問題が生じうる．この問題を少なくするために，個々の患者ですべての用量を試験するのでなく，一部の用量のみを実施する不完備ブロックを用いることができる．デザインの妥当性が確保されるための条件は，ラテン方格の場合と同様である．デザインの長所と短所を表 8.4 に示す．

8.2.5 強制増量試験

すべての被験者で，K 個の用量を最小用量から順に最大用量まで投与する．全被験者がすべての用量を投与されるので，最大用量はほとんどの被験者で投与可能であると予測できる用量でなければならない．大多数の被験者が最大用量まで投与されれば，被験者ごとの最適用量の目安が得られる．また，個体別および母集団用量反応関係が推定できる．ただし，先行用量の影響がありうるので，用量反応関係を推定するためにはラテン方格デザインと同様に，前期の投与量の影響

表 8.3 ラテン方格配置用量反応デザインの特徴

長　　所	短　　所
・母集団用量反応関係と個体内用量反応関係が推定できる ・個体内で用量・時間反応関係が推定できる ・有意な用量反応関係の検証により，説得力のある有効性の証拠を提供する ・精度のよい用量間比較ができる	・有効性と安全性について，並行群比較と同様の問題がある ・実施期間が長くなり，かつ脱落が発生しやすくなる ・クロスオーバー試験が適用できる疾患・状況のみでしか適用できない ・解析方法が複雑になる

表 8.4 不完備ブロック配置用量反応デザインの特徴

長　　所	短　　所
・ラテン方格と同様の長所がある ・ラテン方格に比べて実施期間が短縮できる	・ラテン方格と同様の短所がある

が消失し当期の投与量の効果が安定するだけの投与期間が必要である．安全性に関して安全に投与できる投与量を探索することを目的とする場合には，各用量の安全性を評価するのに十分な期間，投与すればよい．プラセボ群を設けることができれば，薬剤としての有効性ならびに安全性が評価できる．デザインの長所と短所を表8.5に示す．

8.2.6 条件付き増量試験

個体内増量試験に基づく用量反応関係の解析では，偏りのない用量反応関係を示すために厳しい前提条件を満たす必要がある．一方，個体内増量試験によって近似的にでも用量反応関係が示されるならば，安全性を確保しつつ，適切な用量を示すという点では非常に有益である．実際の治療にあたっては，投与量は必ずしも一定でなく，患者の状態をみながら投与量を増していく場合が多い．固定用量試験の結果は，その場合に対する適切な情報を与えない．強制増量法では，大多数の患者に最大用量が投与可能でなければならない．しかし，薬剤への感受性の個体差が大きいときには，ある用量で十分な反応が得られれば，それより高用量の投与は適切でない場合がある．また，高用量では安全性が問題となる場合がある．そのようなときには，投与可能な用量を超える用量は投与すべきでない．このように最小用量から投与を開始し，一定の効果が認められた場合あるいは一定の強度の有害事象が発生した場合に増量を中止するのが，条件付き増量試験で

表8.5 強制増量用量反応デザインの特徴

長　　所	短　　所
・最初から高用量を投与することによる危険が回避できる ・低用量を投与されても，いずれは有効な用量を投与される機会がある ・条件付きで個体内用量反応関係が推定できる ・被験者数が少なくてすむ ・プラセボ対照を設けるとき，説得力のある有効性の証拠を提供する	・持越し効果，時期効果などの影響を受け，用量間比較に偏りが入る可能性が高い ・固定用量並行群試験に比べて，実施期間が長くなる ・プラセボ対照がなければ，説得力のある有効性の証拠にはならない ・安全性において個体差が大きい場合には適用できない

表8.6 条件付き増量用量反応デザインの特徴

長　　所	短　　所
・強制増量法と同様の長所がある ・安全性について個体差が大きい場合にも適用できる	・強制増量法と同様の短所がある

ある.この場合には,増量中止の条件を明確に定め,医師間での増量中止に関する判断のばらつきをできる限り小さくする必要がある.本デザインは,安全に投与しうる投与量の範囲を明らかにすること,あるいは有効性と安全性の両面から適切な投与量の範囲を推定するのに有用である.各投与量の投与期間については,他の個体内試験デザインと同様の注意があてはまる.デザインの長所と短所を表8.6 に示した.

8.3　固定用量並行群デザインにおける定性応答の用量反応曲線の推定

8.3.1　用量反応曲線のモデル

薬物の毒性試験では,閾用量の分布を対数正規分布と仮定する場合が多い.この場合には,対数閾用量の分布の平均値と標準偏差によって用量反応関係を記述できるので,これらの2パラメータに関する推測が用量反応関係の解析の課題となる.閾用量の分布を対数正規分布とした用量反応関係の解析法は,プロビット(probit)法と呼ばれる[20].probit とは,probability unit をもとにした造語である.プロビット法では計算が煩雑になるため,正規分布とよく近似し計算が簡単で統計的推測に関する数学的な性質が優れている,ロジット解析[21]がいまでは広く用いられている.ロジット解析でのモデルは,閾用量の分布をロジスティック分布としたモデルに等しい.図 8.3 に平均値が 0,分散が 1 の正規分布とロジスティック分布(スケールパラメータを 0.5513 とした場合)の累積分布曲線を示す.二つの分布はきわめてよく一致しており,最大の差は 0.02267 である.この差は $x = \pm 0.683$ で生じる.

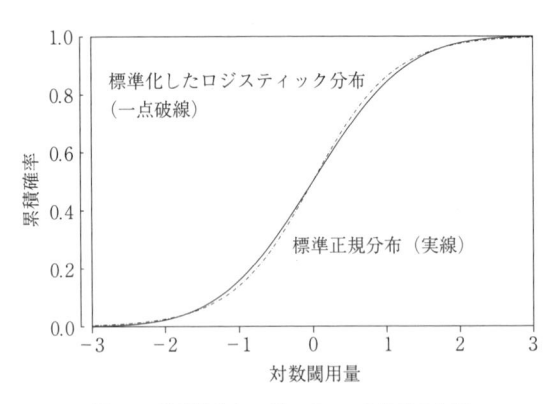

図 8.3　正規分布とロジスティック分布の比較

8.3 固定用量並行群デザインにおける定性応答の用量反応曲線の推定

表8.7 用量反応関係の解析に用いられる分布の分布関数と逆関数

分　布	分布関数	逆関数（結合関数）
正規分布	$(2\pi)^{-1/2}\int_{-\infty}^{x}\exp(-u^2/2)du$	$\Phi^{-1}(q)$
ロジスティック分布	$\{1+\exp(-x)\}^{-1}$	$\log\{q/(1-q)\}$
ログガンマ分布	$\Gamma(\nu)^{-1}\int_{-\infty}^{x}\exp\{\nu u-\exp(u)\}du$	
逆ログガンマ分布	$\Gamma(\nu)^{-1}\int_{-\infty}^{x}\exp\{-\nu u-\exp(-u)\}du$	
第1二重指数分布	$\exp\{-\exp(-x)\}$	$-\log\{-\log(q)\}$
第2二重指数分布	$1-\exp\{-\exp(x)\}$	$\log\{-\log(1-q)\}$
一般化ロジスティック分布	$\{1+\exp(-x)\}^{-\nu}$	$-\log(q^{-1/\lambda}-1)$
逆一般化ロジスティック分布	$1-\{1+\exp(x)\}^{-\nu}$	$\log\{(1-q)^{-1/\lambda}-1\}$

プロビット解析やロジット解析では，対数閾用量の分布が対称であるとしている．しかし，対称とする根拠はない．Prentice[22]は，対数用量のもとで非対称な，F統計量の対数に位置と尺度母数を用いた4パラメーター一般化F分布を導入した．この分布のパラメータを特別な値としたときに得られる分布，およびそれらを拡張した用量反応曲線として有用な分布を表8.7に示す．これらの分布の詳細な性質についてはUesaka[23]を参照されたい．非対称性を扱うもう一つの方法は，用量の変換値に正規分布またはロジスティック分布をあてはめる方法である．上坂ら[24]は，用量のべき変換またはBox-Cox変換[25]のもとで正規分布を仮定する解析を考察している．どのような解析を用いても，解釈を容易にするためにED_Qに関する結果は元尺度上で示すのがよい．

8.3.2　閾用量の母集団分布の推定

以下では，xを対数用量とし，対象母集団の閾用量の分布を $F(x)=F_0([x-\mu]/\sigma)$ とする．ここに，$F_0(x)$ は平均0，尺度母数1の既知の分布の分布関数で，μ と σ は未知とする．$F(x)$ は閾用量がx以下の個体の割合なので，投与量xにおける母反応割合に等しい．試験は無作為化並行群試験とする．K水準の用量 $x_1, \cdots, x_K$ を設定し，用量 x_k で n_k 人が試験され，r_k 人が反応したとする．用量 x_k における母反応割合は $F(x_k)$ に等しいので，反応者数 r_k $(k=1, \cdots, K)$ は独立に指数 n_k，反応確率が $F(x_k)$ の二項分布に従う．未知パラメータ μ と σ の推定には，重み付き最小2乗法や最尤法を用いることができる．モデルを扱いやすくするために，$\alpha=-\mu/\sigma$, $\beta=1/\sigma$ とおく．このとき，分布関数は $F(x)=F_0(\alpha$

$+\beta x)$ と表せる. $F_0(x)$ の密度関数を $f_0(x)$ と表す. また $P_k = F_0(\alpha + \beta x_k)$ $(k = 1, \cdots, K)$ とし, $\boldsymbol{P} = (P_1, \cdots, P_K)'$ と書く.

a. 重み付き最小2乗法によるパラメータの推定

プラセボは含まず, 最小投与量は正の値であるとする. したがって, x は有限の値をとる. 反応確率の推定値を $\tilde{P}_k = r_k/n_k$ $(k = 1, \cdots, K)$ とする. これらは $F(x_k)$ $(k = 1, \cdots, K)$ の標本推定値である. いま, $F(x_k) = F_0(\alpha + \beta x_k)$ より $\alpha + \beta x_k = F_0^{-1}(P_k)$ として α と β を推定することを考える. そこで, $Z_k = F_0^{-1}(\tilde{P}_k)$ $(k = 1, \cdots, K)$ とおき,

$$Z_k = F_0^{-1}(P_k) + \frac{1}{f_0[F_0^{-1}(P_k)]}(\tilde{P}_k - P_k) + o_p(n_k^{-1/2}), \quad k = 1, \cdots, K$$

と展開する. この関係式は

$$\boldsymbol{Z} = \begin{bmatrix} F_0^{-1}(\tilde{P}_1) \\ \vdots \\ F_0^{-1}(\tilde{P}_K) \end{bmatrix}, \boldsymbol{X} = \begin{bmatrix} 1 & x_1 \\ \vdots & \vdots \\ 1 & x_K \end{bmatrix}, \boldsymbol{E} = \begin{bmatrix} \frac{\tilde{P}_1 - P_1}{f_0[F_0^{-1}(P_1)]} \\ \vdots \\ \frac{\tilde{P}_K - P_K}{f_0[F_0^{-1}(P_K)]} \end{bmatrix}, \boldsymbol{V}(\boldsymbol{P}) = \begin{bmatrix} \frac{1}{n_1}\frac{P_1(1-P_1)}{f_0[F_0^{-1}(P_1)]^2} & 0 & 0 \\ 0 & \ddots & 0 \\ 0 & 0 & \frac{1}{n_K}\frac{P_K(1-P_K)}{f_0[F_0^{-1}(P_K)]^2} \end{bmatrix}$$

とおくと

$$\boldsymbol{Z} = \boldsymbol{X}\begin{bmatrix} \alpha \\ \beta \end{bmatrix} + \boldsymbol{E}, \quad \boldsymbol{E} \sim N(\boldsymbol{0}, \boldsymbol{V}(\boldsymbol{P}))$$

と書ける. したがって, $\boldsymbol{V}(\boldsymbol{P})$ をその一致推定値 $\boldsymbol{V}(\tilde{\boldsymbol{P}})$ で代用することにより, 重み付き最小2乗解

$$\begin{bmatrix} \hat{\alpha}_W \\ \hat{\beta}_W \end{bmatrix} = (\boldsymbol{X}'\boldsymbol{V}(\tilde{\boldsymbol{P}})^{-1}\boldsymbol{X})^{-1}\boldsymbol{X}'\boldsymbol{V}(\tilde{\boldsymbol{P}})^{-1}\boldsymbol{Z}$$

が得られる. この推定値の分散共分散行列は, $(\boldsymbol{X}'\boldsymbol{V}(\tilde{\boldsymbol{P}})^{-1}\boldsymbol{X})^{-1}$ で推定される. 反応者数が0, または標本サイズに等しい値をとる確率は0ではないので, 標本サイズが小さい場合は, $\tilde{P}_k = (r_k + 1/2)/(n_k + 1)$ $(k = 1, \cdots, K)$ とする.

b. 重み付き反復最小2乗法による推定

重み付き最小2乗法の正規方程式に現れる分散共分散行列に, P_k の推定値を代入して最小2乗解を求め直すことにより, α と β の推定値を逐次更新して, よりよい α と β の推定値を求めることもできる. この反復推定手順を, 重み付き反復最小2乗法という. いずれも漸近的に有効な推定方式であることが知られている. カテゴリーデータにおけるパラメトリックモデルの推測については, 文献[26~29]を参照されたい.

c. 最尤法による推定

最尤推定は次のようにして行うことができる．対数尤度関数は

$$L(\alpha, \beta ; \boldsymbol{r}) = \sum_{k=1}^{K} [r_k \log F_0(\alpha + \beta x_k) + (n_k - r_k) \log \{1 - F_0(\alpha + \beta x_k)\}]$$

である．ここに，$\boldsymbol{r} = (r_1, \cdots, r_K)'$ とする．したがって，これを最大にする α と β の推定値は，$L(\alpha, \beta ; \boldsymbol{r})$ の α と β による偏微分がそれぞれ 0 となる値である．これは，次の式を逐次反復して解くことで得られる．いま，

$$\boldsymbol{S}(\alpha, \beta) = \begin{bmatrix} S_1(\alpha, \beta) \\ S_2(\alpha, \beta) \end{bmatrix} = \begin{bmatrix} \sum_{k=1}^{K} \dfrac{r_k - n_k P_k}{P_k(1 - P_k)} f_0(\alpha + \beta x_k) \\ \sum_{k=1}^{K} \dfrac{r_k - n_k P_k}{P_k(1 - P_k)} f_0(\alpha + \beta x_k) x_k \end{bmatrix}$$

$$\boldsymbol{I}(\alpha, \beta) = \begin{bmatrix} \sum_{k=1}^{K} \dfrac{n_k}{P_k(1 - P_k)} f_0(\alpha + \beta x_k)^2 & \sum_{k=1}^{K} \dfrac{n_k}{P_k(1 - P_k)} x_k f_0(\alpha + \beta x_k)^2 \\ \sum_{k=1}^{K} \dfrac{n_k}{P_k(1 - P_k)} x_k f_0(\alpha + \beta x_k)^2 & \sum_{k=1}^{K} \dfrac{n_k}{P_k(1 - P_k)} x_k^2 f_0(\alpha + \beta x_k)^2 \end{bmatrix}$$

とおく．パラメータの推定は次の反復推定による．第 m 回の反復で求められた $(\alpha, \beta)'$ を $(\alpha_m, \beta_m)'$ と表す．第 $m+1$ 反復目の値は

$$\begin{bmatrix} \alpha_{m+1} \\ \beta_{m+1} \end{bmatrix} = \begin{bmatrix} \alpha_m \\ \beta_m \end{bmatrix} + \boldsymbol{I}(\alpha_m, \beta_m)^{-1} \boldsymbol{S}(\alpha_m, \beta_m)$$

と計算する．このようにして最終的に推定した値を $(\hat{\alpha}_M, \hat{\beta}_M)'$ と表す．この分散共分散行列推定値は $\boldsymbol{I}(\hat{\alpha}_M, \hat{\beta}_M)^{-1}$ である．最尤推定に用いる初期値には，重み付き最小 2 乗推定値を用いるとよい．

d. モデルの適合度評価

あてはめたモデルの適合度は，χ^2 適合度統計量を用いて評価できる．反応割合の推定値を $\hat{P}_k = F(\hat{\alpha}_*, \hat{\beta}_*)$ $(k=1, \cdots, K)$ とする．ここに，$\hat{\alpha}_*, \hat{\beta}_*$ は最尤推定値または（反復）重み付き最小 2 乗推定値である．適合度統計量は $\chi^2 = \sum_{k=1}^{K} [(r_k - n_k \hat{P}_k)^2 / \{n_k \hat{P}_k (1 - \hat{P}_k)\}]$ であり，自由度は（K − 推定したパラメータ個数）である．

8.3.3 Box-Cox 変換による歪んだ分布のあてはめ

用量の Box-Cox 変換値のもとで $F(x)$ をあてはめるときには，$F(x) = F_0[\alpha + \beta Z_\lambda(x)]$ とする．パラメータの推定においては，λ を細かく動かしながら上記の最尤推定により α と β を推定し，最大尤度を与えるときの λ, α, β を最尤推定値とすればよい．Box-Cox 変換による用量反応曲線の推定については，上坂[24] を参照されたい．

8.3.4 一般化線形モデルによる解析

用量反応関係の解析では,閾用量の分布に言及せず,反応割合と投与量の関係を操作的に記述する方法がとられることが多い.そのモデルは,反応割合の変換値 $\text{link}(r/n)$ に線形モデルを適用する一般化線形モデル[30,31]として記述されている.これらのモデルでは,関数 $\text{link}(r/n)$ は結合関数と呼ばれており,変換値に実体的な解釈はなされない.しかし,通常用いられる結合関数は表8.7の逆関数のいずれかで表され,対数用量の閾値分布として表8.7の連続分布が対応しているので,それに対応する耐薬量分布に基づいて用量反応関係を理解するのが妥当であろう.

8.3.5 順序カテゴリー応答に対する潜在的なパラメトリックモデルの適用

順序カテゴリー応答変数に基づく用量反応曲線として,順序カテゴリーデータの背後に潜在的な連続分布を仮定し,潜在分布の位置パラメータを推定し,位置パラメータに対する用量反応曲線をあてはめることができる[32~34].例えば累積ロジットモデルは,潜在分布としてロジスティック分布を仮定して得られる.

8.3.6 プラセボ反応および無反応がある場合

いままでは,用量が0のとき反応割合は0%,非常な高用量のとき反応割合は100%としていたが,ヒトを対象とする場合にはプラセボ群でも反応割合は正の値をとり,最大の反応割合は100%に達しないのが普通である.プラセボ下での反応割合を c とし,無反応割合を T とする.用量 x における反応割合を $p(x)$ とすると,用量反応関係は

$$p(x) = c + \delta F(x), \qquad \delta = 1 - c - T$$

と表せる[20].この場合,重み付き最小2乗法はうまく適用できないので,最尤法を用いるのがよいであろう.初期値の推定には,観測した最大反応割合と最小反応割合をわずかに修正した値を c および $c+\delta$ の推定値として,プラセボ群を除いて重み付き最小2乗法を適用することができる.

8.4 定量応答における用量反応曲線の推定

$R(x)$ の測定値を $Y(x)$,測定誤差を $e(x)$ として,$Y(x) = R(x) + e(x)$ とする.生体中に存在する物質の濃度を対象とする場合には,薬剤投与前あるいは非投与状態での生体内濃度をベースラインとして加えなければならない.いま,ベース

ライン濃度はある一定の値を中心としてランダムに変動していると仮定し，この一定値を c とする．$R(x)$ にシグモイド $E_{\max}$ モデルを適用すると，観測値は

$$Y(x) = c + R(x) + e(x) = c + \frac{\delta x^\beta}{\theta^\beta + x^\beta} + e(x)$$

と表される．ここに，$e(x)$ は測定誤差と生体内での個体内変動の和である．この場合には，c, δ, β, θ の4パラメータを推定しなければならない．これは先に定性反応の用量反応モデルで述べた，自然反応個体および無反応個体が存在する場合の用量反応モデルを，ロジスティック分布とした場合に一致する．

一般に定量応答におけるモデルでは，誤差項 $e(x)$ は平均0，分散 $\sigma^2(x)$ の正規分布に従う誤差とする．しかし，用量反応試験では，高濃度や低濃度では個体差がそれほど現れず，中間的な反応の濃度範囲で分散が大きくなりやすいために，通常の誤差分散を一様と仮定したモデルとは異なる．4パラメータロジスティック曲線のパラメータ推定法は Finney[35]，Ratkowsky and Reedy[36] らに，また Michaelis-Menten モデルのパラメータ推定は Currie[37]，Cressie and Keightley[38]，Ruppert, et al.[39] らによって研究されている．

8.5　固定用量並行群デザインによる探索的用量反応試験の解析

K 水準の用量 D_k ($k=1, \cdots, K$) でそれぞれ n_k 人が試験されたとする．総標本サイズを n とする．すなわち，$n = n_1 + \cdots + n_K$ である．観測変数を Y とし，第 k 用量における観測値を Y_{kj} ($j=1, \cdots, n_k$) とする．これらは互いに独立で，同一の分布 $F_k(y)$ からの無作為標本と考える．$F_k(y)$ の母平均と母分散をそれぞれ μ_k, σ_k^2 とする．探索的な用量反応試験では，用量反応関係が存在することを示すことが目的である．帰無仮説は，用量反応関係が存在しないことであり，薬剤効果を母平均で比較するとき，

$$H_0 : \mu_1 = \mu_2 = \cdots = \mu_K$$

と表せる．他方，用量反応関係が存在するという対立仮説は，

$$H_1 : \mu_1 \leq \mu_2 \leq \cdots \leq \mu_K \quad \text{かつ} \quad \mu_1 < \mu_K$$

である．「用量反応関係の存在が示される」とは，帰無仮説 H_0 を対立仮説 H_1 に対して検定し，これが所与の有意水準で有意となることである．

ここでは，平均値の間には順序関係だけを仮定しており，特別な単調曲線の形は想定していない．このような平均値に対する順序制約

$$H_{SO} : \mu_1 \leq \mu_2 \leq \cdots \leq \mu_K$$

を単調順序制約[9]という．この順序制約仮説のもとでの母平均を推定する方法は，単調回帰[9]と呼ばれている．もう一つの解析方法は，8.3, 8.4節に示したような特定の単調増加関数を仮定しそのパラメータの推定を通して，最小用量と最大用量の反応差が正の値をとることを示すものである．この方法では，仮定した用量反応曲線の適合性が問題となる．本節では，単調回帰に基づく検定であるBartholomew検定[40]とその変法，および単調関係を表す対比による検定とその変法を扱う．

8.5.1 単調回帰に基づく解析
a. Bartholomewの$\bar{E}^2$検定

反応変数の用量D_kにおける分布は，正規分布$N(\mu_k, \sigma^2)$であるとする．K個の群の平均値を$\boldsymbol{\mu}=(\mu_1, \cdots, \mu_K)$と表す．各用量群の観測値の算術平均と不偏分散を$\bar{Y}_k, s_k^2 (k=1, \cdots, K)$とする．順序制約のない$\boldsymbol{\mu}$の推定値は$\bar{Y}=(\bar{Y}_1, \cdots, \bar{Y}_K)$である．全用量群に共通な分散の最良不偏推定値は$s^2=\sum_{k=1}^{K}(n_k-1)s_k^2/(n-K)$であり，その自由度は$\phi=n-K$である．Bartholomew[40,41]は，分散が等しい正規分布に従う確率変数の平均値に関する単調な順序制約$H_{SO}: \mu_1 \leq \mu_2 \leq \cdots \leq \mu_K$のもとでの，$H_0$の$H_1$に関する尤度比検定を構成した．制約$H_{SO}$のもとでの母平均の最尤推定値は，

$$\hat{\mu}_k = \max_{1 \leq u \leq k} \min_{k \leq v \leq K} \frac{n_u \bar{Y}_u + \cdots + n_v \bar{Y}_v}{n_u + \cdots + n_v}$$

で与えられる[42]．帰無仮説H_0のもとでの全標本にわたる観測値の全平均と全変動，および対立仮説のもとでの群間変動はそれぞれ

$$\bar{\bar{Y}} = \sum_{k=1}^{K}\sum_{j=1}^{n_k} Y_{kj}/n, \quad S_T^2 = \sum_{k=1}^{K}\sum_{j=1}^{n_k}(Y_{kj}-\bar{\bar{Y}})^2, \quad S_B^2 = \sum_{k=1}^{K} n_k(\hat{\mu}_k-\bar{\bar{Y}})^2$$

であり，尤度比検定統計量は$\bar{E}^2 = S_B^2/S_T^2$となる．$\bar{E}^2 \geq x$となる確率はベータ分布の上側確率の加重和

$$H(x; K, \boldsymbol{n}) = \sum_{k=2}^{K} p(k, K; \boldsymbol{n})\left\{1 - B\left(x; \frac{k-1}{2}, \frac{n-k}{2}\right)\right\}$$

である．ここに，$B(x; a, b)$は自由度が(a, b)のベータ分布の累積確率分布関数，$p(k, K; \boldsymbol{n})$は$\hat{\mu}_1, \cdots, \hat{\mu}_K$の中で相異なる値の個数が$k$となる確率を表す．個々の$K, k$における$p(k, K; \boldsymbol{n})$を以下に示す．

はじめに記法を定義する．3個以上の連続する整数からなる集合をIとし，I_1, I_2, I_3はIの空でない互いに素な部分集合で$I = I_1 \cup I_2 \cup I_3$を満たし，$1 \leq i < j \leq 3$の

8.5 固定用量並行群デザインによる探索的用量反応試験の解析

とき，I_i の要素はいずれも I_j のどの要素よりも小さいとする．また，n_{I_j} は整数集合 I_j の要素を添え字とする用量水準の群の標本サイズの総和とする．このとき，

$$\rho(I_1 ; I_2 ; I_3) = -\sqrt{\frac{n_{I_1} n_{I_3}}{(n_{I_1} + n_{I_2})(n_{I_2} + n_{I_3})}}$$

とおく．例えば，$I=\{i, i+1, i+2\}$, $I_1=\{i\}$, $I_2=\{i+1\}$, $I_3=\{i+2\}$ とおくと，

$$\rho(I_1 ; I_2 ; I_3) = \rho(i ; i+1 ; i+2) = -\sqrt{\frac{n_i n_{i+2}}{(n_i + n_{i+1})(n_{i+1} + n_{i+2})}}$$

である．これを ρ_{ii+1} と表す．また，$I=\{1, 2, 3, 4, 5\}$, $I_1=\{1\}$, $I_2=\{2, 3\}$, $I_3=\{4, 5\}$ とすると，

$$\rho(I_1 ; I_2 ; I_3) = \rho(1 ; 2, 3 ; 4, 5) = -\sqrt{\frac{n_1(n_4+n_5)}{(n_1+n_2+n_3)(n_2+n_3+n_4+n_5)}}$$

となる．次に $p(k, K ; \boldsymbol{n})$ を示す．これらの式の求め方については，Barlow, et al.[9] の3.3節を参照のこと．なお，彼らの公式 (3.28) の $p(4, 4; W)$ は $p(3, 4; W)$, (3.29) の 1/2 は 3/8 の誤りである．本書では相関係数を上記の記法で表し，さらに arcsin でなく arccos を用いている．これは，相関係数の記法から直ちにその式が導けるように配慮したこと，およびより少数個の項で表現できるからである．

- $K=3$ の場合：

$$p(2, 3 ; \boldsymbol{n}) = \frac{1}{2}, \qquad p(3, 3 ; \boldsymbol{n}) = \frac{1}{2}\left(1 - \frac{\cos^{-1}\rho_{12}}{\pi}\right)$$

- $K=4$ の場合：

$$p(2, 4 ; \boldsymbol{n}) = \frac{1}{8} + \frac{\cos^{-1}\rho_{12} + \cos^{-1}\rho_{23}}{4\pi}$$

$$p(3, 4 ; \boldsymbol{n}) = \frac{3}{4} - \frac{\cos^{-1}\rho(1 ; 2 ; 3, 4) + \cos^{-1}\rho(1 ; 2, 3 ; 4) + \cos^{-1}\rho(1, 2 ; 3 ; 4)}{4\pi}$$

$$p(4, 4 ; \boldsymbol{n}) = \frac{3}{8} - \frac{\cos^{-1}\rho_{12} + \cos^{-1}\rho_{23}}{4\pi} = \frac{1}{2} - p(2, 4 ; \boldsymbol{n})$$

- $K=5$ の場合：

$$p(2, 5 ; \boldsymbol{n}) = -\frac{1}{4} + \frac{1}{8\pi}(\cos^{-1}\rho_{12} + \cos^{-1}\rho_{34})$$

$$+ \frac{1}{8\pi}\left\{\begin{matrix}\cos^{-1}\rho(1 ; 2 ; 3, 4) + \cos^{-1}\rho(1 ; 2, 3 ; 4) + \cos^{-1}\rho(1, 2 ; 3 ; 4) \\ + \cos^{-1}\rho(2 ; 3 ; 4, 5) + \cos^{-1}\rho(2 ; 3, 4 ; 5) + \cos^{-1}\rho(2, 3 ; 4 ; 5)\end{matrix}\right\}$$

$$p(3, 5 ; \boldsymbol{n}) = \frac{3}{8} + \frac{1}{4\pi}(\cos^{-1}\rho_{12} + \cos^{-1}\rho_{23} + \cos^{-1}\rho_{34})$$

$$-\frac{1}{8\pi}\{\cos^{-1}\rho(1;2,3;4,5)+\cos^{-1}\rho(1,2;3;4,5)+\cos^{-1}\rho(1,2;3,4;5)\}$$

$$-\frac{1}{4\pi^2}\left\{\begin{array}{l}\cos^{-1}\rho_{12}\cos^{-1}\rho(1,2,3;4;5)+\cos^{-1}\rho_{23}\cos^{-1}\rho(1;2,3,4;5)\\+\cos^{-1}\rho_{34}\cos^{-1}\rho(1;2;3,4,5)\end{array}\right\}$$

$$p(4,5;\boldsymbol{n})=\frac{1}{2}-p(2,5;\boldsymbol{n})$$

$$p(5,5;\boldsymbol{n})=\frac{5}{16}-\frac{1}{8\pi}(2\cos^{-1}\rho_{12}+\cos^{-1}\rho_{23}+2\cos^{-1}\rho_{34})+\frac{\cos^{-1}\rho_{12}\cos^{-1}\rho_{34}}{4\pi^2}$$

$p(5,5;\boldsymbol{n})$ は近似値であるが,実用的な精度は十分であると Bartholomew[41] は述べている.より精度の高い値を数値積分によって求める手順が,Miwa, et al.[43] に与えられている.すべての用量群の被験者数が等しいときは

$$p(1,K)=\frac{1}{K}$$

$$p(K,K)=1/K!$$

$$p(k,K)=\frac{1}{K}p(k-1,K-1)+\frac{K-1}{K}p(k,K-1),\qquad k=2,\cdots,K-1$$

である.

b. Barthoromew 型のノンパラメトリック検定(Chacko-Shorack の検定)[42,44]

上述の検定に対応する順位に基づく検定を示す.いま,Y_{kj} ($j=1,\cdots,n_k$) はある連続分布 $F_k(y)$ からの無作為標本であるとする.帰無仮説と対立仮説をそれぞれ

$H_0: F_1(y)=F_2(y)=\cdots=F_K(y)$ がすべての y で成り立つ

$H_1: F_1(y)\geq F_2(y)\geq\cdots\geq F_K(y)$,ある y で少なくとも一つの不等号は厳密に成り立つ

とする.いま,合計 n 人の被験者の観測値の小さい方から数えた Y_{kj} の順位を R_{kj} ($j=1,\cdots,n_k$, $k=1,\cdots,K$) とする.第 k 群における順位平均を $\bar{R}_k$ とする.帰無仮説のもとではすべての順位平均は等しく,$(n+1)/2$ をとる.対立仮説のもとでの順位平均の期待値を $\boldsymbol{\mu}=(\mu_1,\cdots,\mu_K)$ と書く.このとき,対立仮説のもとでは $\mu_1\leq\mu_2\leq\cdots\leq\mu_K$ かつ $\mu_1<\mu_K$ が成り立つので,標本順位平均の推定値がこの順序関係を満たすように平均順位を求める.この操作は,隣り合った 2 用量 D_k, D_{k+1} の順位平均値が不等号を満たさないとき,これら二つの母集団分布 $F_k(y)$, $F_{k+1}(y)$ は等しいとして,二つの標本を併合して順位平均を求めることに相当する.このように修正された順位平均は,次のようにして求められる.

$$\hat{R}_k=\max_{1\leq u\leq k}\min_{k\leq v\leq K}\frac{n_u\bar{R}_u+\cdots+n_v\bar{R}_v}{n_u+\cdots+n_v},\qquad k=1,\cdots,K$$

順位分散は $V_H = \{(n^3-n) - \sum_{g=1}^{G}(t_g^3 - t_g)\}/\{12(n-1)\}$ である．ここに，G は同順位になる観測値の組の個数であり，t_g $(g=1, \cdots, G)$ はそれぞれの同順位の組における観測値の個数である．検定統計量は

$$\bar{H} = \frac{1}{V_H} \sum_{k=1}^{K} n_k \left(\hat{R}_k - \frac{n+1}{2}\right)^2$$

であり，その分布は自由度 $K-k$ $(k=1, \cdots, K-1)$ の χ^2 分布の上側確率の加重和 $\Pr(\bar{H} \geq x) = \sum_{k=2}^{K} p(k, K; \boldsymbol{n})\{1 - G(x; k-1)\}$ である．ここに，$G(x; k)$ は自由度 k の χ^2 分布の分布関数である．

c. 順序カテゴリー変数に対する Bartholomew 型検定

順序カテゴリーデータを同順位の多い順位データとみなして，Chacko-Shorack の検定を適用する．同じカテゴリーに反応した被験者に対しては，同順位の補正を施す．

d. 二値応答に関する Bartholomew の $\bar{\chi}^2$ 検定[40]

反応変数が二値応答の場合にも，順序制約のもとでの尤度比検定による Bartholomew 検定を適用することができる．いま，用量 D_k $(k=1, \cdots, K)$ における反応者数を N_k とし，N_k は母確率 P_k，指数 n_k の二項分布に従う確率変数とする．母確率 P_k の推定値は $\tilde{P}_k = N_k / n_k$ である．帰無仮説と対立仮説をそれぞれ

$H_0 : P_1 = \cdots = P_K$

$H_1 : P_1 \leq \cdots \leq P_K$ かつ少なくとも一つの不等号は厳密に成り立つ

とする．正規分布に従う変数における $\bar{E}^2$ 検定と同様に，順序制約下での反応割合の尤度比検定を考える．順序制約下での反応割合の最尤推定値は，

$$\hat{P}_k = \max_{1 \leq u \leq k} \min_{k \leq v \leq K} \frac{n_u \tilde{P}_u + \cdots + n_v \tilde{P}_v}{n_u + \cdots + n_v}, \quad k=1, \cdots, K$$

である．帰無仮説下での最尤推定値は，$\tilde{P}_0 = (N_1 + \cdots + N_K)/n$ である．尤度比検定統計量は

$$\bar{\chi}^2 = \frac{\sum_{k=1}^{K} n_k (\hat{P}_k - \tilde{P}_0)^2}{\tilde{P}_0 (1 - \tilde{P}_0)}$$

となる．帰無仮説のもとでのこの統計量の漸近的分布は，$\bar{H}$ のそれと同じである．

e. 用量反応試験デザインにおける Bartholomew 型検定のための被験者数の求め方

被験者数の算出の公式を陽の形で式に表すことはできていないので，シミュレーションによって求める．

8.5.2 対比を利用した検定

観測変数 Y は連続な分布 $F_k(y)$ に従い,その母平均を μ_k ($k=1, \cdots, K$) とする.母平均のベクトルを $\boldsymbol{\mu}=(\mu_1, \cdots, \mu_K)$ と書く.用量 D_k ($k=1, \cdots, K$) に対して定数 c_k ($k=1, \cdots, K$) を対応させる.これらの定数は $c_1+\cdots+c_K=0$ および $c_1 \leq c_2 \leq \cdots \leq c_K$ を満たすとする.これらの定数の組をベクトルで $\boldsymbol{c}=(c_1, \cdots, c_K)$ と書く.母平均の一次式 $\varphi(\boldsymbol{c}, \boldsymbol{\mu})=\sum_{k=1}^{K} c_k \mu_k$ を対比という.帰無仮説と対立仮説は

$$H_0: \mu_1=\mu_2=\cdots=\mu_K, \quad H_1: \mu_1 \leq \mu_2 \leq \cdots \leq \mu_K \quad かつ \quad \mu_1 < \mu_K$$

である.帰無仮説のもとでは $\varphi(\boldsymbol{c}, \boldsymbol{\mu})=0$,対立仮説のもとでは $\varphi(\boldsymbol{c}, \boldsymbol{\mu})>0$ となる.対比検定が有意となったとき,用量反応関係が存在することは主張できるが,どの用量段階で最小用量との間に差を示したかは,一般には知ることができない.したがって対比検定は,探索的な用量反応関係の検出を目的としていると考えるのが妥当である.

a. 正規分布の母平均に対する対比検定

$F_k(y)$ は,正規分布 $N(\mu_k, \sigma^2)$ とする.対比の推定値とその分散および分散の推定値はそれぞれ $\hat{\varphi}=\varphi(\boldsymbol{c}, \bar{\boldsymbol{Y}})$, $v(\hat{\varphi})=\sigma^2 \sum_{k=1}^{K} c_k^2/n_k$, $\hat{v}(\hat{\varphi})=s^2 \sum_{k=1}^{K} c_k^2/n_k$ であり,分散推定値の自由度は ϕ である(8.5.1 項 a.).したがって H_0 の H_1 に対する検定統計量は $t_{\varphi}=\hat{\varphi}/\sqrt{\hat{v}(\hat{\varphi})}$ であり,これは自由度 ϕ の Student の t 分布に従う.

b. 正規変数における対比を用いるその他の方法

対比を用いる解析はいろいろ提案されている.それらはいずれも,用量反応曲線の形状を模したいく通りかの対比をあらかじめ定め,それらの同時分布から有意性を判定する方法である.しかし多数の対比を用いると,互いに相関の高い対比を多重的に扱うため,用いる対比の個数と同時分布の複雑さに比べて検出力の向上は小さく,また被験者数の計算も複雑になる.上坂[16]は,ただ一つの対比を用いる場合には,一次対比 ($2k-K-1$ ($k=1, \cdots, K$)) が,一定の検出力を確保するために必要な最大の被験者数を最小にするという意味で,一般に好ましいとしている(本項 g. の表 8.8 参照).Stewart and Ruberg[45]は,二つの対比の組合わせを用いることにより,同様の基準によって最大の被験者数を節約できることを示唆している.また Hirotsu[46]は,最大段差を検出する max-t 法を提案している.

c. 非正規連続変数に対するノンパラメトリック対比検定

8.5.1 項 b. と同様の状況を考える.順位の対比を $\varphi_{\text{rank}}(\boldsymbol{c}, \bar{\boldsymbol{R}})=\sum_{k=1}^{K} c_k \bar{R}_k$ とおく.その期待値は $\varphi_{\text{rank}}(\boldsymbol{c}, \boldsymbol{\mu})$ であり,帰無仮説のもとでは $\varphi_{\text{rank}}(\boldsymbol{c}, \boldsymbol{\mu})=0$,対立仮

説のもとでは $\varphi_{\text{rank}}(\boldsymbol{c}, \boldsymbol{\mu}) > 0$ となる．帰無仮説のもとでの対比の推定値の分散は $v(\varphi_{\text{rank}}) = V_H \sum_{k=1}^{K} c_k^2/n_k$ である．検定統計量を $Z_{\varphi_{\text{rank}}} = \varphi_{\text{rank}}(\boldsymbol{c}, \bar{\boldsymbol{R}})/\sqrt{v(\varphi_{\text{rank}})}$ とする．順位平均の漸近的多変量正規性から，この統計量は帰無仮説のもとで標準正規分布で近似できる．

d. Jonckheere-Terpstra 検定

順序対立仮説に対する代表的な検定に，Jonckheere[47]とTerpstra[48]に提案されたものがある．これをここではJonckheere-Terpstraの検定と呼ぶ．この検定は，被験者数がすべての投与量群で等しいとき，順位平均に関する一次対比の検定に一致する．群の被験者数で重み付けした類似の対比の検定がCuzick[49]により提案されているが，シミュレーションによる検出力の比較の結果，Jonckheere-Terpstra検定とほとんど等しいことが報告されている[50]．Jonckheere-Terpstra方法については，例えば上坂[51]を参照されたい．

e. 順序カテゴリー応答に対するノンパラメトリック対比検定

同一カテゴリーに反応した被験者に対して同順位に関する補正を施し，上記の対比検定またはJonckheere-Terpstraの検定を適用することができる．

f. 二値応答における用量反応関係の解析：Cochran-Armitage 検定

二値応答変数の用量反応関係の検定としては，各用量に与えた評点と応答との相関係数の有意性を調べるCochran-Armitage検定[52,53]が著名である．投与量 D_k の評点を $x_k\ (k=1,\cdots,K)$，ここに $\sum_{k=1}^{K} n_k x_k = 0$，とし，$\varphi = \sum_{k=1}^{K} n_k x_k p_k$ とおく．φ の不偏推定値は $\hat{\varphi} = \sum_{k=1}^{K} n_k x_k \tilde{P}_k$ であり，その分散は $v(\hat{\varphi}) = \sum_{k=1}^{K} x_k^2 P_k(1-P_k) n_k$ である．母確率の推定値の漸近正規性より $Z = (\hat{\varphi} - \varphi)/\sqrt{v(\hat{\varphi})}$ は漸近的に標準正規分布に従う．帰無仮説下では，$\varphi = 0$ であり，$\hat{\varphi}$ の分散の一致推定量として $\hat{v} = \tilde{P}_0 (1-\tilde{P}_0) \sum_{k=1}^{K} x_k^2 n_k$ を用い，検定統計量を $Z = \hat{\varphi}/\sqrt{\hat{v}_0}$ とする．ここに，$\tilde{P}_0$ は帰無仮説下での共通の反応割合 (P_0) の推定値である．大標本では，これは標準正規分布で近似できる．各投与量群の評点 $x_k\ (k=1,\cdots,K)$ を予想される反応割合に比例的にすることにより，検出力の高い検定が実施できる．この検定は，ロジスティック分布における条件付き検定として導かれる[54]が，任意の潜在的な閾用量分布の位置パラメータにおける用量に対する一次回帰モデルのもとで，回帰係数に対する局所最強力検定となることが示されている[55]．しかし，この局所的な性質は薬効が比較的大きな臨床試験にはあてはまらない．この点については，8.7節を参照されたい．小標本，反応割合が0または1に近い，標本サイズが不均一のときには，正規近似検定の第一種の過誤確率が名目水準をかなり上回る場合がある．これは，正確な確率計算によって明らかにされている[56~58]．

g. 対比検定における被験者数の計算

(1) 正規分布における被験者数

正規分布を仮定したときの被験者数の算出公式を次に示す．検定の有意水準を α，検出力を $1-\beta$ とする．対比の値を φ とし，帰無仮説下での対比の値を φ_0 とする．ここでは，$\varphi_0=0$ である．各群の被験者数の構成割合を $\boldsymbol{\pi}=(\pi_1, \cdots, \pi_K)$ とする．検定で必要な第 k 群の被験者数は

$$n_k = \pi_k \left\{ \left(\sum_{i=1}^{K} \frac{c_i^2}{\pi_i} \right) \frac{\sigma^2}{(\varphi-\varphi_0)^2} (z_\alpha + z_\beta)^2 + \frac{z_\alpha^2}{2} \right\}$$

となる．各群の被験者数が等しい場合には，$n_k = (\sum_{i=1}^{K} c_i^2)\{\sigma^2/(\varphi-\varphi_0)^2\}(z_\alpha + z_\beta)^2 + (z_\alpha^2/2K)$ である．例として，$K=4$, $\sigma=1$, $\alpha=0.025$, $\beta=0.20$ としたときの $n_k - z_\alpha^2/2K$ を表 8.8 に示した[16]．

(2) 順位検定を用いる場合

順位検定の場合の被験者数の計算公式は与えられていない．しかし，Student の t 検定に対する順位和検定の漸近相対効率は，任意の連続分布では 86％以上，正規分布では約 95％であることが知られているので，Student の t 検定の被験者数の 15％増しあるいは 5％増しとすることができる．

(3) 二値データにおける被験者数の推定公式

二値データの場合における反応割合の対比に関する検定では，各群の被験者数

表 8.8 帰無仮説を母平均の一様性とし，各母平均ベクトルが真である場合の対比検定で必要な，1 群当たりの被験者数（有意水準：片側 2.5％，検出力：80％）

母平均ベクトル	対　　比				
	$(-1, -1, -1, 3)$	$(-2, -2, 1, 3)$	$(-3, -1, 1, 3)$	$(-3, -1, 2, 2)$	$(-3, 1, 1, 1)$
$(0, 0, 0, 1)$	10.47	15.70	17.44	35.32	94.19
$(0, 0, 0.25, 1)$	12.45	13.38	14.86	22.60	60.28
$(0, 0, 0.5, 1)$	15.07	11.53	12.81	15.70	41.86
$(0, 0, 0.75, 1)$	18.60	10.05	11.16	11.53	30.75
$(0, 0, 1, 1)$	23.55	8.83	9.81	8.83	23.55
$(0, 0.25, 0.5, 1)$	18.60	15.70	14.86	18.68	30.75
$(0, 0.25, 0.75, 1)$	23.55	13.38	12.81	13.38	23.55
$(0, 0.25, 1, 1)$	30.75	11.53	11.16	10.05	18.60
$(0, 0.333, 0.677, 1)$	23.78	15.58	14.04	15.48	23.31
$(0, 0.333, 0.75, 1)$	25.63	14.85	13.44	14.09	21.71
$(0, 0.333, 1, 1)$	33.89	12.71	11.67	10.51	17.30
$(0, 0.5, 0.75, 1)$	30.75	18.68	14.86	15.70	18.60
$(0, 0.5, 1, 1)$	41.86	15.70	12.81	11.53	15.07
$(0, 0.75, 1, 1)$	60.28	22.60	14.86	13.38	12.45
$(0, 1, 1, 1)$	94.19	35.32	17.44	15.70	10.47

は $n_k = \pi_k \{(\sigma_0 z_\alpha + \sigma z_\beta)/(\varphi - \varphi_0)\}^2$ である．ここに，

$$\sigma_0^2 = \left(\sum_{k=1}^{K} \frac{c_k^2}{\pi_k}\right) P_0(1-P_0), \quad P_0 = \sum_{k=1}^{K} \pi_k P_k, \quad \sigma^2 = \sum_{k=1}^{K} \frac{c_k^2 P_k(1-P_k)}{\pi_k}$$

である．

h. 用量反応関係の存在を示すための対比の選択

問題としている状況において可能性のある，いくつかの代表的な用量反応パターンを仮定する．同様に，検定方法としていくつかの用量反応パターンに対応する平均値の対比検定を考える．個々の対比検定について，各用量反応パターンを対立仮説としたときに必要な被験者数を求め，最大の被験者数をその対比検定で必要な被験者数とする．必要被験者数を最小にする対比を用いる検定を，当該試験における用量反応性仮説の検定方法とし，この対比検定における必要被験者数を当該試験に必要な被験者数とする．用量数が4の場合，表8.8から通常は一次傾向対比を用いればよいことがわかる．表8.8では，最大投与量群のエフェクトサイズを1.0としている．したがって，すべての群の被験者数を等しくした場合には，最大用量におけるエフェクトサイズを λ としたときの被験者数 n_k は，表8.8の数字を n_0 とすると，$n_k = n_0/\lambda^2 + z_\alpha^2/2K = n_0/\lambda^2 + 0.48$ となる．

8.6 検証的用量反応試験における検定方法

8.6.1 連続変数の解析

a. Bartholomew型検定の逐次的適用

Bartholomew 検定は，特定の用量の有意性を示すことは目的としていないが，検定が有意なとき，順序制約仮説のもとでは最大用量は対照に優れることが結果的に結論できる．最大用量以外の用量についても，対照に対する優越性を示すためには，逐次高用量群を除いて Bartholomew 検定を適用することにより，有意な結果が得られる用量群数の最大用量までが，有意であると判定できる．

b. 正規変数に関する Willimans の $\bar{t}$ 検定

Williams[59] は，Bartholomew 検定と同じように順序制約仮説下での平均の推定値を用い，最大用量より順次，低用量に向けて検定を進める方法を提案した．Williams 検定は Bartholomew 検定と異なり，対照群を除いた $K-1$ 個の群の間で順序制約に従う平均値の推定値を求める．これを $\tilde{\mu}_2 \leq \cdots \leq \tilde{\mu}_K$ とする．検定は次の手順に従う．いま

$$\bar{t}_{k,K} = \sqrt{\frac{n_1 n_k}{n_1+n_k}} \frac{\tilde{\mu}_k - \bar{Y}_1}{s}, \qquad k=2,\cdots,K$$

とおく.ここに,標本標準偏差は群内不偏分散から求められる併合不偏分散である.$\bar{t}_{k,K}$ の棄却限界を $\bar{t}_{k,K}(\alpha, \phi)$ とする.検定の有意水準を片側 α とする.$k=K$ として $\bar{t}_{K,K}$ を用いて検定し,検定が有意でなければ ($\bar{t}_{K,K} < \bar{t}_{K,K}(\alpha, \phi)$),全試験用量範囲で用量反応関係は有意ではないと結論する.検定が有意であれば,最大用量の反応は有意に対照に優れると結論し,検定は次の段階に進む.以下,順次 $\bar{t}_{K-j,K}$ について $\bar{t}_{K-j,K} < \bar{t}_{K-j,K}(\alpha, \phi)$ ならば検定は有意でないと結論し,逐次検定手順を終了する ($j=1,\cdots,K-1$).検定が有意となった最小の用量水準を k_0 とするとき,$\mu_1 < \mu_{k_0} \leq \cdots \leq \mu_K$ と結論する.

検定統計量の分布は各用量群の被験者数により異なるので,棄却限界の表は対照用量以外の用量群の被験者数が等しい場合について与えられている.Williams[60] は,各2用量群間の被験者数の比が 0.8〜1.25 の範囲であれば,第一種の過誤への影響は小さいと述べている.

c. Williams 型ノンパラメトリック検定 (Shirley-Williams の検定)

観測値は連続であるが正規分布に従うとみなせない場合の,正規分布における Williams の検定に対応する順位検定は,Shirley[61,62] に与えられ,後に Williams[63] により改善された.考える状況および記法は 8.5.1 項 b. と同様である.第 i 段階 ($i=1,\cdots,K-1$) の検定は,$k=K+1-i$ として,用量 $D_1,\cdots,D_k$ のデータだけを用いる.第 h 用量の平均順位を $\bar{R}'_h$ とする ($h=1,\cdots,k$).順位分散を V_{Hk} とする.このとき,

$$\tilde{R}'_k = \max_{2 \leq u \leq k} \frac{n_u \bar{R}'_u + \cdots + \bar{R}'_k}{n_u + \cdots + n_k}$$

とし,検定統計量を

$$\bar{Z}_k = \sqrt{\frac{n_1 n_k}{n_1+n_k}} \frac{\tilde{R}'_k - \bar{R}'_1}{\sqrt{V_{Hk}}}, \qquad k=K, K-1, \cdots, 2$$

とする.有意水準を α とするときの各段階における棄却限界は,Williams 検定における自由度無限大の行の値を用いる.$i=1, 2, \cdots, K-1$ の順に検定し,有意でなくなった段階で検定を停止する.

8.6.2 順序カテゴリー変数における用量反応関係の解析

順序カテゴリー変数に関する解析の一つの方法は,順序カテゴリーを同順位の多い順位データとみなし,分散における同順位補正を施した,例えば Chacko-

Shorck 検定（8.5.1 項 b.）の逐次的適用または Shirley-Williams 検定の適用である．これは順序カテゴリー応答に関する Bartholomew 型検定，あるいは Williams 型検定と呼ぶことができよう．

8.6.3 二値応答変数における用量反応関係の解析
a. Williams 型検定

正規分布における Williams 検定の考え方を，二値データに適用する[64]．検定統計量は

$$\bar{Z}_{k,K} = \sqrt{\frac{n_1 n_k}{n_1 + n_k}} \frac{\hat{P}_k - \tilde{P}_1}{\sqrt{P_0(1-P_0)}}, \quad k=2,\cdots,K, \quad \hat{P}_k = \max_{2 \le u \le k} \min_{k \le v \le K} \frac{n_u \tilde{P}_u + \cdots + n_v \tilde{P}_v}{n_u + \cdots + n_v}, \quad k=2,\cdots,K$$

とする．検定の進め方は，Williams 検定と同様である．ただし，棄却限界は多変量正規分布から導かれ，Williams 検定の数値表の自由度無限大の行がこれを与えている．

b. 参　　考

順序カテゴリー応答のカテゴリー数を 2 として，順序カテゴリーデータの解析に用いた方法を適用することが可能である．例えば，Jonckheere-Terpstra の検定は，標本サイズで重み付けした反応割合の対比となる．二値応答における用量反応関係の存在を検証するための検定法の詳細な議論と比較については，Uesaka[64] を参照されたい．

8.6.4 検証的用量反応試験における被験者数の計算

用量反応関係の存在の検証を主目的とする場合には，全用量水準を対象として想定する用量反応パターンと反応の大きさについて，対比検定，Bartholomew 型の検定，または Williams 型の検定の検出力を調べ，最大の検出力を有する検定と，それに対応する被験者数を求めればよい．一方，特定の用量までは対照に対して有意に優れていることを示したい場合には，その用量のもとでの検出力を保証する必要がある．したがって，Bartholomew 型検定の逐次的な適用または Williams 型検定を選択し，目的とする用量まで有意となる確率を保証する被験者数を推定する．

順序対立仮説に基づく検定により，通常の Dunnett 型の検定に比べて，被験者数を大きく削減できる[64]．次に Bonferroni 型の調整による Dunnett 型検定と Barthoromew 型検定の被験者数の比較の例を示す[16]．ここでは，4 用量（プラセボ，低用量，中用量，高用量）を設定し，母反応割合をそれぞれ 20%，25%，

45％，50％と仮定して，有意水準2.5％の片側検定で，中用量と高用量の2用量でプラセボに対して有意となることを条件とした．Bartholomew検定では，4用量群での検定および最大用量を除いた3用量での検定の双方の検定が，ともに有意水準2.5％で有意となることを条件とした．検出力を80％としたときの必要な被験者数が，Dunnett型検定では1群103例であるのに対して，Bartholomew検定では1群58例であった．

　被験者数を公式を用いて計算できるのは対比検定であり，Williams型検定では簡便法を用いることはできるが，厳密には検出力を逐次計算しながら被験者数を求める必要がある．Bartholomew型検定も同様の方法で被験者数を求める．Williams検定では，各用量のエフェクトサイズの比が一定ならば，最大用量のエフェクトサイズが1の場合の被験者数から，所与の平均値の組に対する被験者数を求めることができる．いま，$(\mu_k - \mu_1)/(\mu_K - \mu_1) = \lambda_k$ ($k=1, \cdots, K$) と表す．最大用量のエフェクトサイズを$\delta = (\mu_K - \mu_1)/\sigma$，平均値の組 $(\mu_1, \cdots, \mu_K)$ を $(\lambda_1, \cdots, \lambda_{K-1}, \delta)$ と表す．全用量群の被験者数が等しいとして，有意水準α，検出力$1-\beta$のときの1治療群の被験者数を$n(\lambda_1, \cdots, \lambda_{K-1}, \delta; \alpha, \beta)$とすると，近似的に$n(\lambda_1, \cdots, \lambda_{K-1}, \delta; \alpha, \beta) = n(\lambda_1, \cdots, \lambda_{K-1}, 1; \alpha, \beta)/\delta^2$となる．したがって，$n(\lambda_1, \cdots, \lambda_{K-1}, 1; \alpha, \beta)$がわかっていればよい．帰無仮説$H_0: \mu_1 = \cdots = \mu_K$の対立仮説$H_k: \mu_1 \leq \cdots \leq \mu_{k-1} < \mu_k \leq \cdots \leq \mu_K$に対する有意水準2.5％の検定に必要な被験者数の一例を表8.9に示す．ここでは，$K=4$としたとき，高用量の2用量がプラセボに優れることを検出する確率を80％または90％とした．この値は，以下の手順で求めた．まず，目的とする検出力の近傍で，数通りの標本サイズを与え，それぞれ1万回のシミュレーションによって検出力を求めた．次いで，検

表8.9 Williams 検定の被験者数

指定検出力	80％		90％	
$(\lambda_1, \cdots, \lambda_{K-1}, \delta)$	被験者数	実検出力	被験者数	実検出力
(0, 0.75, 1.00, 1)	18 (17.1)	82.3	24 (23.4)	90.3
(0, 0.50, 1.00, 1)	19 (18.1)	82.7	23 (22.3)	91.3
(0, 0.33, 1.00, 1)	19 (18.5)	81.5	24 (23.5)	90.5
(0, 0.75, 0.75, 1)	25 (24.8)	80.3	33 (32.5)	90.7
(0, 0.50, 0.75, 1)	29 (28.4)	80.1	38 (37.7)	90.3
(0, 0.33, 0.75, 1)	30 (29.5)	81.1	40 (39.1)	90.5
(0, 0.50, 0.67, 1)	36 (36.4)	81.2	47 (46.1)	90.5
(0, 0.33, 0.50, 1)	63 (62.2)	80.0	83 (82.8)	90.4

被験者数は，二次式により求めた値（括弧内）を切り上げて整数にしたものである．実検出力は，整数の被験者数におけるシミュレーションによる推定値である．

出力曲線を二次式で近似して逆回帰により求めた標本サイズ以上の最小の整数値を求めるべき標本サイズとした．そして，再度検出力推定値が $1-\beta$ 以上であることを確認した．エフェクトサイズを1としているので，$(\lambda_1, \cdots, \lambda_{K-1}, \delta) = (\mu_1, \cdots, \mu_K)$ である．

表8.9より，$(\mu_1, \cdots, \mu_K) = (1, 1.2, 1.4, 1.4)$ の場合には $(\lambda_1, \cdots, \lambda_{K-1}) = (0, 0.5, 1)$，$\delta = 0.4$ なので，必要な標本サイズは検出力80%に対しては $18.1/0.4^2 = 113.1$ だから一群113例となる．シミュレーションで求めた被験者数は112であった．

8.7 その他の方法および検定法の比較

Williams検定では，対照には算術平均を用いている．もし低用量の範囲では効果がほとんど期待できないのであれば，低用量の平均値はそのような用量群全体の併合平均とする方が検出力が上がるであろう．この点を考慮して，Marcus[65]は，対照群も含めた単調回帰による推定値を用いる修正Williams検定統計量を研究し，その分布と棄却限界の表を与えている．広津[66]は，用量群を第 k ($k=1, \cdots, K-1$) 用量以下とそれより高用量の2グループに分割し，この2グループ間の標準化対比を求め，その最大値を検定統計量とする最大対比法を提案している．関連する議論については上坂[51]も参照されたい．

次に，用量反応性の検定法の，第一種の過誤の大きさおよび検出力の比較の結果を述べる．順序対立仮説に対して，順序を考慮しないDunnett型の多重比較，あるいは通常の連続変数に対する F 検定，Kruskal-Wallis検定，またはカテゴリー変数に対する χ^2 検定のような総括検定は，検出力が低いことはよく知られている．Uesaka[64]は，二値応答の場合に限定して8.5.1, 8.5.2項に示した検定法間の比較を行っている．各検定の検出力は用量反応曲線の形状に強く依存し，すべての場合に常に優れている検定はない．比較的広い範囲の対立仮説に対して相対的に高い検出力を有する検定として，Bartholomew検定とWilliams型検定の利用を勧めている．定量応答に関する小標本における検出力の比較についてはBerenson[67]を参照されたい．

8.8 個体内増量試験における用量反応関係の解析

Turri and Stein[7]，Chuang[68,69]，Shih, *et al.*[70]，Chuang-Stein and Shih[71]，上坂[19,72]は，条件付き増量法に基づく用量反応関係の解析を考察した．Sheiner, *et*

$al.^{73)}$ は，降圧薬の試験における母集団薬物動態・薬力学解析を用いた用量反応関係の解析法を示した．本節では，個体内増量試験に基づく個体別用量反応曲線の推定法，母集団用量反応曲線の定義および推定法を述べる．個体別用量反応曲線では，定量的な応答変数を仮定している．反応の有無を問題とする場合には，それが明確に定義されている必要がある．例えば，観測値の平均値があらかじめ定めた値以上であること，明確に定義された事象の発生であること，などである．

8.8.1 個体内増量試験における個体別用量反応関係の解析

強制増量試験では，すべての被験者がすべての投与量を低用量から順次投与される．いま n 人の被験者における観測データを $\boldsymbol{Y}_i = (Y_{i11}, \cdots, Y_{i1n_{i1}}, \cdots, Y_{iK1}, \cdots, Y_{iKn_{iK}})'$ $(i=1, \cdots, n)$ とする．ここに，i は被験者，Y_{ikj} $(j=1, \cdots, n_{ik})$ は投与量 D_k に対する反応の観測値であり，互いに独立に平均 μ_{ik} $(k=1, \cdots, K)$，分散 σ^2 の正規分布に従うとする．いま，被験者 i の用量反応曲線をシグモイド $E_{\max}$ モデル

$$\mu_{ik} = \xi_i + \rho(D_k; \theta_i, \beta_i, \delta_i), \quad k=1, \cdots, K, \quad \rho(d; \theta, \beta, \delta) = \frac{\delta d^\beta}{\theta^\beta + d^\beta}$$

とする．このモデルでは

① 誤差項の独立性と等分散性，
② 時間効果が無視できること，すなわち同一用量では時間に依存して反応が変化しないこと，
③ 既投与量の累積効果を無視できること

を仮定している．同一被験者における繰返し観測値の間にしばしば相関関係が発生するため，特別な形の分散共分散行列を仮定するが，測定間隔が十分長ければ，各観測値は互いに独立と仮定してよい場合が多い．②と③は互いに関連しており分離は困難であるが，投与期間が十分に長ければ既投与量の累積効果や時間効果が無視できると考えられる．したがって，これらの条件が成立しない場合には，各投与量を一定期間，逐次投与した場合の，先行用量の持越し効果または累積効果を含む用量時間反応関係を示す．この用量時間反応関係は，臨床現場での増量治療で期待される反応を表していると解釈できる．Sheiner, $et\ al.^{73)}$ は，薬物の血中濃度の累積濃度と時間効果を考慮したモデルを提案している．

非線形回帰モデルのパラメータは，被験者ごとに最小2乗法により推定する．パラメータが一意的に推定できるためには，4用量以上で観測値が得られていなければならない．それ以外の場合には，特別な考察が必要である．上坂[72)] は，そ

の場合のアルゴリズムを考察している.

8.8.2 個体内増量法における定性反応の母集団用量反応曲線の推定

反応が定量的であっても，反応の大きさに基づいて有効・無効の判断をすることは多い．定量応答による個体別用量反応曲線に基づいて，定性応答による母集団用量反応曲線を次のようにして求めることができる．いま，用量反応パラメータ (θ, β, δ) の個体が任意の用量 d において $\rho(d;\theta, \beta, \delta) \geq C$ のとき，用量 d で反応ありと定義する．そこで，反応の有無を示す関数を

$$R(d;\theta, \beta, \delta) = \begin{cases} 0, & \rho(d;\theta, \beta, \delta) < C \\ 1, & \rho(d;\theta, \beta, \delta) \geq C \end{cases}$$

とおく．これは，階段関数による個体別用量反応曲線である．母集団用量反応曲線は $F(d) = E[R(d;\theta, \beta, \delta)]$ と定義する．ここに，$E[*]$ は個体パラメータ (θ, β, δ) の母集団分布による期待値を表す．いま個々の被験者において，最初に反応が生じる用量は $\rho(d;\hat{\theta}_i, \hat{\beta}_i, \hat{\delta}_i) = C$ の解であり，これを $\hat{d}_i$ $(i = 1, \cdots, n)$ とする．試験したすべての用量で反応が認められている場合には，最小用量以下で反応あり，反応が認められない場合には，最大用量以下では反応なしであることのみがわかる．したがって，それぞれ最小用量で左側打切り，および最大用量で右側打切りが発生したと考える．このような部分情報を用いて，Kaplan-Meier 法などにより $F(d)$ を推定することができる．詳細は上坂[19]を参照されたい．

8.8.3 解 析 の 例 示[19]

ある降圧薬の条件付き増量試験で，各被験者は2週間同一の用量が投与された．ベースラインからの低下量が収縮期血圧で 20 mmHg 以上かつ拡張期血圧で 10 mmHg 以上のとき，または {収縮期血圧の低下量＋2(拡張期血圧の低下量)}/3 のとき反応ありとして同一用量を継続投与され，そうでない場合には反応なしとして次の投与量に増量された．一部の被験者を用い，被験者を無視して描いた散布図を図 8.4 に示す．この図では，各投与量で観測値は幅広く分布している．個体別用量反応曲線をシグモイド E_{max} モデルおよび E_{max} モデルで推定した結果を表 8.10 に示す．また，被験者別の観測値と推定曲線を図 8.5 に示す．E_{max} モデルに比べて，シグモイド E_{max} モデルの方がよく適合していることがわかる．被験者間で用量反応曲線が大きく異なることが明らかである．8.8.2 項の方法に従って，全被験者を用いて推定した母集団用量反応曲線を図 8.6 に示す．

8. 用量反応試験

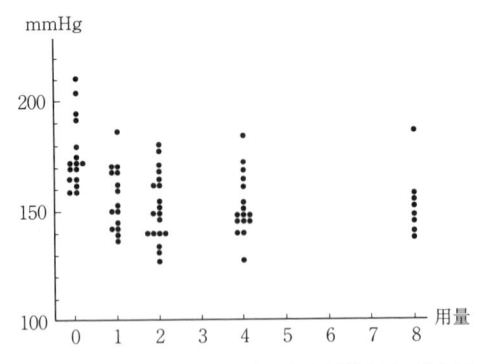

図 8.4 被験者を無視した投与量と収縮期血圧の散布図

表 8.10 $E_{\max}$ モデルによる被験者別の用量反応曲線のパラメータ推定値

症例	シグモイド $E_{\max}$ モデル					$E_{\max}$ モデル			
	ξ	θ	δ	β	σ	ξ	θ	δ	σ
1	163.5	0.14	20.2	1.1	6.5	163.5	0.14	20.7	6.5
2	168.8	3.46	28.2	10.0	9.9	171.3	1.76	25.8	15.0
3	173.0	0.52	30.0	6.9	4.7	172.9	0.06	28.5	8.3
4	176.3	2.00	26.3	10.0	5.1	178.5	34.40	269.4	6.6
5	207.0	0.03	34.7	10.0	14.6	207.0	0.00	34.2	14.5
6	168.7	1.76	25.2	9.2	6.1	170.5	10.00	87.2	10.8

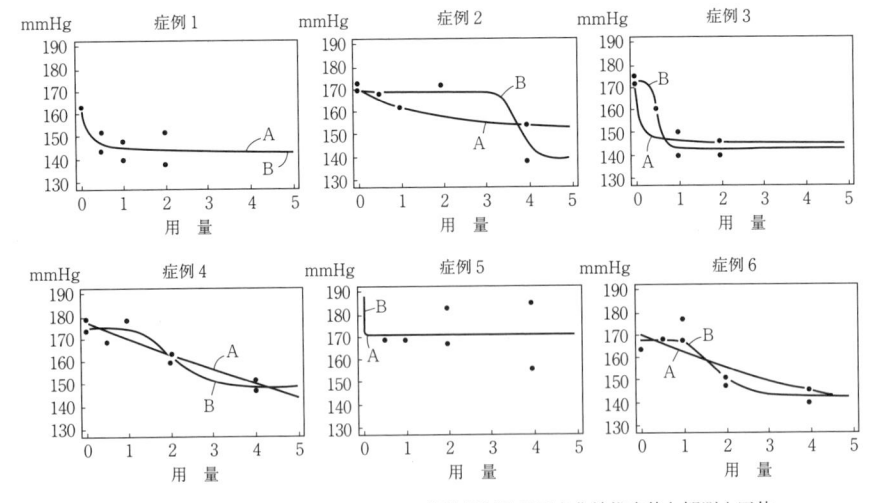

図 8.5 シグモイド $E_{\max}$ モデルによる被験者別用量反応曲線推定値と観測血圧値
A：$E_{\max}$ モデル，B：シグモイド $E_{\max}$ モデル．

8.8 個体内増量試験における用量反応関係の解析

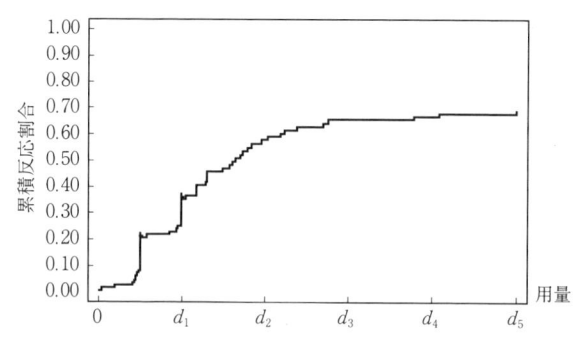

図8.6 個体別用量反応曲線から推定した母集団用量反応曲線

8.8.4 条件付き増量試験における用量反応関係の解析

条件付き増量試験では，試験薬に反応しやすい被験者は，低用量で効果が得られるか，あるいは安全性の問題が発生するかのいずれかのために高用量は投与されない．したがって，高用量が投与される被験者は有効性において試験薬に反応しにくく，かつ有害作用に対しても耐性を有する被験者といえる．そのため，最終時点で投与された用量で事後的に層別して用量ごとに求めた有効率は，用量反応関係を表さないことが多い．条件付き増量法では，累積用量反応割合を用いて用量反応関係を推定することができる[72]．累積反応割合の推定では次の条件を仮定する．

(1) 各用量での投与期間は十分長く，当該用量での反応は先行用量に依存しないこと．
(2) 反応は，各投与量を一定期間投与した後には安定しており，時間とともに反応の大きさが系統的に変化しないこと．
(3) ある用量で反応が認められたのであれば，それより高用量では必ず反応が認められること．

試験計画に従えば，各被験者はある用量で有効と認められれば，それより高い用量は投与されない．そこで，被験者iで最初に反応が認められた用量をdとして，$Y_i = d$ $(i = 1, \cdots, n)$ とおく．反応を示さない状態で用量D_kまで投与され中止された場合，およびD_kより高用量への増量がなされなかった場合には$Y_i > D_k$という情報しか得られないので，観察途中の打切りとなる．ときに，ある用量で反応していながら，試験計画に違反してさらに増量されることがあるが，この場合にも，最初に反応した用量dを$Y_i = d$とする．累積反応割合は

$$q(D_k) = \Pr(Y_i \leq D_k), \quad k = 1, \cdots, K$$

表 8.11 各用量における被験者数と事象別人数

用量	被験者	脱落	反応者	無反応者		
				維持	増量	計
D_1	n_0	W_1	R_1	M_1	n_1	S_1
D_2	n_1	W_2	R_2	M_2	n_2	S_2
⋮	⋮	⋮	⋮	⋮	⋮	⋮
D_K	n_{K-1}	W_K	R_K			S_K

で定義する．用量反応関係の式 $Q(d)$ は $d_i\ (i=1,\cdots,n)$ に基づく Kaplan-Meier 推定値で与えられる．これを計算しやすくするために表 8.11 のような表を作成する．

累積反応割合は次式で推定できる．

$$q(D_k) = 1 - \prod_{j=1}^{k} \frac{S_j}{n_{j-1} - W_j}, \qquad k=1,\cdots,K$$

また，累積反応割合の信頼区間は，Breslow and Crowley[74] による $q(D_1),\cdots,q(D_K)$ の分散共分散行列推定値と累積反応割合推定値の漸近正規性より，次のように求めることができる．まず，$q(D_k)$ と $q(D_h)$ の分散または共分散は

$$v_{kh}^* = \{1-q(D_k)\}\{1-q(D_h)\} v_{kh}, \quad v_{kh} = \sum_{j=1}^{\min(k,h)} \frac{R_j}{(n_{j-1}-W_j)(n_{j-1}-W_j-R_j)}$$

で推定できる．ここに $\{v_{kh}\}$ は $\log\{1-q(D_k)\}$ と $\log\{1-q(D_h)\}$ の分散・共分散である．したがって，$q(D_k)$ の信頼係数 $1-\alpha$ の両側信頼区間の下側および上側信頼限界は Cox and Okes[75] に従い，それぞれ

$$\underline{q}(D_k) = 1 - \{1-q(D_k)\}\exp(Z_{\alpha/2}\sqrt{v_{kk}}), \quad \bar{q}(D_k) = 1 - \{1-q(D_k)\}\exp(-Z_{\alpha/2}\sqrt{v_{kk}})$$

または，

$$\underline{q}(D_k) = q(D_k) - Z_{\alpha/2}\sqrt{v_{kk}^*}, \quad \bar{q}(D_k) = q(D_k) + Z_{\alpha/2}\sqrt{v_{kk}^*}$$

とできる．

この方法は，反応の非可逆性，すなわち上記の条件 (3) を仮定している．この条件が成立しない場合には，条件 (1) と (2) のもとで最初に反応する投与量の分布を推定していると解釈する．反応変数が定量的で，観測値がある一定値を超えたときに反応ありと定義する場合には，反応を安定にするために，複数の観測値の平均値から反応の有無を判定する必要がある．また，観測変数の分散の大きさに依存して，高用量における累積反応割合が過大に推定されることに注意する必要がある．例題および詳細な議論は上坂[72]を参照されたい．

9

2治療の比較における
無作為化並行群試験の計画と解析

　有効性の検証のためには，優越性試験によって対照薬より被験薬が優れていることを示すことが最も説得力をもつと，「臨床試験のための統計的原則」[1]および「臨床試験における対照群の選択とそれに関連する諸問題」[2]は述べている．実薬対照試験で被験薬が実対照薬に優れることを示すためには，実対照薬の効果がプラセボに劣っていないことを前提とする．さらに，実対照薬がプラセボに対して明確に優越性を示した試験と同一の患者母集団，用法・用量，投与期間，併用治療，評価基準の条件下で被験薬が実対照薬に対して有意に優れている必要がある．

　検証試験は通常，治療効果の存在を示すことが主要な目的であるが，治療効果の検出力を高め，結果の一般化可能性を確保するために，層別因子を考慮することが重要である．層別因子には，その性格によって，①ブリッジング試験[3]または多地域試験[4]における民族や地域のように，治療間差の層間比較を主要な解析に含むもの，②性，重症度，病型など，その因子の薬効への影響を治療で考慮すべきか否かに関心がもたれるもの，そして③多施設試験における施設，国際共同試験における国のように，因子効果の影響を治療で考慮するためというよりは，比較精度の向上と結果の一般化を主たる目的とするもの，がある．

　本章では，初めに9.1節で層別因子を含まない2群比較における検出力および標本サイズについて述べる．次いで9.2節で層別因子を含む試験の解析方法を，正規分布モデルを用いて述べる．最後に9.3節で多施設試験の解析を述べる．

9.1　優越性試験の計画

　治療効果を表す変数を X とし，X は値が大きいほど好ましいとする．被験薬を T，対照薬を C とする．治療 i $(i=T, C)$ の被験者数を n_i，観測値の平均値を $\bar{X}_i$ とする．$n_{\cdot}=n_T+n_C$ とおく．2治療法の治療効果が全く等しいとき，二つの

観測値標本は同じ母集団分布からの二つの無作為標本となる．したがって何らかの形で分布が異なるならば，効果が異なるとみなす．分布の違いは，平均値のみ，分散のみ，平均値と分散の双方，あるいは分布の形が異なる場合など様々である．通常，効果の差を平均値の差で計量するが，この場合には暗黙に，分布の形状や散布度が似ていることを前提としている．薬剤効果に関する統計的なモデルの考え方については，Lehmann[5]，上坂[6]などを参照されたい．2標本の検定については多くの成書や文献があるので，一般の分布や尺度に関しては省略し，主要な文献を示すにとどめる．

9.1.1 正規分布を仮定した標本サイズの問題

被験薬群および対照薬群の観測値は，分散が共通な正規母集団 $N(\mu_i, \sigma^2)$ ($i = T, C$) からの無作為標本とする．被験薬の対照薬に対する優越性は，帰無仮説 $H_0: \mu_T \leq \mu_C$ に対して対立仮説 $H_1: \mu_T > \mu_C$ を示すことで検証できる．母平均値の差を $\delta = \mu_T - \mu_C$ と表す．検定の有意水準を α とする．仮説 H_0 の H_1 に対する有意水準 α の検定は，自由度 $\phi = n. - 2$ の Student の t 検定統計量 $t = (\bar{X}_{T\cdot} - \bar{X}_{C\cdot})/se = (Z + \gamma)/(s/\sigma)$ により与えられる．ここに，s は標本標準偏差，se は $\hat{\delta} = (\bar{X}_{T\cdot} - \bar{X}_{C\cdot})$ の標準偏差推定値，Z は標準正規変数，$\gamma = \sqrt{n_T n_C / n.} \, \lambda$ ($\lambda = \delta/\sigma$) である．λ はエフェクトサイズ，γ は非心 t 分布の非心パラメータである．薬剤間差 δ の信頼係数 $1 - 2\alpha$ の両側信頼区間は，$(\hat{\delta} - se \cdot t(\alpha;\phi), \hat{\delta} + se \cdot t(\alpha;\phi))$ である．ここに，$t(\alpha;\phi)$ は自由度 ϕ の t 分布の上側 α 点である．優越性仮説は片側仮説であるが，信頼区間は差の大きさの存在範囲を推定しているので，両側信頼区間を示すことに意味がある．

この検定の検出力を ψ と表す．$\delta > 0$ のとき，検出力は非心 t 分布に関する近似式[7] $\psi = 1 - \Phi[\{t(\alpha;\phi)\omega - \lambda\}/\sqrt{1 + t^2(\alpha;\phi)(1-\omega^2)}]$ で求められる．ここに，$\omega = 1 - 1/4\phi$ である．

有意水準 α の片側検定で，検出力 $1 - \beta$ を与える最小の総被験者数を N とし，被験薬群と対照薬群への被験者数の配分比を $\pi : 1 - \pi$ とすると，被験者数は次式のようになる．

$$N_T = \pi N, \quad N_C = (1-\pi)N, \quad N = \frac{1}{\pi(1-\pi)}\left(\frac{z_\alpha + z_\beta}{\lambda}\right)^2 + \frac{z_\alpha^2}{2}$$

ここに，z_α と z_β はそれぞれ，標準正規分布の上側 α 点と β 点とする．右辺第2項は Student の t 検定を用いることによる補正項である[7]．エフェクトサイズの推定値として，母平均値の差と母標準偏差の点推定値の比を用いると，被験者数

表9.1 2群比較における被験者数（片側検定の場合）

有意水準 (%)	検出力 (%)	エフェクトサイズ									
		0.1	0.2	0.3	0.4	0.5	0.6	0.7	0.8	0.9	1
0.5	80	2339	587	263	149	97	68	51	40	32	27
	90	2979	747	334	189	122	86	64	50	40	33
1.0	80	2010	505	226	128	83	58	44	34	27	23
	90	2606	654	292	165	107	75	56	43	35	29
2.5	80	1572	394	176	100	65	46	34	26	21	18
	90	2103	527	235	133	86	60	45	35	28	23
5.0	80	1238	310	139	79	51	36	27	21	17	14
	90	1714	430	192	108	70	49	36	28	22	18

を過小評価する可能性が高い．上坂[8]は，片側信頼区間の信頼係数を70%とする δ の下限値 δ_L と σ の上限値 σ_U から求めたエフェクトサイズである $\lambda_{DCL}=\delta_L/\sigma_U$ を用いる方法（二重信頼限界法），およびエフェクトサイズの下側信頼限界

$$\lambda_L = \left(\frac{\hat{\delta}}{s}\right)\left(1-\frac{1}{4\phi}\right) - z_\alpha \sqrt{\frac{n_.}{n_C n_T}\left\{1+\frac{n_T n_C}{2n_.\phi}\left(\frac{\hat{\delta}}{s}\right)^2\right\}}$$

を用いる方法（エフェクトサイズ信頼限界法）を提案した．被験者数はエフェクトサイズ，検出力，有意水準，および被験薬と対照薬への配分比が定まれば，一意的に公式で与えられる．前3条件が与えられれば，最少の被験者数は配分比 π が0.5のときに達成される．被験者数の目安を考えるための参考として，有意水準片側0.5%，1%，2.5%，5%，検出力80%，90%とするときの被験者数を表9.1に示す．

9.1.2 正規分布以外の分布の場合

観測値が正規分布から大きくずれているとき，一般には，平均値の差は効果の差を表す適切な指標ではない．また，平均値が意味をもつ場合であっても，Student の t 検定における真の第一種の過誤確率が有意水準を大きく上回る場合や，他の検定に比べて検出力が劣る場合も多い（4.8.3～4.8.5項参照）．母集団分布の形に依存しない検定法の代表的な検定は，Wilcoxon の順位和検定（これは Mann-Whitney 検定と同等）である．分布に依存しない治療間の差を表す指標として，優越確率差（2.5.2項 a. 参照）[6]を用いることができる．優越確率差の推定値と信頼区間の計算については，Shirahata[9]，Fligner and Policello[10]，Brunner, et al.[11]，効果の指標としての利用については Halperin, et al.[12] も参考にされたい．これらの結果をもとにして，Wilcoxon の順位和検定の標本サイズを計算するこ

とができる．これについてはまた Wang, et al.[13] も参照されたい．2群の分布形状が等しく，中央値が δ だけ異なるモデル（位置移動モデル）における δ の信頼区間は，Lehmann[14] に与えられている．

順序カテゴリーデータには，タイの修正を施した Wilcoxon の順位和検定が適用できる．そして，効果の差は優越確率差で計量できる．その推定値の分散，信頼区間および検出力の近似公式は，上坂・後藤[15] が与えている．また検出力の近似公式から，被験者数の計算ができる．これらについては Kolassa[16] も参照されたい．さらに薬剤群間の差の尺度として，一般化対数オッズ比を用いることもできる[17]．順序カテゴリーデータにおける2群比較の方法は，これ以外にも多数提案されている．種々の対立仮説の考え方ならびに対応する解析方法については，文献[6,15,17] を参照されたい．

二値応答データでは，薬効差の指標として反応割合の差，オッズ比，あるいはリスク比が用いられる．優越性仮説の検定では，いずれの指標を用いても同等である．仮説検定ならびに薬効差の指標の大標本における信頼区間については，佐藤[18] を参照されたい．標本サイズが小さい場合や反応割合が0または1に近い場合には，Fisher の直接確率計算法[19] とも呼ばれる Fisher-Irwin 検定が好ましい[19~22]．

9.2　層別割付試験における優越性仮説の評価

9.2.1　治療法と層の交互作用の定義と解析方針

対象患者母集団 Ω は，b 個の層 $\Omega_1, \cdots, \Omega_b$ に分割されており，各層の構成割合が $\omega_1, \cdots, \omega_b$ であるとする．治療 i の，第 j 層における被験者数を n_{ij}，観測値を X_{ijk} ($k=1, \cdots, n_{ij}$) とし，平均値を $\bar{X}_{ij}$．($j=1, \cdots, b$, $i=T, C$) とする．観測値 X_{ijk} は，分散が共通な正規分布 $N(\mu_{ij}, \sigma^2)$ に従うとする．各層での2治療法の母平均の差を $\delta_j = \mu_{Tj} - \mu_{Cj}$ ($j=1, \cdots, b$) とおく．全母集団 Ω における薬剤間の差は，$\delta_\Omega = \sum_{j=1}^{b} \omega_j \delta_j$ である．すべての層にわたって2治療法間の差が一定，すなわち治療法と層別因子の交互作用はない（これを仮説として $H_{0I}: \delta_1 = \cdots = \delta_b = \delta_\Omega$ と表す）のであれば，全集団での治療間差に関する結論は各層に適用できる．しかし，差は層間で異なっている（治療法と層の交互作用がある）可能性がある．すべての層で被験薬が対照薬より優れている（すなわち，$\delta_j > 0$ ($j=1, \cdots, b$)；量的交互作用）のであれば，層の構成割合によらず $\delta_\Omega > 0$ となる．このため，いずれの層でも治療間差が臨床的に0と同等とみなされる差より大きいという前提のもとで，治療効果に関する全集団における定性的な結論は各層に適用で

きる．被験薬と対照薬との優劣関係が異なる層がある場合（質的交互作用）[23]には，δ_Ω は層の構成割合によって符号が正あるいは負になり，δ_Ω に関する結論を各層に適用できない．

一般に，試験における各層の被験者の構成割合は母集団でのそれらとは異なるため，H_{0I} が成り立たないなら δ_Ω の不偏推定値は得られない．試験の主たる目的は，通常，薬効差は母集団全体で比較的一様であると仮定して，被験薬が対照薬より優れていることを検証するとともに，母集団に期待される差の大きさを推定することである．この点を考慮して，「臨床試験のための統計的原則」[1]では次の解析手順を推奨している．

(1) 最初に交互作用がないと仮定して，2薬剤の差 δ_Ω の有意性を調べる．
(2) 差が認められた場合に交互作用を評価し，その結論を試験対象患者母集団全体に適用できるか否かを調べる．
(3) 交互作用が無視できる場合には，すべての層にわたって差は等しいとみなして，差 δ_Ω を推定する．
(4) 交互作用が存在する場合には，交互作用の生じた理由を探索し，必要に応じて各層での薬効の大きさを推定する．

一般に，臨床試験では層ごとの各治療群の被験者数を等しくすることが困難である．このような繰返し数不ぞろいの二元分類分散分析には，線形推定の一般論を適用すればよい[24~26]．その一般的な式は簡明であるが，具体的な推定値や検定の構造がわかりにくい．ここでは理解を助けるために，具体的に式を示して解説する．

9.2.2 重み付き平均による解析

a. 準　　備

各層での治療間差 δ_j の不偏推定値は，交互作用の有無にかかわらず $\hat{\delta}_j = \bar{X}_{Tj\cdot} - \bar{X}_{Cj\cdot}$ であり，その分散を $v(\hat{\delta}_j)$ と表す．$v(\hat{\delta}_j) = 2\sigma^2/\bar{n}_{\cdot j}^{(H)}$ である．ここに，$\bar{n}_{\cdot j}^{(H)} = 2n_{Tj}n_{Cj}/n_{\cdot j}$ $(j=1,\cdots,b)$ である．そこで，$w_j = \bar{n}_{\cdot j}^{(H)}/2$ $(j=1,\cdots,b)$，$W = \sum_{j=1}^{b} w_j$ とし，重み付き平均 $\hat{\delta}_W = (\sum_{j=1}^{b} w_j \hat{\delta}_j)/W$ を定義する．その分散を $v(\hat{\delta}_W)$ と表す．$v(\hat{\delta}_W) = \sigma^2/W$ である．重みが各層の構成割合に比例するとき，$\hat{\delta}_W$ は治療間差 δ_Ω の不偏推定値となる．いま，$SST = \sum_{i=T}^{C} \sum_{j=1}^{b} \sum_{k=1}^{n_{ij}} X_{ijk}^2$，$SSE = \sum_{i=T}^{C} \sum_{j=1}^{b} \sum_{k=1}^{n_{ij}} (X_{ijk} - \bar{X}_{ij\cdot})^2$ とおく．また，$n_{\cdot\cdot} = \sum_{j=1}^{b} n_{\cdot j}$ とおく．SSE の自由度は $\phi_E = n_{\cdot\cdot} - 2b$ である．誤差分散の不偏推定値は $s^2 = SSE/\phi_E$ である．

b. 交互作用がないと仮定した解析

各層の各治療群における母平均の構造モデルを

$$M_1: \mu_{ij} = \mu + \alpha_i + \beta_j, \quad i=T, C, \quad j=1, \cdots, b, \quad \alpha_T + \alpha_C = 0, \quad \beta_1 + \cdots + \beta_b = 0$$

と表す．$\alpha_T - \alpha_C = \delta_\Omega$である．パラメータ μ, α_i, β_j の推定値はそれぞれ

$$\hat{\mu} = \frac{1}{b}\left(\sum_{j=1}^b \bar{X}_{\cdot j \cdot} - \frac{\hat{\delta}_W}{2}\sum_{j=1}^b \frac{n_{Tj}-n_{Cj}}{n_{\cdot j}}\right)$$

$$\hat{\alpha}_T = -\hat{\alpha}_C = \frac{\hat{\delta}_W}{2}, \quad \hat{\beta}_j = \bar{X}_{\cdot j \cdot} - \hat{\mu} - \frac{n_{Tj}-n_{Cj}}{n_{\cdot j}}\frac{\hat{\delta}_W}{2}, \quad j=1, \cdots, b$$

となる．ここに，$\bar{X}_{\cdot j \cdot} = (\sum_{i=T}^C n_{ij}\bar{X}_{ij\cdot})/n_{\cdot j}$ $(j=1, \cdots, b)$ とする．要因効果の総平方和を $SSF(\mu, \alpha, \beta)$，残差平方和を $SSR(\mu, \alpha, \beta)$ とおく．これらはそれぞれ $SSF(\mu, \alpha, \beta) = \sum_{j=1}^b n_{\cdot j}\bar{X}_{\cdot j \cdot}^2 + W\hat{\delta}_W^2$，$SSR(\mu, \alpha, \beta) = SST - SSF(\mu, \alpha, \beta)$ である．$SSR(\mu, \alpha, \beta)$ の自由度は $\phi_R = n_{\cdot\cdot} - b - 1$ であり，誤差分散の不偏推定値は $s_R^2 = SSR(\mu, \alpha, \beta)/\phi_R$ となる．治療主効果に関する仮説 $\delta_\Omega = 0$ の検定統計量として，自由度 ϕ_R の Student の t 統計量 $t_W = \sqrt{W}\hat{\delta}_W/s_R$ を用いる．t_W の非心度は $\gamma_W = \sqrt{W}\delta_\Omega/\sigma$ である．

層別因子主効果の検定を考えよう．層別因子を含まないモデルの要因平方和を $SSF(\mu, \alpha)$ と書く．これは，$SSF(\mu, \alpha) = n_T \bar{X}_{T\cdot\cdot}^2 + n_C \bar{X}_{C\cdot\cdot}^2$ である．ここに，$n_{i\cdot} = n_{i1} + \cdots + n_{ib}$，$\bar{X}_{i\cdot\cdot} = (\sum_{j=1}^b n_{ij}\bar{X}_{ij\cdot})/n_{i\cdot}$ とする．層別因子主効果の平方和は $SSF(\beta|\mu, \alpha) = SSF(\mu, \alpha, \beta) - SSF(\mu, \alpha) = \sum_{j=1}^b n_{\cdot j}\bar{X}_{\cdot j\cdot}^2 + W\hat{\delta}_W^2 - (n_T \bar{X}_{T\cdot\cdot}^2 + n_C \bar{X}_{C\cdot\cdot}^2)$ であり，その期待値は $E[SSF(\beta|\alpha, \mu)] = (b-1)(\sigma^2 + B)$ となる．ここに，$B = \sum_{i=T}^C \sum_{j=1}^b n_{ij}(\beta_j - \bar{\beta}_{W,i})^2/(b-1)$，$\bar{\beta}_{W,i} = (n_{i1}\beta_1 + \cdots + n_{ib}\beta_b)/n_{i\cdot}$ $(i=T, C)$ である．したがって層別因子の主効果の検定は，$B=0$ のとき，$F = \{SSF(\beta|\mu, \alpha)/(b-1)\}/s_R^2$ が自由度 $(b-1, \phi_R)$ の中心 F 分布に従うことを用いて行う．

c. 交互作用を含むモデルと交互作用の検定

交互作用を含むモデルは，平均値に対して制約のないモデル M_0 で表される．

$$M_0: X_{ijk} = \mu_{ij} + e_{ijk}, \quad i=T, C, \quad j=1, \cdots, b$$

交互作用の検定は，モデル M_0 とモデル M_1 の要因平方和の差を用いて行うことができる．モデル M_0 の要因平方和を $SSF(\mu, \alpha, \beta, \gamma)$，交互作用平方和を $SSF(\gamma|\mu, \alpha, \beta)$ と表す．$SSF(\mu, \alpha, \beta, \gamma) = \sum_{i=T}^C \sum_{j=1}^b n_{ij}\bar{X}_{ij\cdot}^2$ より，

$$SSF(\gamma|\mu, \alpha, \beta) = SSF(\mu, \alpha, \beta, \gamma) - SSF(\mu, \alpha, \beta) = \sum_{j=1}^b \frac{\bar{n}_{\cdot j}^{(H)}(\hat{\delta}_j - \hat{\delta}_W)^2}{2}$$

となる．$MS_{A \times B} = SSF(\gamma|\mu, \alpha, \beta)/(b-1)$ とおく．いま $\Gamma = \sum_{j=1}^b \bar{n}_{\cdot j}^{(H)}(\delta_j - \delta_W)^2/\{2(b-1)\}$ とおくと，$E[MS_{A \times B}] = \Gamma + \sigma^2$ である．仮説 H_{0I} の検定統計量は $F = MS_{A \times B}/s^2$ であり，M_1 のもとで自由度 $(b-1, \phi_E)$ の F 分布に従う．M_0 のもとで

9.2 層別割付試験における優越性仮説の評価

表 9.2 a 層別因子がある場合の 2 薬剤に関する並行群試験の分散分析表（主効果モデルの検定）

要因	平方和	自由度	平均平方和	期待値	F 値
要因総平方和 (M_1)	$SSF(\mu, \alpha, \boldsymbol{\beta})$	$b+1$			
調整済み層別因子主効果	$SSF(\boldsymbol{\beta}\|\mu, \alpha)$	$b-1$	MS_B	$\sigma^2 + B$	MS_B/s_R^2
調整済み治療主効果	$W\hat{\delta}_W^2$	1	$W\hat{\delta}_W^2$	$\sigma^2 + W\delta_W^2$	$W\hat{\delta}_W^2/s_R^2$
残差	SSR	$n_{..} - b - 1$	s_R^2	σ^2	
モデル (M_0) 全平方和	SST	$n_{..}$			

表 9.2 b 層別因子がある場合の 2 薬剤に関する並行群試験の分散分析表（交互作用の検定）

要因	平方和	自由度	平均平方和	期待値	F 値
要因総平方和 (M_0)	$SSF(\mu, \alpha, \boldsymbol{\beta}, \boldsymbol{\gamma})$	$2b$			
交互作用平方和	$SSF(\boldsymbol{\gamma}\|\mu, \alpha, \boldsymbol{\beta})$	$b-1$	$MS_{A \times B}$	$\sigma^2 + \Gamma$	$MS_{A \times B}/s^2$
要因総平方和 (M_1)	$SSF(\mu, \alpha, \boldsymbol{\beta})$	$b+1$			
誤差	SSE	$n_{..} - 2b$	s^2	σ^2	
モデル (M_0) 全平方和	SST	$n_{..}$			

は，F は非心パラメータが Γ/σ^2，自由度が $(b-1, \phi_E)$ の非心 F 分布に従う．

d. 分散分析表

以上を分散分析表にまとめる（表 9.2 a, b）．まず，全平方和 SST を主効果モデル M_1 のもとでの要因総平方和と残差平方和の和として表す．次いで，要因総平方和から治療ならびに層別因子主効果の平方和を分離する．ここで，治療主効果の平方和は，要因総平方和と全平均および層別因子主効果のみからなるモデルの要因総平方和 $SSF(\mu, \boldsymbol{\beta}) = \sum_{j=1}^{b} n_{.j}\bar{X}_{.j.}^2$ との差であり，$SSF(\alpha|\mu, \boldsymbol{\beta}) = SSF(\mu, \alpha, \boldsymbol{\beta}) - SSF(\mu, \boldsymbol{\beta}) = W\hat{\delta}_W^2$ となる．したがって，$E[SSF(\alpha|\mu, \boldsymbol{\beta})] = \sigma^2 + W\delta_W^2$ である．ここに，$\delta_W = \sum_{j=1}^{b} w_j \delta_j / W$ である．$SSF(\boldsymbol{\beta}|\mu, \alpha)$ と $SSF(\alpha|\mu, \boldsymbol{\beta})$ は，それぞれ層，治療以外の要因効果を含まないので，調整済み平方和と呼ばれる．これらの結果は表 9.2 a のようにまとめられる．

次いで，治療と層別因子交互作用を評価するために，モデル M_0 のもとでの総平方和を要因総平方和と誤差平方和の和として表し，要因総平方和を交互作用平方和と主効果モデル M_1 の要因総平方和に分解する．これらの結果は表 9.2 b のようにまとめられる．

9.2.3 非加重平均法による解析

a. モデルとパラメータの推定値

モデル M_0，$\mu_{ij} = \mu + \alpha_i + \beta_j + \gamma_{ij}$，の要因効果パラメータに制約条件

$\alpha_T+\alpha_C=0$, $\beta_1+\cdots+\beta_b=0$, $\gamma_{Tj}+\gamma_{Cj}=0$, $j=1,\cdots,b$, $\gamma_{i1}+\cdots+\gamma_{ib}=0$, $i=T,C$
を課す．この制約を満たすモデルを M_0' とする．パラメータの最小2乗解は

$$\hat{\mu}=\frac{1}{2b}\sum_{i=T}^{C}\sum_{j=1}^{b}\bar{X}_{ij\cdot\cdot}, \quad \hat{\alpha}_i=\frac{1}{b}\sum_{j=1}^{b}\bar{X}_{ij\cdot\cdot}-\hat{\mu}, \quad i=T,C, \quad \hat{\beta}_j=\frac{1}{2}\sum_{i=T}^{C}\bar{X}_{ij\cdot\cdot}-\hat{\mu}, \quad j=1,\cdots,b$$

$$\hat{\gamma}_{ij}=\bar{X}_{ij\cdot\cdot}-(\hat{\mu}+\hat{\alpha}_i+\hat{\beta}_j), \quad i=T,C, \quad j=1,\cdots,b$$

である．$\hat{\delta}_H=\hat{\alpha}_T-\hat{\alpha}_C$ とおくと，$\hat{\delta}_H=\sum_{j=1}^{b}\hat{\delta}_j/b$, $\hat{\gamma}_{Tj}-\hat{\gamma}_{Cj}=\hat{\delta}_j-\hat{\delta}_H$ と表せる．残差平方和は SSE である．

b. 要因効果に関する推測

(1) 治療主効果

治療主効果の推定値 $\hat{\delta}_H$ は，すべての層のすべての治療群の平均値に等しい重みを与えた平均の治療間差であり，非加重平均と呼ばれる．その期待値は $\delta_H=(1/b)\sum_{j=1}^{b}\delta_j=(1/b)(\sum_{j=1}^{b}\mu_{Tj}-\sum_{j=1}^{b}\mu_{Cj})$，分散は $v(\hat{\delta}_H)=2\sigma^2/b\bar{n}_{\cdot\cdot}^{(H)}$ である．ここに，$\bar{n}_{\cdot\cdot}^{(H)}=2b/\sum_{i=T}^{C}\sum_{j=1}^{b}n_{ij}^{-1}$ である．よって，治療主効果に関する仮説 $\delta_H=0$ の $\hat{\delta}_H$ に基づく検定統計量は，Student の t 統計量 $t_H=\sqrt{b\bar{n}_{\cdot\cdot}^{(H)}/2}\hat{\delta}_H/s$ となる．対立仮説のもとでは，t_H は自由度 ϕ_E，非心度 $\lambda_H=\sqrt{b\bar{n}_{\cdot\cdot}^{(H)}/2}\delta_H/\sigma$ の非心 t 分布に従う．

(2) 層別因子主効果

層別因子の主効果推定値の分散共分散行列は，

$$\mathrm{Cov}(\hat{\beta}_j,\hat{\beta}_k)=\frac{1}{2}\left\{\delta_{jk}\frac{1}{\bar{n}_{\cdot j}^{(H)}}-\frac{1}{b}\frac{1}{\bar{n}_{\cdot j}^{(H)}}-\frac{1}{b}\frac{1}{\bar{n}_{\cdot k}^{(H)}}+\frac{1}{b}\frac{1}{\bar{n}_{\cdot\cdot}^{(H)}}\right\}\sigma^2, \quad 1\leq j,k\leq b$$

である．ここに，$\delta_{jk}=1$ $(j=k)$, $\delta_{jk}=0$ $(j\neq k)$ とする．帰無仮説 $H_{\beta 0}:\beta_1=\cdots=\beta_b=0$ の検定は，推定値ベクトルをその分散共分散行列の推定値の逆行列で基準化した二次形式 $Q_B=\hat{\boldsymbol{\beta}}'\hat{\Sigma}(\hat{\boldsymbol{\beta}})^{-1}\hat{\boldsymbol{\beta}}$ の誤差分散に対する比で与えられる．ここに，$\hat{\boldsymbol{\beta}}=(\hat{\beta}_1,\cdots,\hat{\beta}_{b-1})'$, $\Sigma(\hat{\boldsymbol{\beta}})$ は $\hat{\boldsymbol{\beta}}$ の分散共分散行列，$\hat{\Sigma}(\hat{\boldsymbol{\beta}})$ はその推定値である．この平方和は，9.2.2 項の層別因子主効果平方和とは一般に異なる．なぜなら，この平方和は全平均，治療主効果，および交互作用効果で調整した層別因子主効果の要因平方和となっているが，9.2.2 項の層別因子主効果平方和は，全平均と治療主効果のみで調整した層別因子主効果の要因平方和だからである．

(3) 交互作用効果

交互作用の非存在仮説 $H_{A\times B0}:\gamma_{11}=\cdots=\gamma_{1b}=0$ の検定は，同様にこれらの推定値の，分散共分散行列で基準化した二次形式統計量から導かれる．この統計量は，モデル M_0 の要因平方和と，M_1 の要因平方和の差に等しく，M_1 の要因効果で調整済みの平方和，$SSF(\boldsymbol{\gamma}|\mu,\alpha,\boldsymbol{\beta})$ に等しい．したがって，検定統計量は，9.2.2 項の表9.2bの F 値の式に一致する．以上の結果を示すと，表9.3のようになる．

9.2 層別割付試験における優越性仮説の評価

表 9.3 層別因子がある場合の 2 薬剤に関する並行群試験の分散分析表

要因	平方和	自由度	平均平方和	期待値
要因総平方和 (M_0')	$SSF(\mu, \alpha, \boldsymbol{\beta}, \boldsymbol{\gamma})$	$2b$		
治療主効果	$SSF(\alpha\|\mu, \boldsymbol{\beta}, \boldsymbol{\gamma})$	1	$b(\overline{n}_{..}^{(H)}/2)\hat{\delta}_H^2$	$\sigma^2 + b(\overline{n}_{..}^{(H)}/2)\delta_H^2$
層別因子主効果	$SSF(\boldsymbol{\beta}\|\mu, \alpha, \boldsymbol{\gamma})$	$b-1$	MS_B	$\sigma^2 + B^*$
交互作用効果	$SSF(\boldsymbol{\gamma}\|\mu, \alpha, \boldsymbol{\beta})$	$b-1$	$MS_{A\times B}$	$\sigma^2 + \Gamma$
誤差	SSE	$n_{..} - 2b$	s^2	σ^2

表 9.4 層別因子を含む二元分類データの非加重平均法による分散分析表

要因	平方和	自由度	平均平方	平均平方期待値	F 値	調整後自由度
層別因子主効果	SSF_B	$b-1$	MS_B	$\sigma^2 + \overline{n}_{..}^{(H)}\sum_{j=1}^{b}\beta_j^2/(b-1)$	MS_B/s^2	ϕ_B^*
治療主効果	SSF_A	1	MS_A	$\delta_H^2 b\overline{n}_{..}^{(H)}/2$	MS_A/s^2	1
交互作用	$SSF_{A\times B}$	$b-1$	$MS_{A\times B}$	$\sigma^2 + \overline{n}_{..}^{(H)}\sum_{j=1}^{b}\sum_{i=T}^{C}\gamma_{ij}^2/(b-1)$	$MS_{A\times B}/s$	$\phi_{A\times B}^*$
誤差	SSE	ϕ_E	s^2	σ^2		ϕ_E

c. 非加重平方和による解析

各要因の平方和を,

$$SSF_A = b\overline{n}_{..}^{(H)}\sum_{i=T}^{C}\hat{\alpha}_i^2, \quad SSF_B = 2\overline{n}_{..}^{(H)}\sum_{j=1}^{b}\hat{\beta}_j^2, \quad SSF_{A\times B} = \overline{n}_{..}^{(H)}\sum_{j=1}^{b}\sum_{i=T}^{C}\hat{\gamma}_{ij}^2$$

とおく. また, それらの平均平方和を $MS_A = SSF_A$, $MS_B = SSF_B/(b-1)$, $MS_{A\times B} = SSF_{A\times B}/(b-1)$ とおく. ここでは, 治療主効果の平方和の自由度は 1 であり, 検定統計量は (非心) F 分布に従う. しかし, 層別因子主効果と交互作用効果の検定の F 統計量の分布は, 通常の要因効果と誤差項の自由度 F 分布にはならない. 平方和は, 自由度 1 の χ^2 変数の加重和として表現される. その分布をある自由度の χ^2 変数の定数倍の分布で近似する. 乗数と自由度は, Box の定理[27] により求める. 検定統計量はそれぞれ

・治療主効果: $F = MS_A/s^2 \sim F(1, n_{..} - 2b)$

・層別因子主効果:

$$F = \frac{MS_B}{s^2} \sim F(\phi_B^*, \phi_E), \qquad \phi_B^* = \frac{(b-1)^2}{1 + (\overline{n}_{..}^{(H)})^2\{(b-2)/b\}\sum_{j=1}^{b}1/(\overline{n}_{.j}^{(H)})^2}$$

・交互作用効果:

$$F = \frac{MS_{A\times B}}{s^2} \sim F(\phi_{A\times B}^*, \phi_E), \qquad \phi_{A\times B}^* = \phi_B^*$$

となる. ここに, $F \sim F(\phi, \phi_E)$ は検定統計量 F が自由度 (ϕ, ϕ_E) の F 分布に従うことを意味する. 詳しくは広津[28]を参照されたい. 解析の結果は, 表 9.4 の分散分析表にまとめられる.

9.2.4 二つの主効果推定値の比較

9.2.2項b.および9.2.3項で示した，治療主効果の二つの推定値である，重み付き平均と非加重平均のいずれを用いるべきかは議論の多いところである．初めに交互作用がない場合を考える．

Cauchyの不等式により，$W \geq b\bar{n}_{..}^{(H)}/2$ が成り立ち，等号は $n_{\cdot 1}/n_{T1}n_{C1} = \cdots = n_{\cdot b}/n_{Tb}n_{Cb}$ の場合，すなわち $n_{T1} = \cdots = n_{Tb}$ かつ $n_{C1} = \cdots = n_{Cb}$ の場合に限って，またそのときは常に成立する．したがって，各治療法の被験者数がすべての層にわたって等しい場合以外には，交互作用がないときの治療主効果の検定では，重み付き平均法の方が非加重平均法より高い検出力を有する．治療法と層の交互作用がある場合には，全対象集団 Ω における治療間差 δ_Ω は，各層の構成割合が既知の場合に限って不偏推定できる．しかし一般には層の構成割合は未知であり，さらにある程度の量的交互作用があると考える方が自然である．また $\hat{\delta}_W$ は，各層の被験者数の調和平均で重み付けられた平均値 $\delta_w = \sum_{i=1}^{b} w_i \delta_i / W$ の不偏推定値であるが，各治療群の被験者数は任意的なものであり，対象母集団を反映しないのが通常である．したがって，交互作用が存在するとき，重み付き平均値に対応する母集団値の解釈は難しい．多施設試験における問題については，さらに9.4節を参照されたい．

9.3 正規分布以外の尺度の解析

9.3.1 連続変数におけるノンパラメトリック法

層別変数と薬剤の交互作用は，個々の層における治療間差を示す量が層間で一様であるか否かを表す．交互作用を定義するためには，治療間差をはかる指標が必要である．平均値が適切な指標でない分布については，優越確率差または一般化対数オッズ比をその指標として用いることができる．優越確率差の分散として，Shirahata[9]，Fligner and Policello[10] の統計量を用い，Uesaka[17] と同様に層別因子がある場合へ拡張できる．またBrunner, et al.[11] も参照されたい．

9.3.2 順序カテゴリー変数の解析

観測値が順序カテゴリー変数の場合には，2.5.2項の優越確率差または一般化対数オッズ比に基づく交互作用，および治療主効果の解析方法が適用できる[6,17]．

9.3.3 二値変数の解析

治療間差に関する三つの指標における，大標本の場合の解析については文献[18]を参照されたい．各層の被験者数が少ない場合の，オッズ比に関するMantel and Haenszel[29]の方法の精密化と拡張，改良がなされている．交互作用がないことを仮定した共通オッズ比のMantel-Haenszel推定量は，各層のオッズ比の重み付き平均である．各層のサンプルサイズが小さい場合の共通オッズ比の分散としては，Robbins, et al.[30]の推定量が好ましい．交互作用の検定には，Tarone[31]による改良Breslow-Day検定が優れている．オッズ比の推定値として，メタアナリシスではよくPetoの推定量が用いられるが，これはオッズ比が1に近い状況を想定しているので，効果が小さいときの事象発生割合の比較のような場合を除いては，通常の臨床試験では適切でない．

9.4 多施設試験

9.4.1 多施設試験における優越性仮説の評価

治療効果の大きさは，2.2.3項b.で示した施設間変動因子によって，施設間で異なる可能性がある．臨床試験の結果は，患者集団の母体となる住民が居住する地域の全施設に一般化できなければならない．われわれは個々の試験参加施設には関心がなく，全施設にわたる平均的な治療間差が，全施設に共通に適用できるか否かを評価する．もし治療主効果が施設間変動（治療と施設の交互作用の分散成分）に比べて大きければ，治療主効果に関する結論が全施設に適用できる．この意味において，臨床試験における施設は変量因子の性格を有するものといえる．結果の一般化にあたっては，参加施設が施設母集団を代表している必要があるが，通常はこの条件は満たされない．特に施設数が少ないと，参加施設と施設母集団との乖離が大きくなる．この状況では，施設を母数因子として扱い施設間差異を考察することが，試験結果の一般化にあたって意味をもつ．母数モデルでは，9.2節に従って施設を層別因子として解析する．試験結果の一般化の観点からは，多様な施設を多数組み入れることが望ましく，この状況では施設を変量因子とみなすのが妥当である．

以下では，観測変数の正規性を前提とする．正規分布を仮定した解析はその柔軟性ゆえに広く用いられるが，観測変数の性質から妥当性が疑われる場合も多い[32]．ノンパラメトリックな解析[33]，離散変数の解析[34]についてはそれぞれ文献を参照されたい．

9.4.2 母数モデルによる解析

多施設試験の解析モデルについて，母数か変量か，重み付き解析か非加重解析か，交互作用の検定は主効果の検定に先立って行うのか主効果が有意な場合に補足的に行うのかなど，多くの議論がある[35~39]．

a. 治療主効果

重み付き平均値は，施設の被験者数が患者母集団の構成割合に比例していれば，母集団における治療間差のよい推定値を与える．また，交互作用が存在しなければ，最も精度がよい．各施設の被験者数は施設の性格，規模，立地，試験実施環境などによって定まる任意的なものであり，施設間の患者数の比を必ずしも反映しない．重み付き平均では，例えば規模は小さいが試験に積極的で，多数の被験者を組み入れた施設は不当に重みが与えられ，多くの患者を抱えていて試験を実施する余裕がないために少数の被験者しか組み入れられなかった施設は不当に軽い重みしか与えられない．したがって，交互作用が疑われる場合には，重み付き平均法の妥当性は各施設の被験者数の不均一性に依存するため，非加重平均法の方が解釈しやすい．

b. 検 出 力

交互作用がない場合の重み付き平均法と非加重平均法の検出力の差異を表9.5に示す．重み付き平均法の検出力は，各施設内での2薬剤群の被験者数の比 (n_{Tj} : n_{Cj}) が全施設にわたって等しい限り，施設間での被験者数の不均衡に影響されず，$n_{Tj} = n_{Cj}$ のとき最大になる．しかし，$n_{Tj} : n_{Cj}$ が施設間で異なると検出力が低下

表9.5 治療と施設の交互作用がない場合の重み付き平均解析と非加重平均解析の検出力

事例番号	施設数	各施設症例数		重み付き平均	非加重平均
		被験薬	対照薬		
1	4	(25, 25, 25, 25)	(25, 25, 25, 25)	80.4	80.4
2	4	(15, 15, 35, 35)	(15, 15, 35, 35)	80.4	73.2
3	4	(12, 18, 28, 42)	(18, 12, 42, 28)	78.7	71.5
4	4	(10, 10, 40, 40)	(10, 10, 40, 40)	80.4	61.5
5	4	(8, 12, 32, 48)	(12, 8, 48, 32)	78.7	59.7
6	16	(3*4, 4*2, 5*2, 7*4, 10*2, 11*2)*	(3*4, 4*2, 5*2, 7*4, 10*2, 11*2)	80.3	71.3
7	16	(3*4, (4, 5)*2, (7, 7, 10, 11)*2)**	((4, 5)*2, 3*4, (10, 11)*2, 7*4)	79.2	71.3
8	50	各施設2例	各施設2例	80.0	80.0
9	50	(1*25, 3*25)	(1*25, 3*25)	80.0	68.0
10	50	(1*25, 3*25)	(3*25, 1*25)	68.0	68.0

平均値の差は0.4，標準偏差は1.0，総被験者数を200例とする．
* 施設1から16まで順に3, 3, 3, 3, 4, 4, 5, 5, 7, 7, 7, 7, 10, 10, 11, 11人が試験されたことを示す．
** 施設1から16まで順に3, 3, 3, 3, 4, 5, 4, 5, 7, 7, 10, 11, 7, 7, 10, 11人が試験されたことを示す．

表 9.6 各施設の被験者数と薬剤主効果の検定方法の検出力（交互作用あり）

	施設				薬剤間差	薬剤主効果			交互作用
	1	2	3	4		W	U	D	
平均値の差 (δ_j)	6	4	3	3					
case1	25	25	25	25	4.0	80.4	80.4	80.4	9.9
case2	5	5	45	45	3.2	61.5	39.3	61.5	5.8
case3	45	45	5	5	4.8	92.2	39.3	92.1	8.9
case4	10	10	40	40	3.4	66.7	61.5	66.5	7.4
case5	40	40	10	10	4.6	89.9	61.5	89.9	9.6
case6	15	5	40	40	3.5	69.2	51.8	69.3	9.1
case2'	5	5	5*9	5*9	3.2	61.4	61.4	61.2	5.4
case3'	5*9	5*9	5	5	4.8	92.1	92.1	92.2	6.2

誤差標準偏差：10，薬剤間差/標準偏差 =0.4．薬剤効果；有意水準片側 2.5%，交互作用：有意水準 5%．薬剤主効果；W：重み付き解析，U：非加重解析，D：施設無視．5*9 は，1 群の被験者数 5 人の施設が 9 施設あることを示す．

する．誤差自由度が大きければ，施設数の増加による検出力の低下はほとんど問題にならない．したがって，施設内での被験者数の割付比 $n_{Tj}:n_{Cj}$ をすべての施設にわたって等しくし，可能な限り 1:1 とすべきである．施設主効果が大きいときには，施設数が多くても，施設を層別因子とした解析を実施するのがよい．

c. 主効果の検定に対する交互作用の影響

交互作用は，主効果の大きさに影響する．交互作用の検定の検出力が低い場合でも，主効果の検定は標本サイズの不均一性の影響を大きく受ける．表 9.6 にその例を示した．case2'，case3' は，大きな施設を小さな施設の集まりに分解したときの施設を単位とした解析の結果である．それらの施設がもとの施設と同じ効果を有する場合，施設を細分するか否かで非加重平均法の結果が大きく異なる．

9.4.3 施設を無視した 2 群比較

施設差がある場合に，施設を無視した 2 治療法群の平均値の差の期待値は

$$E(\bar{X}_{T\cdot\cdot} - \bar{X}_{C\cdot\cdot}) = \frac{1}{2}\sum_{j=1}^{b}\left(\frac{n_{Tj}}{n_{T\cdot}} + \frac{n_{Cj}}{n_{C\cdot}}\right)(\mu_{Tj} - \mu_{Cj}) + \frac{1}{2}\sum_{j=1}^{b}\left(\frac{n_{Tj}}{n_{T\cdot}} - \frac{n_{Cj}}{n_{C\cdot}}\right)(\mu_{Tj} + \mu_{Cj})$$

と表すことができる[25]．すなわち，それぞれの治療群の被験者数の施設間変動が，施設差による偏りをもたらす．しかし，この施設差はそれほど重大な影響を及ぼさないようである．実際，施設を無視した解析における主効果の検出力は表 9.6 D 列のとおりであり，重み付き平均と同様の結果である．

9.4.4 施設を変量因子とした解析
a. モデル

施設が多数あり，試験に参加した施設は試験対象地域の施設全体から無作為に抽出されていると仮定する．この場合の統計モデルは，治療法を母数因子，施設を変量因子として扱うので混合モデルである．混合モデルにおける母数因子と変量因子の交互作用には数通りの定義があるが，ここでは Scheffé[40] の考え方を，十分に大きい有限母集団に適用する．

施設全体は M 施設からなる有限母集団として，全施設を含めた母集団モデルでは母数モデルで交互作用を定義し，施設はその有限母集団からの無作為標本であるとする．母集団モデルは，

$$\mu_{ij^*} = \mu + \alpha_i + \beta_{j^*} + \gamma_{ij^*}, \quad i = T, C, \quad j^* = 1, \cdots, M$$

$$\alpha_T + \alpha_C = 0, \quad \sum_{j^*=1}^{M} \beta_{j^*} = 0, \quad \gamma_{Tj^*} + \gamma_{Cj^*} = 0, \quad \sum_{j^*=1}^{M} \gamma_{ij^*} = 0$$

$$\sigma_\beta^2 = \frac{1}{M-1} \sum_{j^*=1}^{M} \beta_{j^*}^2, \quad \sigma_\gamma^2 = \frac{1}{M-1} \sum_{j^*=1}^{M} (\gamma_{Tj^*}^2 + \gamma_{Cj^*}^2) = \frac{2}{M-1} \sum_{j^*=1}^{M} \gamma_{Tj^*}^2$$

である．施設数 M は十分に大きく，有限修正項を無視できるとして，実際に参加した施設に関するモデルを

$$Y_{ijl} = \mu_{ij} + e_{ijl}, \quad l = 1, \cdots, n_{ij}, \quad j = 1, \cdots, b, \quad i = T, C$$

ここに，

$\mu_{ij} = \mu + \alpha_i + \beta_j + \gamma_{ij}, \quad \alpha_T + \alpha_C = 0, \quad \beta_j, \ j = 1, \cdots, b \sim NID(0, \sigma_\beta^2)$

$\gamma_{Tj} + \gamma_{Cj} = 0, \quad \gamma_{Tj}, \ j = 1, \cdots, b \sim NID(0, \sigma_\gamma^2/2), \quad e_{ijl}, \ l = 1, \cdots, n_{ij}, \ j = 1, \cdots, b,$
$i = T, C \sim NID(0, \sigma^2)$

$\beta_j, \ j = 1, \cdots, b, \quad \gamma_{Tj}, \ j = 1, \cdots, b, \quad e_{ijl}, \ l = 1, \cdots, n_{ij}, \ j = 1, \cdots, b, \ i = T, C$ は互いに独立

とする．このモデルのもとでの推測は，一般的には混合効果線形モデルの解析の枠組みで，尤度を用いて行うことができる．次に，このモデルの解析の性質を知るために，それぞれの治療法の被験者数はすべての施設にわたって等しい場合を考察する．

b. 各治療法の被験者数がすべての施設で等しい場合

初めに，誤差分散の推定値を s^2，治療主効果 $\delta, \delta_j, \hat{\delta}_j$ は 9.2.2 項と同様に定義する．$\hat{\delta}_j \ (j = 1, \cdots, b)$ は互いに独立に，$N(\delta, v_j)$ に従う．ここに，$v_j = 2\{\sigma_\gamma^2 + (\bar{n}_{\cdot j}^{(H)})^{-1} \sigma^2\}$ とする．すべての施設で総被験者数が等しく，かつ 2 治療間の被験者数の比が一定で $r_T : r_C$，すなわち $n_{ij} = (n/b)r_i \ (i = T, C, \ j = 1, \cdots, b), \ r_T + r_C = 1$ の場合

9.4 多施設試験

を考える.この場合には,

$$\hat{\delta}_j, \ j=1,\cdots,b \sim NID(\delta, v), \ \text{ここに}, \ v=2\sigma_\gamma^2+\frac{\sigma^2}{(n/b)r_T r_C}$$

となるので,$\hat{\delta}=\sum_{j=1}^{b}\hat{\delta}_j/b$ であり,

$$\hat{\delta} \sim N\left(\delta, \frac{1}{b}\left(2\sigma_\gamma^2+\frac{1}{(n/b)r_T r_C}\sigma^2\right)\right)$$

となる.この分散の不偏推定値は $V=\{1/(b-1)\}\sum_{j=1}^{b}(\hat{\delta}_j-\hat{\delta})^2$ で与えられる.したがって,治療主効果の検定は,$t_M=\sqrt{b}\hat{\delta}/\sqrt{V}$ とし,t_M が自由度 $b-1$ の Student の t 分布に従うことに基づいて行う.治療と施設の交互作用が存在しない場合には,この検定統計量の非心度は $\sqrt{nr_T r_C}\delta/\sigma$ となる.この非心度は,重み付き解析および非加重平均法の非心度に等しい.しかし,Student の t 検定の自由度は誤差分散の不偏推定値 s^2 の自由度ではなく $b-1$ であるため,施設数が少ない場合には,検出力の損失が生じる.交互作用分散が有意なとき,その推定値を $\hat{\sigma}_\gamma^2=[V-s^2/\{(n/b)r_T r_C\}]/2$ とする.この値が負の場合は $\hat{\sigma}_\gamma^2=0$ とする.

10

非劣性試験および
実対照薬とプラセボを対照とする試験

10.1 非劣性試験の考え方

　試験薬の有効性の検証は，薬理作用による効果の存在を示すことであり，効果が偏りなく推定できるのはプラセボを対照とした無作為化二重盲検試験だけである．しかし，有効な治療が存在するときプラセボを対照とすることに多くの異論がある．例えば，試験治療は既存治療に有効性で劣らなければ有効と判断できる，新治療が有効でも既存治療に劣るのであればその臨床的意義は小さい，あるいは有効性が既存の標準治療に少し劣っていても有害作用が少なければ臨床的意義がある，などである．

　非劣性試験には二つの異なった目的がある．第一は有効性の検証であり，第二は既存薬との相対的位置づけを明らかにすることである．試験処理が対照処理に劣らないことを示す試験は，Dunnett and Gent[1]以後，同等性試験と呼ばれてきた[2]．しかし実際の仮説は「より優れている」場合を含んでいるため，「臨床試験のための統計的原則」[3]では，非劣性試験と呼んでいる．

　有効性の観測変数を X とし，X の値が大きいほど効果が大きいとする．試験薬群および対照薬群における X の分布の母平均をそれぞれ μ_T，μ_C とする．「試験薬が対照薬に劣っていない」とは，平均値において対照薬と試験薬の間に臨床的に問題とすべき差がないことを意味し，そのような差の最大値を Δ (>0) と表し，非劣性の限界値（非劣性のマージン）という．非劣性を示すためには，帰無仮説 H_0 および対立仮説 H_1 をそれぞれ

$$H_0: \mu_T - \mu_C \leq -\Delta, \quad H_1: \mu_T - \mu_C > -\Delta$$

として，H_0 を棄却するか，信頼区間が H_1 のパラメータ領域にあることを示せばよい[3]．以下，プラセボ群の平均値を μ_P と書く．

10.2 非劣性試験の妥当性と分析感度

　非劣性試験による有効性の検証では,「対照薬はプラセボに優れる．かつ新薬は対照薬に劣っていない．したがって新薬はプラセボに優れる」という三段論法が暗黙に用いられている．したがって，もし $\mu_C - \mu_P > \Delta$ が成立していなければ,この論法は成り立たない．この前提を危うくする状況がいくつかある．①実対照薬の効果が不安定で，試験ごとに真の薬効の大きさが変動し，Δ より小さい場合が生じる，②対照薬がプラセボに対して統計的に有意に優れる結果を示した試験の条件と異なる条件の試験では，対照薬の有効性が検証されていない，③プラセボ対照試験が存在しない，④プラセボ対照試験の実施時期が古く，現在の医療環境と大きく異なっている，などである．有効とされた薬剤が，その後の試験ではプラセボに対する優越性を，しばしば示さない薬効領域の例が報告されている[4,5]．したがって，非劣性試験で有効性を示すためには，次の二つの問いに答えなければならない[6]．

問1：同様にデザインされた過去の試験が，ほぼ一貫して有効な薬剤と無効なあるいは効果の小さい薬剤を識別しえたか？

この問いは次の2点からなる；

(1) 実対照薬は，プラセボ対照に対して常に Δ より大きな効果を示すといえるか．

　薬効に関係する主要なデザイン上の条件が同一のプラセボ対照試験を繰り返したとき，プラセボに有意に優れる結果が得られる必要がある．主要なデザイン上の条件には，①対象患者集団の定義，②患者の組入れを決定するためのウォッシュアウト期間の採用，③治療期間，④主要な有効性評価のための評価変数と評価指標，評価時期，⑤用いうる併用治療，などが含まれる．しかし，これらの基準を一定にしても，実施施設，試験参加医師ならびに医療スタッフ，被験者標本，実施時期などが異なることにより結果は変動する．

(2) 当該試験において，対照薬は実際に効果を発揮していたか．

　例えば，対照薬は軽症ないし中等症患者には有効であるが，重症患者に対しては有効性が確立されていないとき，重症患者を対象とした非劣性試験の有効率はほぼ等しく，被験薬の非劣性が示されたとする．しかし当該試験では，対照薬の効果は従来報告されている試験に比べて明らかに低かったとすると，両薬剤はともに重症患者には無効であったかもしれない．また，自然治癒傾向の高い疾患を

対象とした場合，患者は自然治癒により十分な改善を示し，対照薬とプラセボの差は実質的にはわずかであったかもしれない．

問2：試験は適切に実施されたので，試験の感度が損なわれることはなかったといえるか？

例えば，対照薬の有効な患者層が限定されている場合，試験の組入れ基準が遵守されず，対照薬の有効性が期待できない患者が多数試験に組み入れられると，被験薬が無効であっても反応割合の差が小さくなり，非劣性が示される可能性がある．あるいは，無効で脱落した被験者を解析から除くことにより，被験薬と対照薬の差が小さくなったかもしれない．被験薬と対照薬の差を小さくするような偏りは，試験の計画，実施，観測と評価，そして統計的解析の各段階で入りうる．

ガイドライン[6]は，この問題を分析感度の概念を用いて考察している．分析感度とは，「もし被験薬と対照薬との間に差があるならば，その試験はその差を識別できること」を意味する．非劣性試験の分析感度を示すためには，上記の2条件が満たされていることを示さなければならない．詳細な議論は上坂ら[7]を参照されたい．

10.3 非劣性の限界値の決定

非劣性の限界値の合意された値ならびに設定の基準はまだ存在しない．本節ではいくつかの考え方を紹介する．Ebbutt and Frith[8]，Wiens[9]，Garrett[10]，およびEMEAのガイドライン[11]なども参照されたい．非劣性の限界値の設定では，非劣性試験の二つの目的を区別しなければならない．

10.3.1 臨床的に重要な差を決定すること

医学的観点から，臨床的に同等とみなせる値の範囲を決定する必要があるとしばしばいわれる．しかしそのためには，標準治療および対照薬とプラセボの差が必要であり，これらの差は標準治療および対照薬のプラセボ対照試験により与えられる．またそれらの大きさは安定していなければならない．さらに，既存薬は有効であるが安全性に問題がある場合には，有効性と安全性の相対的な重要性を考慮する必要がある．臨床的な重要性の程度に関する判断は，医師によって，また患者によっても異なり，その判断についての科学的な根拠を与えることは一般には非常に困難である．このような相対的な評価は，有効性と安全性の両面で被験薬と対照薬の差を推定することによって，被験薬の対照薬に対する位置関係を

明らかにするときに意味がある．

10.3.2 過去の試験の薬効の大きさから非劣性の限界値を決定する方法

被験薬の有効性を検証することが目的であれば，実対照薬に関する過去のプラセボ対照試験の結果に基づいて，実対照薬における正味の薬効の下限値 δ を推定し，被験薬の効果が対照薬に δ 以上劣っていなことを示せばよい．したがって，被験薬と対照薬の差が δ の一定の割合 f（$0<f<1$）以内であることを示せばよいので，$\Delta=f\delta$ とすることが意味をもつ．しかし f の選択は任意的であり，提案されている値は50％（$\Delta=\delta/2$）[12〜14]，あるいは33％（$\Delta=\delta/3$）[15] などである．$\Delta=\delta/2$ は，被験薬が実薬とプラセボのいずれに近いかという場合の境界の値である．$\Delta=\delta/3$ は，明らかに実薬に近い値を意味する．δ を実対照薬とプラセボとの差の点推定値とすることは明らかに楽観的すぎる[7]．一般には信頼区間の下限値を用いることが適切であるが，合意された信頼係数はない．一つの考え方は，上坂[16]と同様に片側信頼係数を70〜80％とすることであろう．複数の試験を利用できれば，メタアナリシスによる試験の統合解析によって，差の変動範囲を考慮して f を定めることができる．$f=0.2$ とするとの意見もあるが，この値は既存薬とプラセボの差がきわめて明瞭な領域において，既存薬に対する相対的な有効性の程度を重視する場合に妥当な値といえる．

10.4　非劣性試験の計画と信頼性の確保

　非劣性試験の結論の妥当性を確保するためには，試験の計画，実施，評価，報告のすべてが十分な質を保っていることをデータで示す必要がある．そのために試験計画書では，①目的が非劣性の確認であること，②実対照薬の薬剤効果に対する感度を示すデータ，③薬効の大きさの推定値と非劣性の限界値およびそれらの導出根拠，④解析対象集団の定義と試験計画違反の取扱い規則，⑤統計解析の方法，などを明示し，計画が適切であることを示す．

　試験の実施にあたっては，①患者の組入れ基準を遵守し，組入れ基準を満たす患者はすべて公平に組入れの対象とすること，②中止基準を明確にし，その基準を遵守すること，が必要である．

　そして試験結果の報告では，①重要なすべての計画違反と逸脱を提示し，②それらの発生状況と発生の経時的な推移における試験群間での偏りの有無，および偏りがある場合それが治療効果の差にどのような影響を与えたかを評価できるよ

うにしておくこと，が必要であろう．詳細については上坂ら[7]を参照されたい．

10.5 統　計　解　析

10.5.1 方　　　法

　種々の場合における検定の方法，ならびに被験者数の推定のための計算公式に関しては丹後[17]を参照されたい．

　過去の試験で得られたδの推定値と，当該試験における被験薬と対照薬の差の推定値を結合して，被験薬とプラセボとの差を推定し，その差が有意に0より大きいことを示すという考え方が提案されている（仮想プラセボ）[9,18〜21]．この方法では，δを推定した試験と当該試験の条件が十分に近似していなければならない．

10.5.2 解析対象集団

　試験計画から逸脱した，あるいは脱落した被験者の取扱いは，非劣性の検証結果の信頼性に大きく関係する．「臨床試験のための統計的原則」[1]は，非劣性試験では，ITTに基づく最大の解析対象集団では第一種の過誤が大きくなる可能性があるので，試験計画書を遵守した集団も考慮すべきであると述べている．また，両集団の解析結果が一致することが重要であるとの主張もよくなされる[22,23]．しかし，両集団が同時に誤った結果をもたらす可能性がある[13]．Ebbutt and Frith[8]は，喘息治療薬における11試験について，ITT解析と試験計画書の規定を満たした集団の解析による非劣性評価の比較を行った．そして，薬剤群間の平均値差はほとんど変わらず，後者の被験者数が前者と比べて少ないことによる標準誤差の増大が，後者を保守的にしていたと結論している．また，Garrett[10]も，非劣性試験における試験計画書の規定を満たした集団の使用に疑問を呈している．第4章で定義した最大の解析対象集団を用いることにより，非劣性試験および優越性試験のいずれにおいても解析を行うことができる[7,13]．

10.6 仮説の切替えの問題

　非劣性仮説と優越性仮説の切替え（スイッチング）とは，次の二つの場合をいう．

　（1）非劣性仮説の検定により新薬の非劣性が示されたとき，さらに優越性仮

10.6 仮説の切替えの問題

説が成立するか否か調べること.
(2) 優越性仮説を示せなかったとき,非劣性仮説が成立するか否かを調べること.

これらはいずれも,仮説検定を段階的に実施することを意味している.この方式は Morikawa and Yoshida[24] で提案された.しかし,その是非については議論があり,EMEA は当局の見解を points to consider として公表している[22].また,日本国内でも議論がなされている[25].試験を繰り返すときに期待される実対照薬とプラセボとの真の差は,常に一定であるとすることは現実にそぐわない.それは,ある程度は変動しているが,薬効が安定しているならば,多くの試験ではある値 δ 以上だと期待できると考えてよいであろう.同様に,被験薬と対照薬との差も変動しているであろう.したがって,試験の主要な目的は非劣性の検証であっても,当該試験ではどれくらいの差が認められたかを推定することは意味がある.同様に,優越性試験では,被験薬の優越性が示せないときに,非劣性の範囲にあるのか,劣っている可能性が否定できないのかを示すことに意義がある.このような考え方からは,優越性仮説と非劣性仮説の切替えを考慮するのは自然である.もちろん,優越性仮説から非劣性仮説への切替えにあたっては,非劣性試験における分析感度の根拠と試験の実施の妥当性に関わるすべての条件[7] が満たされていることは必須である.仮説の切替えによる推測は,統計的には閉手順による推測であり,第一種の過誤の観点からは問題ない.しかし,非劣性仮説の検定は試験計画書に適合した集団で実施し,優越性仮説の検定は ITT で実施すると,解析対象集団が異なり,通常の閉手順の議論が適用できないため,結論の妥当性は明らかでない.そこで,第4章で定義した最大の解析対象集団を用いることによって常に一貫性を確保するとともに,優越性に関しては ITT 解析を参考として用いることが勧められる.

新薬,あるいは新適応症の承認に際して優越性を示すことを目的に行われた実薬対照試験で優越性が示せなかったとき,非劣性仮説への切替えを受容しうるか否かが問われる.FDA の判断[26,27] では,①プラセボ対照試験が実施困難で,既存治療との比較が可能な唯一の試験であること,②試験の繰返しがきわめて困難な領域であること,③既存治療に比べて主要評価指標以外の評価変数が優れた特徴を有していること,などが考慮されているようである.しかしこのような場合であっても,優越性試験とする十分な根拠および非劣性への切替えにあたっての非劣性の限界値は,試験開始前に与えておくべきである.また検証試験では,仮説はあらかじめ定められていることが前提なので,切り替えられた仮説が成立し

ても検証とはみなせないとの見解もある[25]．

10.7 プラセボおよび実薬の双方を対照とする試験

プラセボの使用が可能であり，試験の目的が被験薬の有効性を示すことであれば，有効性の検証はプラセボ対照試験によるべきであり，実薬を対照に加えることは必須ではない．また，実対照薬のプラセボ対照に対する優越性を示すことも必須ではない．他方，既存治療に対する被験薬の相対的な位置を評価する実薬対照試験では，分析感度が保証できなければプラセボを含める必要がある．なぜなら，第一に相対的な位置の評価が意味をもつのは被験薬が有効な場合であり，第二に有効性に関する非劣性の限界値は安全性における実対照薬と被験薬の差に依存するからである．

いま被験薬，実対照薬およびプラセボの母平均をそれぞれ μ_T, μ_C および μ_P とし，非劣性の限界値を Δ とする．被験薬がプラセボより優れているという仮説，および対照薬がプラセボより優れているという仮説をそれぞれ

$$H_{T1}: \mu_T - \mu_P > 0, \qquad H_{C1}: \mu_C - \mu_P > 0$$

とする．それぞれに対応する帰無仮説を

$$H_{T0}: \mu_T - \mu_P \leq 0, \qquad H_{C0}: \mu_C - \mu_P \leq 0$$

と書く．

ところで，薬効が安定している対照薬を用いた3群比較試験では，4.7.6項c.で述べたように $\mu_P < \mu_C - \Delta < \mu_T$ の検証が目的であると考えられよう．しかし対照薬の効果の大きさが未知の場合には，Δ をあらかじめ定数として与えることができない．そのような場合に，被験薬は対照薬の効果の $100(1-f)\%$（$0<f<1$）以上の効果を有するか否かを評価することが考えられる．そこで，$\mu_C - \mu_P$ は未知として，$\Delta = f(\mu_C - \mu_P)$ とし，非劣性の仮説を

帰無仮説 $H_{NI0}: \mu_C - \mu_T \geq f(\mu_C - \mu_P)$, 　対立仮説 $H_{NI1}: \mu_C - \mu_T < f(\mu_C - \mu_P)$

とする．

本節冒頭の考えに従えば，3群試験では検定を H_{T0} の検定→ H_{NI0} の検定→ H_{C0} の検定，または H_{T0} の検定→ H_{C0} の検定→ H_{NI0} の検定の順序で，かつすべての検定は同一の有意水準で実施することができる．

この状況に対して Pigeot[28] および Tang and Tang[29] は，実対照薬とプラセボの差の下限値が未知の場合には，観測されたプラセボと実対照薬の差と比較して一定の割合以上，被験薬は劣らないこと，および被験薬と対照薬はともにプラセ

ボより優れていることを基準とする方法を考察している.

　被験薬が対照薬に対して非劣性を示しそれが意味をもつためには，二つの帰無仮説 $H_{N\!f\!0}$ と H_{C0} がともに棄却されなければならない．いま，$\mu_T - \mu_C > -f(\mu_C - \mu_P)$ より $\mu_T - \mu_P > (\mu_C - \mu_P) - f(\mu_C - \mu_P) = (1-f)(\mu_C - \mu_P)$ である．したがって，$H_{N\!f\!0}$ と H_{C0} がともに棄却されるとき $\mu_T - \mu_P > (1-f)(\mu_C - \mu_P) > 0$ が成り立つので，論理的に H_{T0} は棄却される．すなわち，非劣性が意味をもつための前提である H_{C0} の検定が有意なときのみ，$H_{N\!f\!0}$ を検定すればよい．総被験者数を N，被験薬，対照薬，プラセボ群の被験者数を $N\pi_T$, $N\pi_C$, $N\pi_P$ とする．$H_{N\!f\!0}$ の $H_{N\!f\!1}$ に対する検定は，帰無仮説のもとで統計量が自由度 $N-3$ の Student の t 統計量 $t = \{\bar{X}_T - (1-f)\bar{X}_C - f\bar{X}_P\}/(s\sqrt{\omega/N})$ に従うことを用いた片側検定である．ここに，$\omega = 1/\pi_T + (1-f)^2/\pi_C + f^2/\pi_P$ とする．この場合，すべての検定の有意水準は同一である．必要被験者数は3薬剤群の被験者数の比，各試験薬群の母平均，または薬剤間の平均値差，および定数 f が与えられれば，次の公式に従って求めることができる[28]．

$$n_k = \pi_k \left\{ \omega \frac{\sigma^2}{\varphi^2}(z_\alpha + z_\beta)^2 + \frac{z_\alpha^2}{2} \right\} = \pi_k \left\{ \omega \frac{\lambda^2}{\{\theta - (1-f)\}^2}(z_\alpha + z_\beta)^2 + \frac{z_\alpha^2}{2} \right\}, \qquad k = T, C, P$$

ここに，

$$\varphi = \mu_T - (1-f)\mu_C - f\mu_P, \qquad \lambda = \frac{\sigma}{\mu_C - \mu_P}, \qquad \theta = \frac{\mu_T - \mu_P}{\mu_C - \mu_P}$$

である．

11

種々の試験デザイン

　試験デザインの基本型は，無作為割付を伴う並行群配置，またはクロスオーバー配置である．しかし，比較する治療法の定義と対象被験者の選択，評価の実施時期などをいろいろ組み合わせることによって，様々なデザインがつくり出される．本章では，特別な目的に対して有効に利用できる試験デザインを紹介する．統計解析の方法については，各項で事例としてあげた文献を参照されたい．

11.1　対象患者の絞込み

　2.2節で述べたように，試験の感度を上げるためには，対象患者は一定の効果が期待できる，薬効評価に適切な個人である必要がある．したがって例えば，①抗高血圧薬の試験における観察期の血圧変動が一定の範囲内である患者のみを対象とするように，病状の不安定な患者の除外，②抗うつ薬の試験における既存治療が無効な患者の除外，③プラセボ投与で改善が見込まれる患者，あるいは薬物治療でなく，カウンセリング，食事療法，運動療法などで改善が見込まれる患者の除外，などは，いずれも試験の感度を高める一つの方法でもある．このような対象患者の制限は，多かれ少なかれ組入れ条件に盛り込まれている．対象患者の絞込み[1]は，これを積極的に取り入れた方法である．

　例えば精神疾患を対象とする試験では，観察期に単盲検にてプラセボを投与し，プラセボ反応者を除外した後，被験薬とプラセボなどの試験治療を二重盲検法にて無作為割付する方法がしばしば用いられる．この方法では，被験者集団はプラセボに反応しにくい患者からなるため，プラセボと被験薬との差が検出されやすくなると考えられる．

　しかし，このような対象患者の絞込みは，対象患者母集団を大きく制限する可能性があり，一般化可能性を狭めることになる．

他方，遺伝子情報やバイオマーカーの利用により，試験への組入れ時点で有効と期待できる患者や安全性の危惧される患者を識別することができる場合には，対象患者の絞込みにより，少ない被験者で明確な結果を得たり，試験を安全に遂行しうる可能性が高くなる．このような対象患者の絞込みは，個別医療の推進にとって有効な手段となるであろう．

11.2 プラセボの使用を最小限にしたプラセボ対照試験

プラセボの使用を最小限に抑えた種々のプラセボ対照試験のデザインが，Temple[1]によって紹介されている．ここでは，その内容を要約して紹介する．

11.2.1 被験治療が有効とみなされる患者を対象としたプラセボ対照試験

比較的長期にわたって病態が継続する疾患において，急性期にある患者を対象としたプラセボ対照試験が倫理上妥当でない場合に，被験薬を投与して一定の改善が認められた患者を対象として，被験薬の持続効果を評価する試験である．無対照試験によってある治療法で一定期間治療し，その後，一定期間治療を中止した結果もとの状態に戻ったとすると，この治療は効果があると判断したくなるであろう．しかし，プラセボの投与でも同様に病状の改善が認められたかもしれないという疑念を完全に拭い去ることは困難である．治療期の反応が薬理作用によるものであれば，改善の認められた被験者を，二重盲検下で無作為にプラセボと被験薬に割り付けて治療を継続すれば，2治療間に差が認められるべきである．

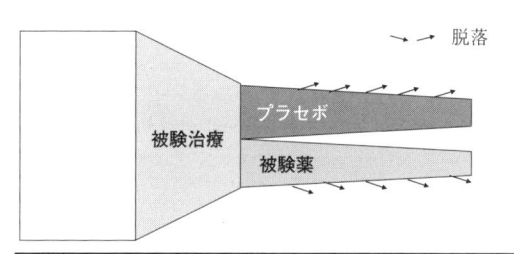

図 11.1 無作為化中止試験

二重盲検試験期で無効または有害事象が発生した場合は，中止基準に従い中止する．無効中止割合，中止割合，中止までの時間，中止時点の観測値などを用いて有効性を比較する．

無作為化中止試験はこの原理を適用し，かつ病態の悪化に対する救済治療の実施を取り入れた試験デザインである．デザインの概要を図11.1に示した．このような試験デザインは，うつ病治療においてよく用いられている[2~5]．また，高血圧，狭心症などにも適用できる[1]．

(1) 二重盲検試験期に入る前の被験薬の用法・用量決定には，当該薬剤によって最大の効果が得られるように，被験者ごとに最適な投与量を選択する条件付き増量法を適用することができる．

(2) 二重盲検試験期では，割り付けられた治療にかかわらず，病態の悪化が認められ，それに対する治療が必要となった場合には試験治療を中止し，既存治療を実施することを条件とする．

(3) 試験薬の突然の中止は，離脱症状あるいは反跳現象がしばしば認められる．そのような懸念がある場合には，プラセボ群に割り付けられた被験者においては，投与されていた被験薬を徐々に減量し，最終的にプラセボ投与のみとすることも可能である．

(4) 非盲検試験期における用法・用量は，最大の効果が得られる用法・用量としておき，二重盲検試験期の試験治療群として，被験薬の数段階の固定用量群およびプラセボ群を用いることができる．プラセボを用いない試験であっても用量反応関係が示されれば，被験薬の有効性が示されたことになる．

主要な解析は，中止の割合，あるいは中止までの時間などの観測値を用いて，有効性を評価することである．しかしながら，中止され通常治療に切り替えられた後も観測を継続し，予定した最終評価時点での結果も評価することが望まれ

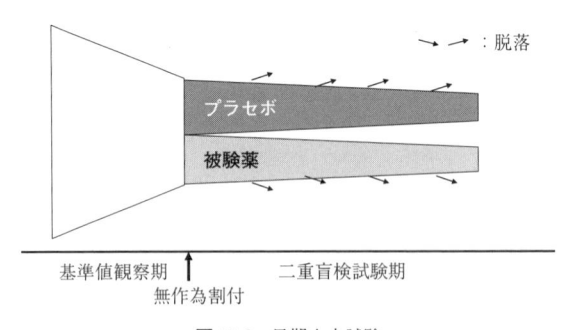

図11.2 早期中止試験

二重盲検試験期で無効または有害事象が発生した場合は，中止基準に従い中止する．無効中止割合，中止割合，中止までの時間，中止時点の観測値などを用いて有効性を比較する．

11.2.2 早期中止試験[1]

急性期の治療の評価で長期間プラセボを投与することができない場合，病状の悪化によって試験治療の継続が困難になったときには試験を中止し，試験治療は無効と評価する試験方法をいう．このような試験の中止は多くの試験で取り入れられているが，通常は，主要な評価は予定した試験期間の最終時点における，主要な変数の観測値に基づくものであり，早期中止は主要な評価変数の欠測を意味する．他方，早期中止試験では，早期の無効中止を主要な評価変数がとりうる結果の一つとしている．デザインを図11.2に示した．

11.2.3 早期切替え条件付き増量デザイン[1]

前項の早期中止デザインの変形である．被験薬の用量を数段階設け，十分な有効性が期待されるある特定の用量から開始する漸増治療を，プラセボと比較する試験を考える．試験期間を数期間に分割し，各期で有効性を判定し，無効であれば増量する．被験薬群では，被験薬の最小用量から試験を開始し，以後，条件付き増量法に従う．他方，プラセボ群は第1期薬はプラセボとするが，以後，無効であれば被験薬の最小用量に切り替える．第2期以降は被験薬群と同様の条件付き増量法に従う．この試験群構成を図11.3に示す．このデザインでの評価方法は二つ考えられる．一つは，第1期終了時点の結果を主要な評価とすることである．この場合には，評価変数の尺度は任意である．いま一つは，被験薬群におけ

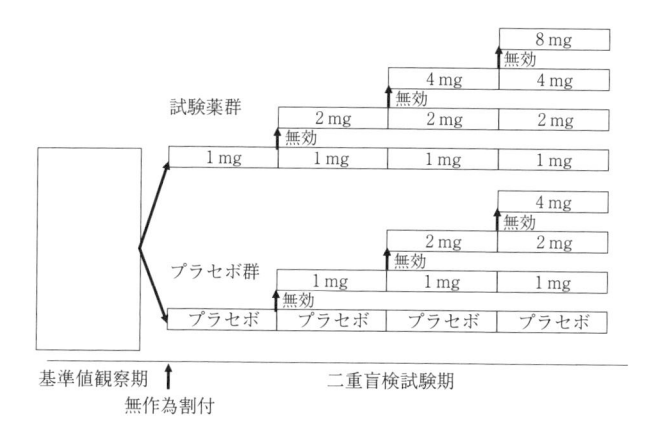

図11.3 早期切替え条件付き増量デザイン

る最終時点での有効者数の割合と，プラセボ群における最後までプラセボを投与された被験者の割合の比較である．プラセボ投与群の第2期以降は，被験薬に関する情報を与えるので，それぞれの群において，無対照条件付き増量試験の解析ができる．

11.2.4 早期中止を伴う非劣性試験[1]

非劣性試験における分析感度を確保するためには，被験薬，実対照薬，プラセボの3治療の並行群試験が最も説得力を有する．しかし，プラセボを用いることが困難なとき，プラセボを含む早期中止並行群試験を適用することができる．まず，被験薬と実対照薬がプラセボに優れることを早期中止の割合で示し，被験薬と実対照薬の比較は中止割合，あるいは通常の評価変数を用いて行う．

11.2.5 上乗せ試験

すべての被験者に既存の治療を施しながら，さらに被験薬を投与することによって，より大きな効果が得られるか否かを調べる試験である．プラセボ投与以外の治療をしないことが倫理的に困難であるとき，患者ごとに最良の既存治療を施しつつ，被験薬とプラセボを二重盲検無作為化法で比較することも可能である．

経皮的冠動脈インターベンション（PCI）後における虚血性合併症の予防を目的としたaspirin投与に加えて，抗血小板治療の有効性を評価するプラセボ対照試験[6]はその例である．

11.3 離脱の影響を薬剤間で比較する無作為化中止試験

無作為化中止デザインでは，薬剤の服用を中止した場合に，効果が継続するのか消退するのか，あるいは中止による反跳現象などの有害反応が発生するのか，などの問題に答えることができる．そのような試験の例が，慢性喘息患者を対象とした試験で報告されている[7]．実対照薬と比較することが目的の場合には，プラセボ，実対照薬および被験薬の二重盲検無作為化並行群試験として開始し，効果が安定した後に，各治療群内で無作為にそれぞれの被験治療の継続とプラセボへの切替えを決定する必要がある．もし，実対照薬と被験薬のそれぞれでの反応患者のみを対象として，無作為化中止の期間のみを，各被験薬群内で二重盲検無作為化並行群デザインとした場合には，被験薬群間での対象患者母集団が異なる可能性があり，比較可能性が保証されない．デザインを図11.4に示す．

11.4 用量反応試験の変法

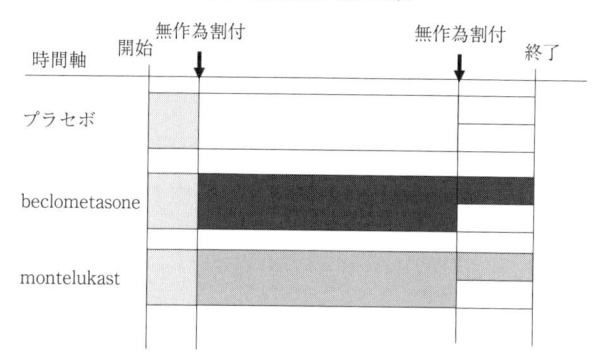

```
時間軸  開始  無作為割付         無作為割付  終了
```

プラセボ

beclometasone

montelukast

図 11.4 無作為化中止試験の変形[7]
白い部分はプラセボ投与を示す．第3期におけるプラセボ投与によって，ベースラインへ戻ることを確認する．

11.4 用量反応試験の変法

11.4.1 要因デザインによる併用治療の適切な用量の組合わせの選択

2薬剤のおのおのに複数用量を設定し，2薬剤の各用量の組合わせをそれぞれの治療として，すべての治療を二重盲検無作為化並行群配置によって試験する．目的は，適切な用量の組合わせの決定である．このような配置は，2因子要因配置試験と呼ばれ，抗高血圧薬の併用治療における最適用量組合わせの選択でしばしば用いられている．表11.1は，telmisartan と hydrochlorothiazide（HCTZ）のそれぞれの単独治療と併用治療の試験の例である[8]．この試験では，主要な関心のある投与量の組合わせは，他の用量の組合わせに比べ，3倍の被験者を割り付けている．統計解析では，反応曲面の推定と最適組合わせの推定などを行っている．

表 11.1 2因子要因配置試験

		telmisartan				
	投与量	0 mg	20 mg	40 mg	80 mg	160 mg
H C T Z	0 mg	73	23	75	77	33
	6.25 mg	21	25	21	20	31
	12.5 mg	73	21	70	73	33
	25 mg	24	25	25	32	32

11.4.2 並行群デザインによる2薬剤の用量反応曲線の比較

類似した薬剤間の公平な比較のためには，それぞれの用量反応曲線を推定し，同等な効果を示す用量を明らかにすることが望ましい．この目的のためには，被験薬の a 用量 $T_1, T_2, \cdots, T_a$ と対照薬の b 用量 $C_1, C_2, \cdots, C_b$ およびプラセボ P を試験治療とし，合計 $a+b+1$ 治療群を二重盲検無作為化並行群デザインで試験し，それぞれの薬剤の用量反応曲線を求めることが有益である．Davidson, et al.[9] は，高コレステロール血症患者を対象として，lovastatin の1日投与量 10 mg, 20 mg, 40 mg と，fluvastatin の1日投与量 20 mg, 40 mg の比較試験を報告している．この試験ではプラセボ群は含まれていないが，lovastatin の用量反応関係が明確に示されているので，試験の分析感度は確保されている．

11.4.3 漸増治療における累積効果の用量反応関係の2薬剤間比較

二つの薬剤について，強制増量法による累積効果を含む用量反応試験の例が報告されている．Cazzola, et al.[10] は，慢性閉塞性肺疾患における急性の悪化に対する，二つの β_2 作動薬の用量反応曲線を，同一被験者での比較に基づいて評価するため，2薬剤を2剤2期クロスオーバー法により試験した．各期に割り付けられた薬剤の強制増量法による累積効果の用量反応曲線を，個人ごとに得ている．このデザインは，個々の用量の効果に関する偏りのない用量反応関係を評価するのではなく，漸増方式による累積効果に関心がある場合に有効である．

11.4.4 漸増治療における開始用量の選択のための並行群試験

抗高血圧薬では，漸増治療が行われる．漸増の初期用量，最大用量を複数設けて，どの組合わせがよいかを比較することができる．

11.4.5 実対照薬とプラセボを含む用量反応試験

Fricke, et al.[11] は，二つの経口鎮痛薬が配合された薬剤の2用量を，実対照薬およびプラセボと比較している．また，Simon, et al.[12] は，ある抗リウマチ薬が，リウマチ患者における抗炎症作用の効果を有することを確認するとともに，上部消化管への有害作用が既存の非ステロイド性抗炎症薬（NSAID）に比べて少ないことを確認するため，プラセボと既存の NSAID を対照として，被験薬の3用量を含む試験を報告している．被験薬のどの用量が実対照薬に比べて有効かつ安全かを評価するためには，このような用量反応試験が有効である．類似の試験は偏頭痛，うつ病などでもなされている．

11.4.6 用量反応曲線の用法間比較試験

並行群デザインでは，治療法を様々に組み合わせることができる．Bayes, et al.[13] は，高コレステロール血症患者における ezetimibe 5 mg と 10 mg をプラセボと比較する用量反応試験において，朝投与と夕方投与の比較を含めた，5 治療群の試験を報告している．

11.4.7 2 薬剤の最小有効用量を決定する漸減法デザイン

被験薬の最小有効用量を，実対照薬のそれと比較する試験が行われた[14]．軽度から中等度の喘息患者における budesonide と fluticasone 乾燥粉末の最小有効用量を求めるために，導入期間に beclomethasone dipropionate 1000 μg BID にて喘息の管理をした上で，budesonide と fluticasone のいずれも 800 μg/日に無作為割付された．その後 5 週間ごとに 400 μg/日，200 μg/日と漸減された．漸減の過程で管理不十分となる直前の用量が，最小有効用量と定められている．また，管理状態の基準はあらかじめ定められている．800 μg/日での管理が不十分な場合には，最小有効用量を暫定的に 1600 μg/日としている．

11.5 要因配置試験

2 種類の異なる目的の治療法を同一の対象母集団において研究するとき，通常の試験デザインは，それぞれの被験治療をプラセボと比較する別個の試験を実施するか，プラセボのみを共通とした 3 群とするかである．しかし，二つの治療が異なる投与スケジュール，異なる剤形などであれば，試験が複雑になる．このような場合，複雑さは同程度に保ったまま，より少数の被験者で試験する方法として，要因配置デザインを用いることができる．これは 11.4.1 項の 2 因子要因配置試験と同様である．このような試験の例として，急性心筋梗塞患者を対象とした，metoprolol のプラセボに対する優越性および aspirin 投与に clopidogrel を併用したときの効果を評価するプラセボ対照試験を同時に行った，2×2 要因配置デザインの例がある[15,16]．

文　献

【第1章】
1) 宮本高明編（1974）薬物と生態（岩波講座現代生物科学14）．岩波書店．
2) 厚生省薬務局．臨床試験の一般指針．1998；医薬審第380号．
3) 厚生労働省医薬食品局．ICH E2-E：医薬品安全性監視の計画．2005．平成17年9月16日．
4) World Medical Association. Declaration of Helsinki. 1964, amended in 2000 and the 52nd WMA General Assembly, Edinburgh, Scotland, October 2000, Note of Clarification on Paragraph 29, 2002 [http://www.wma.net/e/policy/b3.htm].
5) Pocock, S. J. (1983) *Clinical Trials: A Practical Approach.* John Wiley & Sons.
6) Spriet, A. and Simon, P. (1985) *Methodology of Clinical Drug Trials.* Karger.
7) Bulpitt, C. J. (1996) *Randomised Controlled Clinical Trials.* 2nd ed. Kluwer Academic Publishers.
8) Piantadosi, S. (1997) *Clinical Trials: A Methodologic Perspective.* John Wiley & Sons.
9) Temple, R. and Ellenberg, S. S. *Annals of Internal Medicine* 2000；133：455-463.
10) 佐藤恵子．人体実験から臨床試験へ．In 椿　広計，藤田利治，佐藤俊哉編（1999）．これからの臨床試験．35-48．朝倉書店．
11) 厚生労働省．臨床研究に関する倫理指針．2003；厚生労働省告示第255号．平成16年12月28日全部改正．
12) 文部科学省，厚生労働省．疫学研究に関する倫理指針．2003．平成16年12月28日全部改正．
13) 文部科学省，厚生労働省，経済産業省．ヒトゲノム・遺伝子解析研究に関する倫理指針．2001．平成16年12月28日全部改正．
14) 厚生科学審議会．手術等で摘出されたヒト組織を用いた研究開発の在り方について．2001．平成16年12月28日全部改正．
15) 文部科学省，厚生労働省．遺伝子治療臨床研究に関する指針．2001．平成16年12月28日全部改正．
16) 厚生労働省．医薬品の臨床試験の実施の基準に関する省令．2003；厚生労働省令第106号．
17) 厚生労働省．医薬品の製造販売後の調査及び試験の実施の基準に関する省令．2004；厚生労働省令第171号．
18) 厚生労働省．医薬品，医薬部外品，化粧品及び医療機器の製造販売後安全管理の基準に関する省令．2004；厚生労働省令第135号．
19) 厚生省薬務局．医薬品の臨床試験の実施に関する基準．1989；薬発第874号．
20) ICH Steering Committee. ICH Harmonised tripartite guideline. Guideline for Good Clinical Practice. Recommended for adoption at step 4 of the ICH process on 1 May 1996.
21) 中央薬事審議会．医薬品の臨床試験の実施の基準（GCP）の内容．1997．
22) 厚生省．医薬品の臨床試験の実施の基準に関する省令．1997；厚生省令第28号．
23) 厚生省薬務局長．医薬品の臨床試験の実施の基準に関する省令の施行について．1997；薬発第430号．
24) 厚生労働省．医薬品の臨床試験の実施の基準に関する省令の一部を改正する省令．2003；厚生労働省令第106号．
25) 厚生労働省医薬局審査管理課．臨床試験のための統計的原則．1998；医薬審第1047号．

26) 厚生省薬務局審査課.治験の総括報告書の構成と内容に関するガイドライン.1996;薬審第335号.

【第2章】

1) Meinert, C. L. (1986) *Clinical Trials: Design, Conduct, and Analysis*. Oxford University Press.
2) Pocock, S. J. (1983) *Clinical Trials: A Practical Approach*. John Wiley & Sons.
3) Spriet, A. and Simon, P. (1985) *Methodology of Clinical Drug Trials*. Karger.
4) Bulpitt, C. J. (1996) *Randomised Controlled Clinical Trials*. 2nd ed. Kluwer Academic Publishers.
5) Piantadosi, S. (1997) *Clinical Trials: A Methodologic Perspective*. John Wiley & Sons.
6) Stark, N. J. (1995) *Clinical Trials Design: Evaluation for Medical Devices*. 3rd ed. Clinical Design Group;中村晃忠編,安藤友紀,他訳(2004)医療用具の臨床試験―その実践的ガイダンス.サイエンティスト社.
7) Chow, S. and Liu, J. (1998) *Design and Analysis of Clinical Trials: Concept and Methodologies*. John Wiley & Sons.
8) 厚生労働省医薬局審査管理課.臨床試験のための統計的原則.1998;医薬審第1047号.
9) Schwartz, D. and Lellouch, J. *Journal of Chronic Disease* 1967;20:637-648.
10) Gent, M. and Sackett, D. L. *Thrombos Hemostas* 1979;41:123-134.
11) Sackett, D. L. and Gent, M. *New England Journal of Medicine* 1979;301:1410-1412.
12) Gail, M. H. *Cancer Treatment Reports* 1985;69:1107-1113.
13) The European Agency for the Evaluation of Medicinal Products Human Medicines Evaluation Unit (1998) Points to consider on clinical investigation of medicinal products used in the treatment of osteoarthritis.
14) Ishigooka, J., Inada, T. and Miura, S. *Psychiatry and Clinical Neuroscience* 2001;55:403-414.
15) 八木剛平監修,稲田俊也著(1996)薬原性錐体外路症状の評価と診断―DIEPSSの解説と利用の手引き―.星和書店.
16) Overall, J. E. and Gorhan, D. R. *Psychological Reports* 1962;10:799-812.
17) Kay, S. R., Opler, L. A. and Fiszbein, A. *British Journal of Psychiatry* 1986;149:439-448.
18) Cochran, W. G. (1963) *Sampling Techniques*. 2nd ed. John Wiley & Sons;鈴木達三,高橋宏一,脇本和昌訳(1972)サンプリングの理論と方法.東京図書.
19) Moreland, L. W., et al. *Annals of Internal Medicine* (1999);130:478-486.
20) The European Agency for the Evaluation of Medicinal Products Human Medicines Evaluation Unit (2000) Note for guidance on clinical investigation of medicinal products in the treatment of depression.
21) McGill, J. B. and Reilly, P. A. *Clinical Therapeutics* 2001;23:833-850.
22) Hamilton, M. *Journal of Neurology, Neurosurgery & Psychiatry* 1960;23:56-62.
23) Prentice, R. L. *Statistics in Medicine* 1989;8:431-440.
24) Freedman, L. S., Graubard, B. I. and Schatzkin, A. *Statistics in Medicine* 1992;11:167-178.
25) Buyse, M. and Molenberghs, G. *Biometrics* 1998;54:1014-1029.
26) Coldiz, G. A., Miller, J. N. and Mosteller, F. *Statistics in Medicine* 1989;8:441-454.
27) Ellenberg, S. and Hamilton, J. M. *Statistics in Medicine* 1989;8:405-413.
28) Hillis, A. and Seigel, D. *Statistics in Medicine* 1989;8:427-430.

29) Li, Z. and Meredith, M. P. *Journal of Biopharmaceutical Statistics* 2003；13：777-792.
30) Miller, J. N., Coldiz, G. A. and Mosteller, F. *Statistics in Medicine* 1989；8：455-466.
31) Wang, Y. and Taylor, J. M. G. *Biometrics* 2002；58：803-812.
32) Wittes, J., Lakatos, E. and Probstfield, J. *Statistics in Medicine* 1989；8：415-425.
33) Stevens, S. S. *Science* 1946；103：670-680.
34) Guilford, J. P.（1954）*Psychometric Methods*. McGraw-Hill；秋重義治監訳（1959）精神測定法．培風館．
35) Sheehan, D. V., et al. *Journal of Clinical Psychiatry* 1998；59(suppl. 20)：22-33.
36) Streiner, D. L. and Norman, G. R.（1995）*Health Measurement Scales—A Practical Guide to Their Development and Use*. 2nd ed. Oxford University Press.
37) 八木 冕監修，田中良久編（1969）計量心理学（講座心理学2）．東京大学出版会．
38) 吉田正昭（1976）心理統計学．丸善．
39) 北村俊則（1985）精神症状測定の理論と実際―評価尺度，質問票，面接基準の方法論的考察．第2版．海鳴社．
40) 楠 正監修，SKETCH研究会統計分科会（2005）臨床データの信頼性と妥当性．サイエンティスト社．
41) 上坂浩之，森川敏彦．評価尺度の信頼性と妥当性．In 丹後俊郎，上坂浩之編（2006）臨床試験ハンドブックーデザインと統計解析―．617-632．朝倉書店．
42) Guillemin, F., Bombardier, C. and Beaton, D. *Journal of Clinical Epidemiology* 1993；46：1417-1432.
43) 日本糖尿病学会編（2000）糖尿病治療ガイド．文光堂．
44) The European Agency for the Evaluation of Medicinal Products Evaluation of Medicines for Human Use（2002）Note for guidance on clinical investigation of medicinal products in the treatment of depression.
45) The European Agency for the Evaluation of Medicinal Products Human Medicines Evaluation Unit（1998）Points to consider on clinical investigation of medicinal products used in the treatment of hypertension.
46) Prasad, A. S., et al. *Annals of Internal Medicine* 2000；133, 4：245-252.
47) Thase, M. E., et al. *Journal of Clinical Psychiatry* 2001；62：782-788.
48) Feinstein, A. R. *Statistics in Medicine* 1999；18：2557-2581.
49) 上坂浩之．2群の比較．In 宮原英夫，丹後俊郎編（1995）医学統計学ハンドブック．46-76．朝倉書店．
50) Salsberg, D. *Controlled Clinical Trials* 1999；20：453-468.
51) Hauck, W. W., Hyslop, T. and Anderson, S. *Statistics in Medicine* 2000；19：887-899.
52) Cox, D. R.（1970）*Analysis of Binary Data*. Methuen & Co Ltd.
53) Laupacis, A., Sackett, D. L. and Roberts, R. S. *New England Journal of Medicine* 1988；318：1728-1733.
54) 厚生労働省医薬局審査管理課．臨床試験における対照群の選択とそれに関連する諸問題．2000；医薬審発第136号．
55) Kienle, G. S. and Kiene, H. *Journal of Clinical Epidemiology* 1997；50：1311-1318.
56) Beasley, C. M. Jr., et al. *Neuropsychopharmacology* 1996；14：111-123.
57) Beasley, C. M. Jr., et al. *Psychopharmacology* 1996；124：159-167.
58) Walsh, B. T., et al. *Journal of American Medical Association* 2002；287：1840-1847.

59) 厚生省薬務局審査課. 治験中に得られる安全性情報の取扱いについて. 1995；薬審第227号.
60) 厚生省薬務局審査課. 治験の総括報告書の構成と内容に関するガイドライン. 1996；薬審第335号.
61) CIOMS Working Group VI (2005) *Management of Safety Information from Clinical Trials.* WHO Press.
62) ICH Steering Committee：ICH Harmonised tripartite guideline. ICH topic 2A clinical safety data management：Definitions and standards for expedited reporting.
63) 厚生省薬務局安全課長. 医薬品等の副作用の重篤度分類基準について. 1992；薬安第80号.
64) National Cancer Institute (2003) Common terminology criteria for adverse events v3.0 (CTCAE) [http://ctep.cancer.gov/torms/CTCAEv3.pdf].
65) Wilson, M. G. (2000) Lilly reference ranges. In Shein-Chung, C. ed. *Encyclopedia of Biopharmaceutical Statistics.* 289-306. Marcel Dekker.
66) 南山堂 医学大辞典 (1998).
67) Sasse, E. A., et al. (1995) How to define and determine reference intervals in the clinical laboratory；Approved guideline. C28-A, The National Committee for Clinical Laboratory Standards.
68) Harris, E. K. and Boyd, J. C. (1995) *Statistical Bases of Reference Values in Laboratory Medicine.* Marcel Dekkar.
69) 丹後俊郎 (2002) 医学データ－デザインから統計モデルまで. 共立出版.
70) Martin, H. F., Gudzinowicz, B. J. and Fanger, H. (1975) *Normal Values in Clinical Chemistry—A Guide to Statistical Analysis of Laboratory Data—.* Marcel Dekker.
71) 日本公定書協会JMO事業部 [http://www.sjp.jp/]；医薬規制用語集 (MedDRA/J) MedDRA [http://www.meddra.msso.com/].
72) 上坂浩之編 (1998) 第4回計量生物セミナー講演記録. 計量生物学 19：13-131.

【第3章】
1) Bulpitt, C. J. (1996) *Randomized Controlled Clinical Trials.* 2nd ed. Kluwer Academic Publishers.
2) Hills, M. and Armitage, P. *British Journal of Clinical Pharmacology* 1979；8：7-20.
3) Brown, B. W. Jr. *Controlled Clinical Trials* 1980；1：13-27.
4) Anderson, J. H. Jr., et al. *Diabetes* 1997；46：265-270；臨床医薬 2000；16：1687-1696.
5) Kershner, R. P. and Federer, W.T. *Journal of the American Statistical Association* 1981；76：612-618.
6) Laska, E. M., et al. *Biometrics* 1983；39：1087-1091.
7) Laska, E. M. and Meisner, M. *Journal of the American Statistical Association* 1985；80：704-710.
8) Brown, B. W. Jr. *Biometrics* 1980；36：69-79.
9) Smith, N. D. *Journal of Biopharmaceutical Statistics* 1998；8：243-247.
10) Wallenstein, S. and Fleiss, J. L. *Communication in Statistics, Theory and Methods* 1988；17：3333-3343.
11) Fleiss, J. L. *Controlled Clinical Trials* 1989；10：237-243.
12) Grieve, A. and Senn, S. *Journal of Biopharmaceutical Statistics* 1998；8：191-233.

13) 中島光好, 他. 臨床医薬 1993;9:535-548.
14) 福井 弘, 上辻秀和, 長尾 大, 他. 小児科臨床 1988;41:2076-2084.
15) 厚生労働省医薬局審査管理課. 臨床試験のための統計的原則. 1998;医薬審第 1047 号.
16) 厚生労働省医薬局審査管理課. 臨床試験における対照群の選択とそれに関連する諸問題. 2000;医薬審発代 136 号.
17) 上坂浩之, 森川敏彦, 魚井 徹. 計量生物学 2000;20:201-215.
18) Byar, D. P., et al. *New English Journal of Medicine* 1976;295:74-80.
19) Armitage, P. *Statistics in Medicine* 1982;1:345-352.
20) 兼子俊男, 他. 臨床医薬 1993;9, 4:827-848.
21) Taves, D. R. *Journal of Chronic Disease* 1974;27:365-375.
22) Pocock, S. J. and Simon, R. *Biometrics* 1975;31:103-115.
23) Peto, R., et al. *British Journal of Cancer* 1976;34:585-612.
24) Senn, S. (1999) *Statistical Issues in Drug Development*. John Wiley & Sons.
25) Simon, R. *Biometrics* 1979;35:503-512.
26) Pocock, S. J. *Biometrics* 1979;35:183-197.
27) Scott, N. W., et al. *Controlled Clinical Trials* 2002;23:662-674.
28) The European Agency for the Evaluation of Medicinal Products Evaluation of Medicines for Human Use (2003) Points to consider on adjustment for baseline covariates.
29) Prasad, A. S., et al. *Annals of Internal Medicine* 2000;133, 4:245-252.
30) Editorial. *Annals of Internal Medicine* 2000;133, 4:302-303.
31) Bang, H., Ni, L. and Davis, C. E. *Controlled Clinical Trials* 2004;25:143-156.
32) 上坂浩之. 計量生物学 2003;24:17-41.
33) Pocock, S. J. (1983) *Clinical Trials: A Practical Approach*. John Wiley & Sons.
34) Spriet, A. and Simon, P. (1985) *Methodology of Clinical Drug Trials*. Karger.
35) Meinert, C. L. (1986) *Clinical Trials: Design, Conduct and Analysis*. Oxford University Press.
36) 古川俊之監修, 丹後俊郎著 (1993) 新版医学への統計学 (統計ライブラリー). 朝倉書店.
37) Armitage, P. and Berry, G. (1994) *Statistical Methods in Medical Research*. 3rd ed. Blackwell Science.
38) Lachin, D., et al. (1998) *Sample Size Tables for Clinical Studies*. 2nd ed. Blackwell Science.
39) Chow, S. and Liu, J. (1998) *Design and Analysis of Clinical Trials: Concept and Methodologies*. John Wiley & Sons.
40) Lakatos, E. (1998). Sample size determination for clinical trials. In Armitage, P. and Colton, T. eds. (1998) *Encyclopedia of Biostatistics*. 3903-3910. John Wiley & Sons.
41) Uesaka, H. An overview of analysis of ordinal categorical data. In Asano, C., Niki, N. and Okazaki, T. eds. (1991) *Theory and Applications in Computational Statistics*. 130-151. Scientist.
42) 真木正博, 他. 診療と新薬 1996;33:67-94.

【第 4 章】
1) 厚生労働省医薬局審査管理課. 臨床試験のための統計的原則. 1998;医薬審第 1047 号.
2) 厚生省薬務局審査課. 治験の総括報告書の構成と内容に関するガイドライン. 1996;薬審第 335 号.

3) Seals, D. R. and Tanaka, H. *Advances in Physiology Education* 2000 ; 23 : 52-58.
4) Moher, D., Schulz, K. F. and Altman, D. G. *Annals of Internal Medicine* 2000 ; 134 : 657-662.
5) Altman, D. G., et al. *Annals of Internal Medicine* 2000 ; 134 : 663-694.
6) Moreland, L. W., et al. *Annals of Internal Medicine* 1999 ; 130, 6 : 478-486.
7) Malmstrom, K., et al. *Annals of Internal Medicine* 1999 ; 130, 6 : 487-495.
8) 厚生省薬務局．臨床試験の統計解析に関するガイドライン．1992；薬新薬第20号．
9) 上坂浩之．応用統計学 1997 ; 26 : 111-130.
10) Ishigooka, J., Inada, T. and Miura, S. *Psychiatry and Clinical Neuroscience* 2001 ; 55 : 403-414.
11) Wilcoxon, F. *Biometrics* 1945 ; 1 : 80-83.
12) Savage, I. R. *Annals of Mathematical Statistics* 1956 ; 27 : 590-615.
13) Schwartz, D. and Lellouch, J. *Journal of Chronic Disease* 1967 ; 20 : 637-648.
14) Peto, R., et al. *British Journal of Cancer* 1976 ; 34 : 585-612.
15) Gent, M. and Sackett, D. L. *Thrombos Haemostas* 1979 ; 41 : 123-134.
16) Sackett, D. L. and Gent, M. *New England Journal of Medicine* 1979 ; 301 : 1410-1412.
17) Sherry, S. *Circulation* 1980 ; 62 : 73-78.
18) Fisher, L. L., et al. Intention to treat in clinical trials. In Peace, K. E. ed. (1990) *Statistical Issues in Drug Research and Development*. 331-350. Mercel Dekker.
19) Ellenberg, J. H. *Drug Information Journal* 1996 ; 30 : 535-544.
20) Armitage, P. J. Exclusions, losses to follow-up, and withdrawals in clinical trials. In Shapiro, S. H. and Louis, T. A. eds. (1983) *Clinical Trials : Issues and Approaches*. 99-113. Marcel Dekker.
21) Pocok, S. J. (1983) *Clinical Trials : A Practical Approach*. John Wiley & Sons.
22) Gail, M. H. *Cancer Treatment Reports* 1985 ; 69 : 1107-1113.
23) Gillings, D. and Koch, G. G. *Drug Information Journal* 1991 ; 25 : 411-424.
24) Piantadosi, S. (1997) *Clinical Trials : A Methodologic Perspective*. John Wiley & Sons.
25) Senn, S. (1997) *Statistical Issues in Drug Development*. John Wiley & Sons.
26) 上坂浩之，森川敏彦，魚井　徹．計量生物学 2000 ; 20 : 201-215.
27) Gould, A. L. *Biometrics* 1980 ; 36 : 721-727.
28) Pledger, G. *Biometrics* 1982 ; 38 : 276-277.
29) Gould, A. L. *Biometrics* 1982 ; 38 : 277-278.
30) Ware, J. H. *New England Journal of Medicine* 2003 ; 348 : 2136-2137.
31) Asmann, S. A., et al. *Lancet* 2000 ; 355 : 1064-1069.
32) Hochberg, Y. and Tamhane, A. C. (1987) *Multiple Comparison Procedures*. John Wiley & Sons.
33) Bauer, P. *Statistics in Medicine* 1991 ; 10 : 871-890.
34) 丹後俊郎．(2003) 無作為化比較試験（医学統計学シリーズ5）．朝倉書店．
35) 広津千尋．(2004) 医学・薬学データの統計解析．東京大学出版会．
36) Dunnett, C. W. and Tamhane, A. C. *Statistics in Medicine* 1992 ; 11 : 1057-1063.
37) Bauer, P., et al. *Statistics in Medicine* 1998 ; 17 : 2133-2146.
38) Marcus, R., Peritz, E. and Gabriel, K. R. *Biometrika* 1976 ; 63 : 655-660.
39) 永田　靖，吉田道弘 (1997) 統計的多重比較法の基礎．サイエンティスト社．
40) Holm, S. *Scandinavia Journal of Statistics* 1979 ; 6 : 65-70.

41) Simes, R. J. *Biometrika* 1986 ; 73 : 751-754.
42) Hommel, G. *Biometrika* 1988 ; 75 : 383-386.
43) Hochberg,Y. *Biometrika* 1988 ; 75 : 800-802.
44) Sarkar, S. K. *Annals of Statistics* 1998 ; 26 : 494-504.
45) Shaffer, J. P. *Biometrics* 1977 ; 33 : 293-303.
46) Shaffer, J. P. *Journal of the American Statistical Association* 1986 ; 81 : 826-831.
47) Pigeot, I., et al. *Statistics in Medicine* 2003 ; 22 : 883-899.
48) Durrleman, S. and Chaikin, P. *Statistics in Medicine* 2003 ; 22 : 941-952.
49) Morikawa, T. and Yoshida, M. *Journal of Biopharmaceutical Statistics* 1995 ; 5 : 297-306.
50) The European Agency for the Evaluation of Medicinal Products Evaluation of Medicines for Human Use (2000) Points to consider on switching between superiority and non-inferiority.
51) Scheffé, H. (1959) *The Analysis of Variance*. chap. 10. John Wiley & Sons.
52) 上坂浩之. 多群の比較. In 宮原英夫, 丹後俊郎編 (1995) 医学統計学ハンドブック. 77-120. 朝倉書店.
53) O'Brien, P. C. *Biometrics* 1984 ; 40 : 1079-1087.
54) Pocock, S. J., Geller, N. L. and Tsiatis, A. A. *Biometrics* 1987 ; 43 : 487-498.
55) Lehmacher, W., Wassmer, G. and Reitmer, P. *Biometrics* 1991 ; 47 : 511-521.
56) Follmann, D. *Statistics in Medicine* 1995 ; 14 : 1163-1175.
57) Zhang, J., et al. *Controlled Clinical Trials* 1997 ; 18 : 204-221.
58) O'Brien, P. C. and Geller, N L. *Controlled Clinical Trials* 1997 ; 18 : 222-227.
59) Gong, J., Pinheiro, J. and DeMets, D. L. *Controlled Clinical Trials* 2000 ; 21 : 313-329.
60) Dmitrienko, A., Offen, W. W. and Westfall, P. H. *Statistics in Medicine* 2003 ; 22 : 2387-2400.
61) Bryant, E. and Gillings, D. Statistical analysis of longitudinal repeated measures design. In Sen, P. K. ed.(1985) *Biostatistics : Statistics in Biomedical, Public Health and Environmental Science*. 251-282. Elsevier Science Publishers.
62) Kock, G. G., et al. *International Statistical Review* 1980 ; 48 : 249-265.
63) Crowder, M. J. and Hand, D. J. (1990) *Analysis of Repeated Measures*. Chapman & Hall.
64) 上坂浩之. 標準化と品質管理 1995 ; 48, 4 : 63-69, 5 : 101-106, 6 : 83-87, 7 : 77-83, 8 : 85-91.
65) Siegmund, D. (1985) *Sequential Analysis : Tests and Confidence Intervals*. Springer-Verlag.
66) 上坂浩之, 他, 日本製薬工業協会医薬品評価委員会臨床評価部会 統計学的諸問題検討分科会. 薬理と治療 1990 ; 18 : 4763-4784.
67) Jennison, C. and Turnbull, B. W. (2000) *Group Sequential Methods with Applications to Clinical Trials*. Chapman & Hall/CRC.
68) Sutton, A. J., et al. (2000) *Methods for Meta-Analysis in Medical Research*. John Wiley & Sons.
69) 丹後俊郎 (2002) メタ・アナリシス入門—エビデンスの統合をめざす統計手法— (医学統計学シリーズ 4). 朝倉書店.
70) Box, G. E. P. and Cox, D. R. *Journal of Royal Statistical Society B* 1964 ; 26 : 211-252.
71) Salsberg, D. *Controlled Clinical Trials* 1999 ; 20 : 453-468.
72) Bonate, P. L. (2000) *Analysis of Pretest-Posttest Designs*. Chapman & Hall/CRC.
73) The European Agency for the Evaluation of Medicinal Products Evaluation of Medicines

for Human Use (2003) Points to consider on adjustment for baseline covariates.
74) Ganju, J. *Biometrics* 2004；60：829-833.
75) Fleiss, J. L. (1999) *The Design and Analysis of Clinical Experiments*. John Wiley & Sons.
76) Egger, M. J., et al. *Controlled Clinical Trials* 1985；6：12-24.
77) Crager, M. R. *Biometrics* 1987；43：895-901.
78) 清見文明. 計量生物学 2003；24：95-115.
79) 日本イーライリリー(株). ジプレキサ錠に関する資料. 日本薬剤師研修センター：新薬の承認に関する情報のページ [http://www.jpec.or.jp/contents/c01/link.html].
80) Hajek, J. and Sidak, Z. (1967) *Theory of Rank Tests*. Academic Press.
81) Puri, M. L. and Sen, P. K. (1971) *Nonparametric Methods in Multivariate Analysis*. John Wiley & Sons.
82) Lehmann, E. L. (1975) *Nonparametrics: Statistical Methods Based on Ranks*. Holden-Day；鍋谷清治, 刈屋武昭, 三浦良造, 訳 (1978) ノンパラメトリックス. 森北出版.
83) Hollander, M. and Wolfe, D. A. (1999) *Nomparametric Statistical Methods*. 2nd ed. John Wiley & Sons.
84) 柳川 堯 (1982) ノンパラメトリック法. 培風館.
85) Hoyle, M. H. *Interational Statitsical Review* 1973；41：203-223.
86) 上坂浩之, 後藤昌司. 応用統計学 1980；9：23-33.
87) Doksum, K. A. and Wong, C. *Journal of the American Statistical Society* 1983；78：411-417.
88) Draper, N. R. and Cox, D. R. *Journal of the Royal Statistical Society B* 1969；31：472-476.
89) Atkinson, A. C. *Journal of the Royal Statistical Society B* 1973；35：473-479.
90) Hinkley, D. *Applied Statistics* 1977；26：67-69.
91) Cressie, N. C. *Biometrics* 1978；34：505-513.
92) Carroll, R. J. and Ruppert, D. *Biometrika* 1981；68：609-615.
93) Keene, O. *Statistics in Medicine* 1995；14：811-819.
94) Mandrekar, S. M. and Mandrekar, J. N. *Statistical Methods in Medical Research* 2003；12：505-513.
95) Lachenbroch, P. A. *Statistics in Medicine* 2003；22：3823-3842.
96) Shapiro, S. S. and Wilk, M. B. *Biometrika* 1965；52：591-611.
97) Shapiro, S. S. and Wilk, M. B. *Technometrics* 1968；10：861-866.
98) Center for Drug Evaluation and Research, U. S. Departent of Health and Human Service, Public Health Service, Food and Drug Administration. Guideline for the Format and Content of the Clinical and Statistical Sections of New Drug Applications. 1988；日本製薬工業協会医薬品評価委員会臨床評価部会 臨床試験における統計学的諸問題検討分科会編・訳 (1990) 申請書類の書き方に関する FDA ガイドラインー臨床と統計ー. ライフサイエンス出版.
99) Chuang-Stein, C. *Drug Information Journal* 1998；32：1363S-1372S.
100) Edwards, S., et al. Summarization, analysis, and monitoring of adverse experiences. In Peace, K. E. ed. (1990) *Statistical Issues in Drug Research and Development*. 19-170. Marcel Dekker.
101) O'Neill, R. T. Assessment of safety. In Peace, K. E. ed. (1988) *Biopharmaceutical Statistics for Drug Development*. 543-604. Marcel Dekker；中上節夫, 森川敏彦監訳 (1992) 医薬統計学. サイエンティスト社.

102) Chuang-Stein, C. *Controlled Clinical Trials* 1998；19：167-177.
103) Gilbert, G. S. ed.（1993）*Drug Safety Assessment in Clinical Trials*. Mercel Dekker.
104) Harris, K. H. and Boyd, J. C.（1995）*Statistical Bases of Reference Values in Laboratory Medicine*. Marcel Dekker.
105) Chuang-Stein, C., Mohberg, N. R. and Musselman, D. M. *Statistics in Medicine* 1992；11：1075-1089.
106) Gilbert, S. G., Zubkoff-Schulz, L. and Ting, N.（1993）The genie score：a multivariate assessment of laboratory abnormalities. In Gilbert, G. S. ed. *Drug Safety Assessment in Clinical Trials*. 125-169. Marcel Dekker.

【第5章】

1) Appel-Dingemanse, S., *et al*. *European Journal of Clinical Pharma-cology* 2001：56；889-891.
2) Kienzler, J. L., *et al*. *European Journal of Clinical Pharmacology* 2002：58；395-402.
3) Hudson, R. J., *et al*. *Anesthesiology* 1983；59：301-308.
4) Kleinbloesem, C. H., *et al*. *Clinical Pharmacology and Therapeutics* 1987；41：26-30.
5) Goadsby, P. J., *et al*. *Neurology* 2000；54：156-163.
6) Holford, N. H. G. and Sheiner, L. B. *Clinical Pharmacokinetics* 1981；6：429-453.
7) Gibaldi, M. and Perrier, D.（1982）*Pharmacokinetics*. 2nd ed. Mercel Dekker.
8) 上坂浩之．応用統計学 1992；21：153-164.
9) Sambol, N. C., Clementi, W. A. and Sheiner, L. B. *Journal of Pharmacokinetics and Biopharamaceutics* 1991；19：79S-91S.
10) Graves, D. A., *et al*. *Journal of Pharmacokinetics and Biopharamaceutics* 1990；18：279-291.
11) 厚生省医薬安全局審査管理課．新医薬品の承認に必要な用量-反応関係の検討のための指針．1994；薬審第494号．
12) Turri, M. and Stein, G. *Statistics in Medicine* 1986；5：449-457.
13) 水口弘司，他．産婦人科の世界 1990；42, 9：847-868.
14) 上坂浩之．臨床薬理 1993；24：311-314.
15) 水口弘司，他．産婦人科の世界 1996；48, 3：221-248.
16) Paalzow, L. K., Paalzow, G. H. M. and Tfelt-Hansen, P. Variability in bioavailability：concentration versus effect. In Rowland, M., *et al*. eds.（1985）*Variability in Drug Therapy：Description, Estimation, and Control*. 167-185. Raven Press.
17) U. S. Department of Health and Human Services Food and Drug Administration. Guidance for Industry：Population Pharmacokinetics. 1999.
18) U. S. Department of Health and Human Services Food and Drug Administration. Guidance for Industry：Exposure-Response Relationships-Study Design, Data Analysis, and Regulatory Applications. 2003.
19) Yuh, L., *et al*. *Biometrics* 1994；50：566-575.
20) 矢船明史，石黒真木夫（2004）母集団薬物データの解析（統計科学選書）．朝倉書店．
21) 丹後俊郎，上坂浩之編（2006）臨床試験ハンドブック－デザインと統計解析－．337-387. 朝倉書店．

【第6章】

1) 加藤隆一 (2003) 臨床薬物動態学－臨床薬理学，薬物療法の基礎として－. 改訂第3版. 南江堂.
2) Gibaldi, M. and Perrier, D. (1982) *Pharmacokinetics*. 2nd ed. Marcel Dekker.
3) 丹後俊郎，上坂浩之編 (2006). 臨床試験ハンドブックーデザインと統計解析ー. 朝倉書店.
4) 矢船明史，石黒真木夫 (2004) 母集団薬物データの解析（統計科学選書）. 朝倉書店.
5) 厚生省. 臨床試験の一般指針. 1998；医薬審第380号.
6) 厚生省. 医薬品の臨床試験のための非臨床安全性試験の実施時期についてのガイドライン. 1998；医薬審第1019号.
7) 厚生労働省. 医薬品の臨床薬物動態試験. 2001；医薬審発第796号別添.
8) Julious, S. A. and Debarnot, C. A. M. *Journal of Biopharmaceutical Statistics* 2000；10：55-71.
9) Senn, S. (1997) *Statistical Issues in Drug Development*. John Wiley & Sons.
10) Smith, B. P., et al. *Pharmaceutical Research* 2000；17：1278-1283.

【第7章】

1) 上坂浩之. 初期第2相試験の方法における統計的側面. 第57回日本統計学会講演報告集 1989；長崎大学：79-81.
2) 上坂浩之. 臨床薬理 1993；24：311-314.
3) 厚生省薬事安全局審査管理課. 新医薬品の承認に必要な用量－反応関係の検討のための指針. 1994；薬審第494号.
4) Schoenfeld, D. *International Journal of Radiation Oncology, Biology and Physics* 1980；6：371-374.
5) Fleming, T. R. *Biometrics* 1982；38：143-151.
6) A'Hern, R. P. *Statistics in Medicine* 2001；20：859-866.
7) 北川敏男 (1958) 推測統計学 I. 岩波書店.
8) Blyth, C. R. and Still, H. A. *Journal of the American Statistical Association* 1983；78：108-116.
9) Gehan, E. A. *Journal of Chronic Disease* 1961；13：346-353.
10) Schultz, J. R., et al. *Biometrics* 1973；29：293-300.
11) Simon, R. *Controlled Clinical Trials* 1989；10：1-10.
12) Jung, S., Carey, M. and Kim, K. M. *Controlled Clinical Trials* 2001；22：367-372.
13) Jung, S., et al. *Statistics in Medicine* 2004；23：561-569.
14) Chang, M. N., et al. *Biometrics* 1987；43：865-874.
15) Shuster, J. *Journal of Biopharmaceutical Statistics* 2002；12：39-51.
16) Hanfelt, J. J., Slack, R. S. and Gehan, E. A. *Controlled Clinical Trials* 1999；20：555-566.
17) Chen, T. T. *Statistics in Medicine* 1997；16：2701-2711.
18) Kepner, J. L. and Chang, M. N. *Controlled Clinical Trials* 2004；25：326-333.
19) Ensing, L. G., et al. *Statistics in Medicine* 1994；13：1727-1736.
20) Chen, T. T. and Ng, T. *Statistics in Medicine* 1998；17：2301-2312.
21) Herndon II, J. E. *Controlled Clinical Trials* 1998；19：440-450.
22) Herson, J. *Biometrics* 1979；35：775-783.
23) Thall, P. F. and Simon, R. M. Recent developments in the design of phase II clinical trials.

In Thall, P. F. ed. (1995) *Recent Advances in Clinical Trial Designs and Analysis.* 49-71. Kluwer Academic Publishers.
24) Mariani, L. and Marubini, E. *International Statistical Review* 1996；64：61-88.
25) Liu, P. Y. Phase II selection designs. In Crowley, J. ed. (2001) *Handbook of Statistics in Clinical Oncology.* 119-127. Marcel Dekker.
26) Green, S. Overview of phase II clinical trials. In Crowley, J. ed. (2001) *Handbook of Statistics in Clinical Oncology.* 93-103. Marcel Dekker.
27) Jung, S. and Kim, K. M. *Statistics in Medicine* 2004；23：881-896.
28) Jennison, C. and Turnbull, B. W. *Technometrics* 1983；25：49-58.
29) Duffy, D. E. and Santner, T. J. *Biometrics* 1987；43：81-93.
30) Chang, M. N. and O'Brien, P. C. *Controlled Clinical Trials* 1986；7：18-26.
31) Coe, P. R. and Tamhane, A. C. *Controlled Clinical Trials* 1993；14：19-29.

【第8章】
1) Schmit, R. *European Journal of Clinical Pharmacology* 1988；34；15-19.
2) 上坂浩之．臨床薬理 1993；24：311-314.
3) Ruberg, S. J. *Journal of Biopharmaceutical Statistics* 1995；5：1-14.
4) Ruberg, S. J. *Journal of Biopharmaceutical Statistics* 1995；5：15-42.
5) 上坂浩之．*Japanese Journal of Biometrics* 1996；17：99-121.
6) Temple, R. Dose-response and registration of new drugs. In Lasagna, L., Erill, S. and Naranjo, C. A. eds. (1989) *Dose-response Relationships in Clinical Pharmacology.* 145-167. Elsvier Science Publishers.
7) Turri, M. and Stein, G. *Statistics in Medicine* 1986；5：449-457.
8) Paalzow, L. K., Paalzow, G. H. M. and Tfelt-Hansen, P. Variability in bioavailability： concentration versus effect. In Rowland, M., *et al.* eds. (1985) *Variability in Drug Therapy*：*Description, Estimation, and Control.* 167-185. Raven Press.
9) Barlow, R. E., *et al.* (1972) *Statistical Inference under Order Restrictions.* John Wiley & Sons.
10) Chen, Y. *Biometrics* 1999；55：1236-1240.
11) Tamhane, A. C., Hochberg, Y. and Dunnett, C. W. *Biometrics* 1996；52：21-37.
12) Bauer, P. *Biometrics* 1997；53：1125-1128.
13) Sidik, K. and Morris, R. W. *Journal of Biopharmaceutical Statistics* 1999；9：217-240.
14) Hothorn, L. A. and Hauschke, D. *Journal of Biopharmaceutical Statistics* 2000；10：15-30.
15) Tamhane, A. C., *et al. Journal of the American Statistical Association* 2001；96：835-843.
16) 上坂浩之．計量生物学 2003；24：17-41.
17) 厚生省医薬安全局審査管理課．新医薬品の承認に必要な用量‐反応関係の検討のための指針．1994；薬審第 494 号．
18) Sheiner, L. W., Beal, S. L. and Sambol, N. C. *Clinical Pharmacology and Therapeutics* 1989；46：63-77.
19) 上坂浩之．応用統計学 1992；21：153-164.
20) Finney, D. J. (1971) *Probit Analysis.* 3rd ed. Cambridge University Press.
21) Cox, D. R. (1970) *The Analysis of Binary Data.* Methuen & Co.
22) Prentice, R. L. *Biometrika* 1975；62：607-614.

23) Uesaka, H. *Journal of Japan Statistical Society* 1989；19：1-13.
24) 上坂浩之，牡丹義弘，後藤昌司．日本統計学会誌 1981；11：80-86.
25) Box, G. E. P. and Cox, D. R. *Journal of the Royal Statistical Society B* 1964；26：211-252.
26) Neyman, J. Contribution to the theory of χ^2 test. In Neyman, J. ed. (1949) *Proceedings of the Berkley Symposium on Mathematical Statitsics and Probability.* 239-273. University of California Press.
27) Bhapkar, V. P. *Journal of the American Statistical Association* 1966；61：228-235.
28) Bhapkar, V. P. ANOVA and MANOVA：models for categorical data. In Krishnaiah, P. R. ed. (1980) *Handbook of Statistics.* 1. 343-387. North-Holland.
29) Amemiya, T. *Journal of the American Statistical Association* 1976；71：347-351.
30) Nelder, J. A. and Wedderburn, R. W. M. *Journal of the Royal Statistical Sciety A* 1972；135：370-384.
31) McCullagh, P. and Nelder, J. A. (1989) *Generalized Linear Models.* 2nd ed. Chapman & Hall.
32) Uesaka, H. and Asan, C. 九州大学大学院総合理工学研究科報告 1985；6, 2：259-265.
33) Uesaka, H. and Asano, C. 計算機科学研究報告 1985；2：79-93.
34) 上坂浩之．標準化と品質管理 1994；47, 8：88-95.
35) Finney, D. J. *Biometrics* 1976；32：721-740.
36) Ratkowsky, D. A. and Reedy, T. J. *Biometrics* 1986；42：575-582.
37) Currie, D. J. *Biometrics* 1982；38：907-919.
38) Cressie, N. A. C. and Keightley, D. D. *Biometrics* 1981；37：235-249.
39) Ruppert, D., Cressie, N. and Carroll, R. J. *Biometrics* 1989；45：637-656.
40) Bartholomew, D. J. *Biometrika* 1959；46：36-48.
41) Bartholomew, D. J. *Biometrika* 1959；46：328-335.
42) Chacko, V. J. *Annals of Mathematical Statistics* 1963；34：945-956.
43) Miwa, T., Hayter, A. J., and Liu, W. *Computational Statistics & Data Analysis* 2000；34：17-32.
44) Shorack, G. R. *Annals of Mathematical Statistics* 1967；38：1740-1752.
45) Stewart, W. H. and Ruberg, S. J. *Statistics in Medicine* 2000；19：913-921.
46) Hirotsu, C. *Reports of Statistical Application Research, Union of Japanese Scientists and Engineers* 1979；26：12-21.
47) Jocnkheere, A. R. *Biometrika* 1954；41：133-145.
48) Terpstra, T. J. *Indagationes Mathematicae* 1952；14：327-333.
49) Cuzick, J. *Statistics in Medicine* 1985；4：87-90.
50) Mahrer, J. M. and Magel, R. C. *Statistics in Medicine* 1995；14：863-871.
51) 上坂浩之．3群以上の比較．In 宮原英夫，丹後俊郎編（1995）医学統計学ハンドブック．77-120. 朝倉書店．
52) Cochran, W. G. *Biometrics* 1954；10：417-451.
53) Armitage, P. *Biometrics* 1955；11：375-386.
54) Cox, D. R. *Journal of the Royal Statistical Society B* 1958；20：215-242.
55) Tarone, R. E. and Gart, J. J. *Journal of the American Statistical Association* 1980；75：110-116.
56) Tang, M., Hirji, K. F. and Vollset, S. E. *Statistics in Medicine* 1995；14：2261-2272.

57) Metha, C. R., Patel, N. R. and Senchaudhuri, P. *Biometrics* 1998；54：1615-1621.
58) Corcoran, C., Metha, C. and Senchaudhuri, P. *Statistics in Medicine* 2000；19：3037-3050.
59) Williams, D. A. *Biometrics* 1971；27：103-117.
60) Williams, D. A. *Biometrics* 1972；28：519-531.
61) Shirley, E. A. C. *Biometrics* 1977；33：386-389.
62) Shirley, E. A. C. *Applied Statistics* 1979；28：144-151.
63) Williams, D. A. *Biometrics* 1986；42：183-186.
64) Uesaka, H. *Journal of the Japanese Society of Computational Statistics* 1998；11：121-136.
65) Marcus, R. *Biometrika* 1976；63：177-183.
66) 広津千尋．(2004) 医学・薬学データの統計解析．東京大学出版会．
67) Berenson, M. L. *Psychometrika* 1982；47：265-280（with erratum of table position：525-539）.
68) Chuang, C. *Statistics in Medicine* 1987；6：583-590.
69) Chuang-Stein, C. *Communications in Statistics—Theory and Methods* 1988；17：821-832.
70) Shih, W. J., Gould, A. L. and Hwang, I. K. *Statistics in Medicine* 1989；8：583-591.
71) Chuang-Stein, C. and Shih, W. J. *Statistics in Medicine* 1991；10：323-328.
72) 上坂浩之．応用統計学 1992；21：1-14.
73) Sheiner, L. B., Hashimoto, Y. and Beal, S. T. *Statistics in Medicine* 1991；10：303-321.
74) Breslow, N. and Crowley, J. *Annals of Statistics* 1974；2：437-453.
75) Cox, D. R. and Oaks, D. (1984) *Analysis of Survival Data*. Chapman & Hall.

【第9章】

1) 厚生労働省医薬局審査管理課．臨床試験のための統計的原則．1998；医薬審第1047号．
2) 厚生労働省医薬局審査管理課．臨床試験における対照群の選択とそれに関連する諸問題．2000；医薬審発第136号．
3) 厚生省医薬安全局審査管理課．外国臨床データを受け入れる際に考慮すべき民族的要因についての指針．1998；医薬審第672号．
4) 厚生労働省医薬食品局審査管理課．「外国臨床データを受け入れる際に考慮すべき民族的要因についての指針」に関するQ&Aについて（その2）別添．2006．事務連絡．
5) Lehmann, E. L. (1975) *Nonparametrics：Statistical Methods Based on Ranks*. Holden-Day；鍋谷清治，刈屋武昭，三浦良造，訳（1978）ノンパラメトリックス．森北出版．
6) 上坂浩之．2群の比較．In 丹後俊郎，宮原英夫編（1995）医学統計学ハンドブック．46-76．朝倉書店．
7) 竹内 啓（1975）確率分布と統計解析．日本規格協会．
8) 上坂浩之．計量生物学 2003；24：17-41.
9) Shirahata, S. *Journal of the Japanese Society of Computational Statistics* 1993；6：1-10.
10) Fligner, M. A. and Policello, G. E. *Journal of the American Statistical Association* 1981；76：162-168.
11) Brunner, E., Puri, M. L. and Sun, S. *Journal of the American Statistical Society* 1995；90：1004-1014.
12) Halperin, M., Gilbert, P. R. and Lachin, J. M. *Biometrics* 1987；43：71-80.
13) Wang, H., Chen, B. and Chow, S. *Journal of Biopharmaceutical Statistics* 2003；13：735-751.
14) Lehmann, E. L. *Annals of Mathematical Statistics* 1963；34：1507-1512.

15) 上坂浩之, 後藤昌司. 品質 1980;10:170-180.
16) Kolassa, J. E. *Statistics in Medicine* 1995;14:1577-1581.
17) Uesaka, H. *Biometrics* 1993;49:123-129.
18) 佐藤俊哉, 丹後俊郎. 疫学. In 宮原英夫, 丹後俊郎編 (1995) 医学統計学ハンドブック. 442-491. 朝倉書店.
19) 北川敏男 (1958) 推測統計学I. 岩波書店.
20) Lehmann, E. L. (1959) *Testing Statistical Hypothesis*. John Wiley & Sons;渋谷正昭, 竹内 啓, 訳 (1969) 統計的検定論. 岩波書店.
21) Cox, D. R. (1970) *The Analysis of Binary Data*. Meuthen & Co Ltd.
22) Fisher, R. A. (1959) *Statistical Inference and Scientific Reasoning*. Oliver and Boyd;渋谷正昭, 竹内 啓, 訳 (1962) 統計的方法と科学的推論. 岩波書店.
23) Gail, M. and Simon, R. *Biometrics* 1985;41:361-372.
24) 広津千尋 (1976) 分散分析. 教育出版.
25) Fleiss, J. L. (1986) *The Design and Analysis of Clinical Experiments*. John Wiley & Sons;KR研究会 (関西臨床データ解析研究会), 訳 (2004) 臨床試験のデザインと解析. アーム.
26) Searle, S. R. (1987) *Linear Models for Unbalanced Data*. John Wiley & Sons.
27) Box, G. E. P. *Annals of Mathematical Statistics* 1954;25:290-302.
28) 広津千尋 (1992) 実験データの解析-分散分析を超えて-共立出版.
29) Mantel, N. and Haenszel, W. *Journal of the National Cancer Institute* 1959;22:719-748.
30) Robbins, J., Breslow, N. and Greenland, S. *Biometrics* 1986;42:311-323.
31) Tarone, R. E. *Biometrika* 1985;72:91-95.
32) Salsberg, D. *Controlled Clinical Trials* 1999;20:453-468.
33) Boos, D. D. and Brownie, C. *Biometrics* 1992;48:61-72.
34) Agresti, A. and Hartzel, J. *Statistics in Medicine* 2000;19:1115-1139.
35) Senn, S. *Statitsics in Medicine* 1998;17:1753-1765.
36) Jones, B., *et al. Statistics in Medicine* 1998;17:1767-1777.
37) Gallo, P. P. (1998) Biopharmaceutical Report 6:1-9. Biopharmaceutical Section, American Statistical Association.
38) Lin, Z. *Statistics in Medicine* 1999;18:365-373.
39) Anello, C., O'Neill, R. T. and Dubey, S. *Statistical Methods in Medical Research* 2005;14:303-318.
40) Scheffé, H. (1959) *The Analysis of Variance*. sec. 8.1. John Wiley & Sons.

【第10章】

1) Dunnett, C. W. and Gent, M. *Biometrics* 1977;33:593-602.
2) 厚生省薬務局. 臨床試験の統計解析に関するガイドライン. 1992;薬新薬第20号.
3) 厚生労働省医薬局審査管理課. 臨床試験のための統計的原則. 1998;医薬審第1047号.
4) Ellenberg, S. S. and R. Temple, R. *Annals of Internal Medicine* 2000;133:464-470.
5) Temple, R. and Ellenberg, S. S. *Annals of Internal Medicine* 2000;133:455-463.
6) 厚生労働省医薬局審査管理課. 臨床試験における対照群の選択とそれに関連する諸問題. 2000;医薬審発第136号.
7) 上坂浩之, 森川敏彦, 魚井 徹. 計量生物学 2000;20:201-215.
8) Ebbutt, A. and Frith, L. *Statistics in Medicine* 1998;17:1691-1701.

9) Wiens, B. L. *Controlled Clinical Trials* 2002 ; 23 : 2-14.
10) Garrett, A. D. *Statistics in Medicine* 2003 ; 22 : 741-762.
11) European Medicines Agency (2005) Guideline on the Choice of Noninferiority Margin.
12) 上坂浩之. 日本計算機統計学会第 14 回シンポジウム論文集 2000 : 30-39.
13) 上坂浩之. 臨床精神薬理 2001 ; 4 : 783-789.
14) Durrleman, S. and Chaikin, P. *Statistics in Medicine* 2003 ; 22 : 941-952.
15) 森川敏彦. EBM ジャーナル 2000 ; 1 : 678-683.
16) 上坂浩之. 計量生物学 2003 ; 24 : 17-41.
17) 丹後俊郎 (2003) 無作為化比較試験－デザインと統計解析－ (医学統計学シリーズ 5). 朝倉書店.
18) Hung, H. M. J., *et al*. *Statistics in Medicine* 2003 ; 22 : 213-225.
19) Fisher, L. D., Gent, M. and Buller, H. R. *American Heart Journal* 2001 ; 141 : 26-32.
20) Wang, S. and Hung, H. M. J. *Controlled Clinical Trials* 2003 ; 24 : 147-155.
21) Rothmann, M., *et al*. *Statistics in Medicine* 2003 ; 22 : 239-264.
22) The European Agency for the Evaluation of Medicinal Products Evaluation of Medicines for Human Use (2000). Points to consider on switching between superiority and non-inferiority.
23) D'Agostino, R. B., Massaro, J. M. and Sullivan, L. *Statistics in Medicine* 2003 ; 22 : 169-186.
24) Morikawa, T. and Yoshida, M. *Journal of Biopharmaceutical Statistics* 1995 ; 5 : 297-306.
25) 丹後俊郎. 非劣性と優越性の交換と非劣性マージンの選択に関する統計的論点について. 計量生物学 2006 ; 27 : S116-S119 (討論つき S120-S126).
26) Food and Drug Administration. Oncology Drug Advisory Committee transcript [http://www.fda.gov/ohrms/dockets/ac/98/transcpt/3247t1.rtf-06-30-1998].
27) Food and Drug Administration. Cardiovascular and Renal Drugs Advisory Committee. 10/24/97 [http://www.fda.gov/ohrms/dockets/ac/97/transcpt/3338t2.pdf-03-04-1998].
28) Pigeot, I., *et al*. *Statistics in Medicine* 2003 ; 22 : 883-899.
29) Tang, M. and Tang, N. *Journal of Biopharmaceutical Statistics* 2004 ; 14 : 337-347.

【第 11 章】

1) Temple, R. J. *Communications in Statistics—Theory and Methods* 1994 ; 23 : 499-531.
2) Rapaport, M. H., Bose, A. and Zheng, H. *Journal of Clinical Psychiatry* 2004 ; 65 : 44-49.
3) Thase, M. E., *et al*. *Journal of Clinical Psychiatry* 2001 ; 62 : 782-788.
4) Calabrese, J. R., *et al*. *Journal of Clinical Psychiatry* 2000 ; 61 : 841-850.
5) Franchini, L., *et al*. *Journal of Clinical Psychiatry* 1998 ; 59 : 229-232.
6) Mehta, S. R., *et al*. *Lancet* 2001 ; 358 : 527-533.
7) Malmstrom, K., *et al*. *Annals of Internal Medicine* 1999 ; 130 : 487-495.
8) McGill, J. B. and Reilly, P. A. *Clinical Therapeutics* 2001 ; 23 : 833-850.
9) Davidson, M. H., *et al*. *Clinical Therapeutics* 2003 ; 25 : 2738-2753.
10) Cazzola, M., *et al*. *Clinical Therapeutics* 2002 ; 24 : 595-604.
11) Fricke, J. R., *et al*. *Clinical Therapeutics* 2002 ; 24 : 953-968.
12) Simon, L. S., *et al*. *Journal of American Medical Association* 1999 ; 282 : 1921-1928.
13) Bayes, H. E., *et al*. *Clinical Therapeutics* 2001 ; 23 : 1209-1230.
14) Kuna, P. *Clinical Therapeutics* 2003 ; 25 : 2182-2197.

15) Clopidogrel and Metoprolol in Myocardial Infarction Trial (COMMIT) Cooperative Group. *Lancet* 2005 ; 366 : 1607-1621.
16) Clopidogrel and Metoprolol in Myocardial Infarction Trial (COMMIT) Cooperative Group. *Lancet* 2005 ; 366 : 1622-1632.

索　引

B

Bartholomew 型検定（Bartholomew type test）　195, 197
Bartholomew 検定（Bartholomew test）　186, 193
Bartholomew の $\bar{E}^2$ 検定（Bartholomew $\bar{E}^2$ test）　186
Bayes 論的方法（Bayesian approach）　169
Bonferroni の不等式（Bonferroni inequality）　113
Box-Cox 変換（Box-Cox transformation）　127, 181, 183
Breslow-Day 検定（Breslow-Day test）　213

C

Cauchy の不等式（Cauchy inequality）　212
Cauchy 分布（Cauchy distribution）　123, 125
Chacko-Shorack の検定（Chacko-Shorack test）　188
χ^2 検定（chi-squared test）　197
χ^2 適合度統計量（chi-squared goodness of fit statistic）　183
CHMP ガイドライン（The Committee for Medical Products for Human Use guideline）　19, 148
Clopper-Pearson の信頼区間（Clopper-Pearson confidence interval）　161, 171
Cochran-Armitage 検定（Cochran-Armitage test）　191
CONSORT（consolidated standards of reporting trials）　87

D

Dunnett 型検定（Dunnett type test）　195
Dunnett 型の多重比較（Dunnett type multiple comparisons）　197

F

F 検定（F test）　197
Fisher の直接確率計算法（Fisher's exact test）　206
Fisher-Irwin 検定（Fisher-Irwin test）　206
Fleming デザイン（Fleming design）　163, 165

G

GCP（Good Clinical Practice）　74
Gehan デザイン（Gehan design）　162

H

Hamilton のうつ病評価尺度（Hamilton rating scale for depression : HAM-D）　25, 28, 30
Holm の方法（Holm's method）　113
Hommel の方法（Hommel's method）　113

I

ITT 解析（intention-to-treat analysis）　94, 98, 100, 102, 104, 130, 223
ITT 集団（intention-to-treat analysis set）　99
ITT の原則（intention-to-treat principle）　97, 102

J

Jonckheere-Terpstra の検定(Jonckheere-Terpstra test) 191, 195

K

Kaplan-Meier 推定値(Kaplan-Meier estimate) 202
Kaplan-Meier 法(Kaplan-Meier method) 199
Kruskal-Wallis 検定(Kruskal-Wallis test) 197

M

Mann-Whitney 検定(Mann-Whitney test) 205
Mantel-Haenszel 推定量(Mantel-Haenszel estimator) 213
max-t 法(maximum-t method) 190
Michaelis-Menten モデル(Michaelis-Menten model) 141

P

Pearson の χ^2 検定(Pearson's χ^2 test) 115
Prentice の基準(Prentice's criteria) 26

Q

QOL(quality of life) 16, 28, 102

S

Savage 検定(Savage test) 92, 124, 126
Scheffé の多重比較法(Scheffé's multiple comparison method) 114
Shaffer の方法(Shaffer's method) 113
Shapiro-Wilk の正規性検定(Shapiro-Wilk test for normality) 128
Shirley-Williams の検定(Shirley-Williams test) 194
Simes の方法(Simes' method) 113
Simon デザイン(Simon design) 163
Sterne 型信頼区間(Sterne confidence interval) 170
Student の t 検定(Student t test) 124, 126, 127, 204

T

Tukey の多重比較(Tukey's multiple comparison method) 114

W

Wilcoxon 検定(Wilcoxon test) 79, 92, 115, 124, 126, 127, 129
Wilcoxon の順位和検定(Wilcoxon rank sum test) 205
Williams 型検定(Williams type test) 195, 197
Williams 型ノンパラメトリック検定(Williams type non-parametric test) 194
Williams 検定(Williams test) 193
　修正——(modified Williams test) 197

ア 行

安全性(safety) 1
安全性監視(pharmacovigilance) 3, 24
安全性情報(safety information) 129

閾用量(threshold) 143, 180, 191
医師総合評価(clinician's global impression : CGI) 28
異常値(abnormal value) 106
位置移動モデル(location shift model) 206
一次対比(linear contrast) 190
一様最小分散不偏推定量(uniformly minimum variance unbiased estimator) 169
一様分布(uniform distribution) 123
一様乱数(uniform random number) 63
逸脱(deviation) 82, 94, 98, 102, 135, 221
一般化(generalization ; generalize) 15, 213
一般化 F 分布(generalized F distribution) 181
一般化可能性(generalizability) 14, 19, 20, 75, 92, 94
一般化ガンマ分布(generalized gamma distribution) 123
一般化線形モデル(generalized linear model) 184
一般化対数オッズ比(generalizod log-odds ratio)

索　引　　*253*

206, 212
遺伝多型(genetic polymorphism)　151
医薬品の臨床試験の実施の基準(Good Clinical Practice：GCP)　5
因果関係(causality)　41
因子水準(level of a factor)　23
インフォームドコンセント(informed consent)　4, 7

ヴァイタルサイン(vital sign)　148
ウォッシュアウト(期)(washout (period))　48, 219
打切り(censoring)　92, 133, 201
打切り分布(truncated distribution)　120

エフェクトサイズ(effect size)　76, 78, 204
エフェクトサイズ信頼限界法(effect size confidence limit method)　205

欧州医薬品審査庁(European Medicines Agency：EMEA)　16
応答(response)　24
オッズ比(odds ratio)　33, 206, 213
重み付き解析(weighted analysis)　214, 217
重み付き最小2乗法(weighted least squares method)　181, 184
重み付き反復最小2乗法(repeated weighted least squares method)　182
重み付き平均(weighted mean)　207, 212, 214

カ 行

外因性因子(extrinsic factor)　147
概括安全度(overall safety rating)　16
回帰係数(regression coefficient)　118
回帰分析(regression analysis)　132
解析計画書(statistical analysis plan)　9, 58, 74, 81, 100, 129
解析対象集団(analysis set)　94, 103, 106, 175, 221
外挿(extrapolation)　19
外部対照群(external control group)　43, 54
学習効果(learning effect)　48, 49
拡張期血圧(diastolic blood pressure)　26, 93
確定的最小化法(deterministic minimization method)　64

確率的最小化法(randomized minimization method)　64
重ね合わせの原理(superposition principle)　152
仮説集合(family of (statistical) hypothesis)　111
仮説の切替え(switching between hypotheses)　109, 114, 222
仮説の構造化(structuring (statistical) hypothesis)　111
仮説の包含関係(implication relation between hypothesis)　111
仮想プラセボ(putative placebo)　222
片側仮説(one-sided hypothesis)　114, 204
片側検定(one-sided test)　107, 204, 225
偏り(bias)　37, 43, 54, 56, 70, 81, 94, 103, 105, 149, 220
合併症(complication)　25, 106
加法性(additivity)　116, 127
加法モデル(additive model)　116, 117, 121
過量投与(over dose)　130
簡易精神症状評価尺度(brief psychiatric rating scale：BPRS)　16, 28
間隔尺度(interval scale)　26
肝機能(liver function)　19
頑健(robust)　124
観察期基準値(baseline)　105
完全無作為化(complete randomization)　66
観測値の独立性(independence of observations)　116
感度(responsiveness；sensitivity)　28, 79
完備ブロック(complete block)　52, 61, 150
管理的試験(managemental trial)　14

既往歴(anamnesis)　17
幾何平均(geometric mean)　31, 151
器官大分類(system organ class：SOC)　133
記述統計量(descriptive statistic(s))　104, 136
基準範囲(reference range)　39, 42, 134
基礎疾患(underlying disease)　20, 106
既存対照(歴史対照, historical control)　37, 56
機能障害(functional disability)　16
帰無仮説(null hypothesis)　106, 159
逆推定(inverse estimation)　174
逆数変換(inverse transformation)　127
救済治療(rescue treatment)　228
吸収(absorption)　137
吸収速度定数(absorption rate constant)　152

急性期治療(acute treatment) 229
強制増量法(forced titration method) 156, 178, 198, 232
共分散分析(analysis of covariance : ANCOVA) 105, 119, 120
共変量(covariate) 21, 43, 58, 66, 67, 78, 119, 129
共変量調整(adjustment for covariate) 105
局所最強力検定(locally most powerful test) 191
局所最強力順位検定(locally most powerful rank test) 126
曲線下面積(area under the curve : AUC) 31, 138, 151
許容性基準(admissibility criteria) 167

偶然変動(random variation) 43
空腹時血糖値(fasting blood glucose) 30
区間推定(interval estimation) 106
組入れ基準(entry criteria) 18, 57, 77, 87, 93, 104, 221
組入れ停止(suspension of patient accrual) 168
組の大きさ(ブロックサイズ, block size) 52, 63, 68
クリアランス(clearance) 151
繰返し信頼区間法(repeated confidence interval method) 171
クロスオーバー試験(cross-over design/trial) 43, 46, 50, 54, 61, 232
群構成(group configuration) 43
群増量試験(デザイン)(group titration design/trial) 149, 155, 158, 161
群逐次計画(group sequential design) 116
群逐次法(group sequential method) 80

経時的観測(repeated observations over time) 115, 128
系統割付(systematic allocation) 60
経皮的冠動脈インターベーション(percutaneous coronary intervention : PCI) 230
血液中薬物濃度(blood concentration of drug ; drug concentration) 14, 22, 137
結合関数(link function) 184
欠測(missing) 29, 102, 229
欠測値(missing value (observation)) 82, 106, 134
検査値異常(abnormal laboratory finding) 132

検出力(power) 98, 111, 204, 214
検証的試験(confirmatory trial) 9, 13, 15, 19, 50, 76, 77, 81, 107, 112, 145, 203
検証的用量反応試験(confirmatory dose-response trial) 174
検定の多重性(multiplicity of testing) 110

交互作用(interaction) 206, 214
交互作用検定(test of interaction) 214
抗腫瘍効果(antitumour activity) 158
校正曲線(calibration curve) 134
合成変数(composite scale) 29
酵素反応(enzyme kinetics) 141
交絡(confounding) 44
国際共同試験(multi-national study) 203
50%阻害濃度(drug concentration producing 50% of maximal inhibition) 141
50%有効量(median effective dose) 141
個体間比較(inter-individual/inter-subject comparison) 22, 44, 176
個体間変動(inter-individual/inter-subject variation) 20, 22, 47, 120, 138
個体差(individual difference) 20, 22, 34, 117
個体内増量試験(intra-subject titration design/trial) 154, 158, 179, 198
個体内比較(intra-individual/intra-subject comparison) 22, 44, 50, 54, 176
個体内変動(intra-individual/intra-subject variation) 20, 22, 34, 47, 117, 121
個体別用量反応関係(subject-specific/individual dose-response relationship) 178
個体別用量反応曲線(subject specific dose-response curve) 141, 143, 198
固定用量(並行群無作為化)試験((randomized) fixed dose (parallel group) trial) 157, 175
混合効果モデル(mixed effect model) 91, 216
コンプライアンス(治療遵守, compliance) 25

サ 行

剤形(formulation ; pharmaceutical dose form) 23, 71, 150
再現性(reproducibility) 17
最終観測値の解析(analysis of last observed value : ALOV) 102, 104
最終観測値の代入(last observation carried

forward: LOCF) 103, 104
最小化法(minimization method) 64, 67
最小値(minimum value) 92, 104
最小反応割合(minimum response rate) 184
最小有効用量(minimum effective dose) 173, 233
最大1日投与量(maximum daily dose) 131
最大血中濃度(maximum concentration) 31, 138, 151
最大対比法(maximum contrast method) 197
最大耐用量(maximum tolerated dose) 157, 174
最大値(maximum value) 92, 104
最大の解析対象集団(full analysis set : FAS) 94, 103, 175, 222, 223
最大反応量(maximum response) 138, 141
最大反応割合(maximum response rate) 184
最大用量(maximum dose) 93, 232
最適性基準(optimality criteria) 166
最適デザイン(optimal design) 166
最適用量(optimal dose) 144, 231
最頻値(mode) 104
最頻投与量(modal dose) 93
最尤推定(maximum likelihood estimation) 169, 183
最尤推定値(maximum likelihood estimate) 186
最尤法(maximum likelihood method) 181, 184
サブタイプ(sub-type) 17
算術平均(arithmetic mean) 151
残存効果(residual effect) 48
三段階デザイン(three-stage design) 168
散布図(scatter diagram) 104, 118, 136
散布度(dispersion) 31

時間効果(time effect) 198
時間反応関係(time-response relationship) 45, 115, 131
時期効果(period effect) 48
シグモイドE_{max}モデル(sigmoid E_{max} model) 138, 142, 173, 199
試験計画(書)違反(protocol violation) 57, 82, 87, 98, 100, 136, 221
試験計画書(protocol) 8, 13
試験実施計画書に適した対象集団(per protocol set) 95, 101
試験総括報告書(clinical study report) 8, 81
試験対象(subject) 20

試験単位(experimental unit) 44, 46, 51, 59
試験中止(withdrawal from trial) 24, 87
試験治療(処理, treatment) 15
試験治療下で発現した症状・徴候(treatment emergent signs and symptoms : TESS) 38, 42
事後的な層別(post-hoc stratification) 105, 132
自己評価(self-rating) 71
指数分布(exponential distribution) 123, 126
施設(center ; institution) 21, 74
施設間変動(center by center variation) 213
施設差(institution difference) 22
施設母集団(population of centers) 213
自然反応(natural response) 185
持続効果(sustained effect) 227
辞退(consent withdrawn) 88, 103, 134
実験因子(experimental factor) 23
実験計画(experimental design) 23
実験的状況(experimental situation) 15
実施可能性(feasibility) 47
実践的試験(pragmatic trial) 14, 18, 92, 94, 95, 175
実践的状況(pragmatic situation) 15
実対照薬(control drug) 230, 232
質的交互作用(qualitative interaction) 206
実薬対照(active control) 33, 36, 54
実薬対照試験(active control trial) 57, 223
市販後試験(post marketing study) 3
四分位点(quartile) 104
絞込み(enrichment) 226
遮蔽(blind ; mask ; masking) 44
収縮期血圧(systolic blood pressure) 26, 92
重症度(severity) 17, 41
重篤度(seriousness) 41
主要(評価)変数(primary endpoint ; primary variable) 16, 25, 59, 92, 106
主要(な)目的(primary objective) 15, 16, 25, 106
順位検定(rank test) 127, 192
順位和(rank sum) 124
順位和検定(rank sum test) 192
準最適デザイン(suboptimal design) 167
順序カテゴリー(ordered category) 28, 79, 189, 206, 212
順序カテゴリー応答(ordered categorical response) 184
順序カテゴリー尺度(ordered categorical scale)

27
順序尺度(ordinal scale) 26
順序制約仮説(hypothesis of order restriction) 186, 193
順序対立仮説(ordered alternative) 191
順序付け(ranking) 111
条件付き増量法(試験)(optional titration) 143, 156, 179, 197, 201, 228, 229
消失速度定数(elimination rate constant) 152
消失半減期(half-life) 151
消費者危険(consumer's risk) 107, 112
乗法モデル(multiplicative model) 117, 121
症例報告書(case report form : CRF) 8, 70
除外(exclusion) 103
除外基準(exclusion criteria) 17, 18
食事の影響(food effect) 153
処理(試験治療, treatment) 23, 44, 59
処理系列(treatment sequence) 47, 50, 61
処理効果(treatment effect) 54
心機能(heart function) 19
腎機能(renal function) 19
進行性疾患(progressive disease) 47, 103
人口統計学的特性(demographic characteristics) 17, 104
人口統計学的変数(demographic variable) 20
真正評価変数(true endpoint) 26
診断基準(diagnostic criteria) 17
信頼区間(confidence interval) 78, 122, 161, 204
信頼係数(confidence coefficient) 106, 122
信頼性(reliability, credibility) 28, 94

推測方法(inference procedure) 106
推定精度(precision of estimation) 163

正規化変換(normalizing transformation) 126
正規近似(normal approximation) 160, 191
正規性(normality) 127, 134
　　──からのずれ(departure from normality) 122
正規分布(normal distribution) 116, 192
正規方程式(normal equation) 182
正規理論(normal theory) 69, 116, 128
製造販売後臨床試験(post marketing study) 5
生存時間解析(survival time analysis) 123
精度(precision) 43, 46, 58, 79
生物学的同等性試験(bioequivalence study) 48,
153
精密確率(exact probability) 161
積命題(intersection of propositions) 110
説明的試験(explanatory trial) 14, 75, 92, 96, 175
漸近相対効率(asymptotic relative efficiency) 124, 126, 192
線形性(linearity) 152
線形モデル(linear model) 91, 127
線形薬物動態(linear pharmacokinetics) 152
潜在的連続分布(latent continuous distribution) 184
漸増試験(dose escalation/titration study) 176
漸増法(titration method) 176
選択基準(inclusion/selection criteria) 17
尖度(kurtosis) 104, 152
全般改善度(global improvement rating) 16

層(stratum) 58
総括検定(omnibus test) 197
相関(correlation) 123
相関係数(correlation coefficient) 119
層間変動(stratum-by-stratum variation) 58
早期中止(early termination) 165
早期中止試験(early escape trial) 229
相互作用(interaction) 48, 93
層別(stratification) 43, 46, 51, 58, 79, 128, 132
層別因子(stratification/stratifying factor) 21, 58, 63, 67, 105, 114, 203, 215
層別無作為化(stratified randomization) 44
層別割付(stratified allocation) 67, 78, 79, 105
測定誤差(measurement error) 117
測定者間変動(inter-observer variation) 79

タ 行

第1四分位点(first quartile) 152
第一種の過誤(type I error) 69, 81, 98, 100, 103, 111, 122, 125, 159, 174, 205, 222, 223
　　仮説の族に関する──(familywise error) 110
第Ⅰ相(phase Ⅰ) 2, 148
第3四分位点(third quartile) 152
第Ⅲ相(phase Ⅲ) 3
代謝(metabolism) 137
対照(control) 33, 43
対称(symmetry) 124, 127, 181
対照試験(controlled trial) 54

索　引

対称分布(symmetric distribution)　31, 92
対照薬(control drug)　220
対数正規分布(log-normal distribution)　118, 123, 126, 180
対数変換(logarithmic transformation)　31, 117, 121, 126, 128, 152
対数薬物量(log-dose)　141
代替(評価)変数(surrogate endpoint ; surrogate variable)　26, 175
体内動態(biotransformation)　148
第二種の過誤(type II error)　159
第Ⅱ相(phase II)　2
代入(補完, imputation)　102
対比(contrast)　186, 192
対比検定(test for contrast)　190, 195
耐薬量(tolerance)　143
耐薬量分布(tolerance distribution)　184
第Ⅳ相(phase IV)　3
対立仮説(alternative hypothesis)　106, 159
多施設(共同)試験(multi-center study/trial)　63, 66, 69, 75, 134, 203, 212, 214
多重検定(multiple testing)　128
多重推測(multiple inference)　112, 114
多重性(multiplicity)　112, 115, 174
多重性調整(adjustment for multiplicity)　114
多重比較法(multiple comparison procedure)　114
多重評価変数(multiple endpoints)　114
多重命題(multiple propositions)　112
多段階デザイン(multi-stage design)　158, 163
多地域試験(multi-regional study/trial)　203
脱落(dropout)　15, 47, 77, 89, 100, 102, 103, 106, 130, 136
妥当性(validity)　28
ダブルダミー法(double dummy)　72
多変量解析(multivariate analysis)　114
多峰性の(multi-modal)　151
単一標本試験(デザイン)(single stage design/study)　158, 165
単回投与試験(single dose study)　148
探索的試験(exploratory trial)　13, 76, 129
探索的用量反応試験(exploratory dose-response trial)　174, 185
単純無作為割付(simple randomization)　61
単調回帰(isotonic regression)　173, 186
単調増加(monotonically increasing)　141, 173

単調変換(monotonic(monotone) transformation)　126
単盲検(single blind)　44, 69
置換ブロック(permuted block)　44, 62
逐次検定(sequential test)　114
逐次推測(successive inference)　111
治験(臨床試験, clinical trial)　5
治験依頼者(sponsor)　6
治験実施計画書に適合した対象集団(per-protocol set : PPS)　94
治験審査委員会(Institutional Review Board : IRB ; Independent Ethics Committee : IEC)　7
治験責任医師(investigator)　8
中央値(median)　31, 92, 104, 152, 206
中央割付(central allocation/randomization)　66
中間解析(interim analysis)　116
中止(discontinuation ; withdrawal)　94, 97, 98, 102, 134
中止基準(discontinuation criteria)　77, 101, 221
中止割合(proportion of discontinuation)　228, 230
徴候(sign)　24, 40
調整済み平方和(adjusted sum of squares)　209
調和平均(harmonic mean)　212
治療主効果(treatment main effect)　213
治療歴(previous treatments)　17

釣合い型不完備ブロック(balanced incomplete block)　52, 153
釣鐘型の用量反応曲線(bell shaped dose-response curve)　173

定性反応(qualitative/quantal response)　32, 143
適応的計画(adaptive/adaptive and flexible design)　116
適応的検定(adaptive test)　128
適応的割付(adaptive allocation/randomization)　64
データマネジメント(data management)　9
転帰(outcome)　41
天井効果(ceiling effect)　117
点推定(point estimation)　106
点推定値(point estimate)　169

同意説明文書(written informed consent form)
　　7, 73
統計的仮説(statistical hypothesis)　82
統計的推測(statistical inference)　69
統計的モデル(statistical model)　82, 106
統合失調症(schizophrenia)　16
同時対照群(concurrent control group)　43, 54
動的無作為化(割付)(dynamic randomization
　　(allocation))　44, 64, 69, 71
投与経路(route of administration)　23
投与量比例性(dose proportionality)　152
登録基準(entry criteria)　99
登録センター(registration center)　71

ナ　行

内因性因子(intrinsic factor)　147
並べ替え分布(permutation distribution)　69

二元分類分散分析(two way analysis of variance)
　　207
二重信頼限界法(double confidence limit method)
　　205
二重盲検(double blind)　44, 67, 70, 72
二段階デザイン(two-stage design)　162, 166,
　　168
二値応答(binary response)　189
二値データ(binary/dichotomous data)　28
日内変動(diurnal variation)　21, 57
日・米・EU 医薬品規制調和国際会議(International
　　Conference on Harmonisation of Technical
　　Requirements for Registration of
　　Pharmaceuticals for Human Use：ICH)　6
2 変量正規分布(bivariate normal distribution)
　　120
二峰性(bimodal)　151

濃度反応関係(concentration-response
　　relationship)　140
濃度反応曲線(concentration-response curve)
　　141
ノンパラメトリック検定(nonparametric test)
　　126
ノンパラメトリック法(nonparametric method)
　　123, 125, 128

ハ　行

排泄(excretion)　137
箱ひげ図(box-whisker plot)　104, 136
外れ値(outlier)　29, 82, 92, 106, 134, 151
反跳(rebound)　228, 230
反応曲面(response surface)　231
反応時間(response time；time to response)
　　128
反応割合(response rate)　32
反復投与試験(repeated dose study)　149
非加重解析(unweighted analysis)　214
非加重平均法(unweighted mean method)　210,
　　214, 217
被験者群(集団，標本)(sample)　15, 17, 20, 61,
　　85, 93, 104
被験者集団の変容過程(disposition of subjects)
　　87
被験者数(number of subjects；sample size)　44,
　　75, 77, 112
比尺度(ratio scale)　26
非心 F 分布(noncentral F distribution)　211
非心 t 分布(noncentral t distribution)　204
非心度(noncentrality parameter)　217
ヒストグラム(histogram)　104, 136
非線形モデル(nonlinear model)　91
非線形薬物動態(nonlinear pharmacokinetics)
　　152
非対称(asymmetry)　92, 181
肥満度(obesity index)　20
非盲検(open label)　44, 69, 155, 157
非盲検試験(open label study/trial)　135
評価者間変動(inter-rater variation)　79
評価尺度(rating scale)　25, 28, 29
評価者の盲検化(observer blind)　70
標準偏差(standard deviation：SD)　27, 31, 77,
　　92, 104
標準方格(standard square)　51
標本サイズ(sample size)　160
非劣性(noninferiority)　113, 218
非劣性仮説(noninferiority hypothesis)　224
非劣性試験(noninferiority trial)　57, 108, 218,
　　220, 230
非劣性の限界値(マージン)(noninferiority

margin) 113, 218, 220
頻度(frequency) 27
頻度表(frequency table) 131
頻度論(frequentist theory) 169
不完備ブロック(incomplete block) 43, 61, 150, 178
副作用(side effect) 38, 39
副次的解析(secondary analysis) 106
副次的(評価)変数(secondary endpoint ; secondary variable) 16, 25
副次的(な)目的(secondary objective) 15, 16, 107
不等分散性(heteroscedasticity) 122
部分集団(subgroup) 58, 93
部分集団解析(subgroup analysis) 79
部分標本(subsample) 95
不偏推定値(unbiased estimate) 119, 170
プラセボ(placebo) 34, 48, 221
プラセボ対照(placebo control) 33, 54, 107
プラセボ対照(二重盲検)試験((double blind) placebo controlled study/trial) 72, 98, 99, 103
プラセボ反応者(placebo responder) 19
プラトー用量(plateau dose) 145, 172
ブリッジング試験(bridging study/trial) 203
ブロック(block) 62
ブロックサイズ(組の大きさ, block size) 52, 63, 68
プロビット法(probit method) 180
分散成分(variance component) 213
分散の一様性(constancy of variance ; homogeneity of variance ; homoscedasticity) 116, 121, 127
分散分析(analysis of variance : ANOVA) 105
分析感度(assay sensitivity) 220, 223, 230
分布(distribution) 137
分布容積(volume of distribution) 151

平均値(mean value) 27, 31, 77, 92, 104
並行群(parallel group) 43, 44
並行群試験(parallel group design/study/trial) 54, 61, 153, 232
米国国立がん研究所(National Institute of Cancer : NIC) 39
米国食品医薬品局(Food and Drug Administration : FDA) 94, 147, 148
閉手順(closed testing procedure) 113, 114, 223
平方根変換(square root transformation) 127
併用禁止治療(inhibited medication) 88
併用治療(concomitant therapy) 15, 70, 77, 93, 99, 130, 219, 231
併用療法(concomitant medication/treatment ; concurrent treatment) 24, 42, 105
べき変換(power transformation) 127, 181
ベースライン(baseline) 21
ベータ分布(beta distribution) 186
ヘルシンキ宣言(World Medical Association Declaration of Helsinki) 4, 36
変化率(percentage change) 116
変数変換(transformation of variable) 135
変動係数(coefficient of variation) 27, 152
変動要因(source of variation) 20
変量因子(factor of random effects) 213, 216
変量モデル(random effects model) 214

包含関係(implication relation) 111
補完(代入, imputation) 101, 103, 134
母集団代表用量反応曲線(population-typical dose-response curve) 143
母集団分布形に依存しない検定法(distribution free test) 205
母集団平均用量反応曲線(population average dose-response curve) 143
母集団薬物動態・薬力学解析(population pharmacokinetic-pharmacodynamic analysis) 143, 147, 153, 198
母集団用量反応関係(population dose-response relationship) 178
母集団用量反応曲線(population dose-response curve) 143, 198, 199
補助療法(adjuvant therapy) 24
母数因子(factor of fixed effects) 213, 216
母数モデル(fixed effects model) 214
発作(attack ; seizure) 24

マ 行

慢性疾患(chronic disease) 50

ミニマックスデザイン(minimax design) 166
民族(ethnic group) 203

無効中止(discontinuation/withdrawal for lack of efficacy) 229
無作為化(randomization) 21, 44, 59, 97, 99
無作為化対照試験(randomized controlled trial) 43, 70
無作為化中止試験(randomized withdrawal design) 228
無作為化手順(randomization procedure) 69
無作為化ブロックデザイン(randomized block design) 53
無作為化並行群試験(randomized parallel group trial) 181
無作為抽出された(randomly sampled) 20
無作為標本(random sample) 20, 93, 158
無作為割付(random allocation) 149, 153
無対照(uncontrolled) 43, 155
無対照試験(uncontrolled trial) 55, 135, 155, 156, 158
無治療同時対照(non-treatment concurrent control) 54
無反応(nonresponse) 185

名義尺度(nominal scale) 26
名目有意水準(nominal level of significance ; nominal significance level) 122
メタアナリシス(meta-analysis) 80, 116, 213

盲検化(blinding) 44, 69, 149
盲検下レビュー(blind review) 135
目標母集団(試験対象集団, 対象患者集団, 対象母集団, 母集団, target population) 16, 20, 43, 79, 93, 97, 123, 130, 143, 175, 219
持越し効果(carry-over effect) 48, 49, 54, 157

ヤ 行

薬原性錐体外路症状評価尺度(drug-induced extrapyramidal symptom scale : DIEPSS) 16, 28
薬物相互作用(drug-drug interaction) 2, 131, 153
薬物代謝酵素(drug metabolizing enzyme) 151
薬物動態学(pharmacokinetics) 2, 137, 147
薬物動態試験(pharmakokinetic study/trial) 14, 22, 48
薬物動態パラメータ(定数)(pharmacokinetic parameter) 128, 150
薬理学的作用(pharmacological action) 34, 137
薬力学(pharmacodynamics) 2, 137, 147
薬力学的応答(pharmacodynamic response) 48, 140
薬力学的試験(pharmacodynamic study) 50
薬効群(drug class) 131

有意水準(level of significance ; significance level) 107
優越確率差(difference in excess probability ; excess probability) 31, 205
優越性(superiority) 113, 174
優越性仮説(superiority hypothesis) 204, 206, 223
優越性試験(superiority trial) 98, 107
有害経験(adverse experience) 38
有害作用(adverse effect) 1, 73
有害事象(adverse event : AE) 16, 24, 30, 38, 39, 40, 70, 88, 133, 140
——の持続期間(duration of adverse event) 41
有害反応(adverse drug reaction : ADR) 19, 32, 38, 40
有効性(efficacy) 1
誘導変数(derived variable) 106
尤度比検定(likelihood ratio test) 128, 186
床効果(floor effect) 117

要因効果(factorial effect) 147
要因配置デザイン(試験)(factorial design) 231, 233
陽性・陰性症状評価尺度(positive and negative symptom scale : PANSS) 16, 28, 124
要治療患者数(number needed to treat : NNT) 33
用法対照(regimen control) 33, 37, 54
要約指標(summary measure) 31, 106
要約統計量(summary statistic) 130
用量対照(dose control) 33, 37, 54
用量調整期(dose-adjustment period) 177
用量調節法(flexible dose) 14
用量反応関係(dose-response relationship) 1, 131, 137, 140, 172, 185, 190, 228
用量反応曲線(dose-response curve) 172, 232
用量反応試験(dose-response study/trial) 143,

145, 172, 233
予後因子(prognostic factor) 21
予測確率(predictive probability) 169
予測可能性(predictability) 66, 68
予備検定(preliminary test) 129
4パラメータロジスティック曲線(four parameter logistic curve) 185

ラ 行

来院途絶(追跡不能, loss-to-follow-up) 88, 103
ラテン方格(Latin square) 43, 51, 54, 153
乱数(random number) 62
ランダムな欠測(missing at random) 91

離散変数(discrete variable) 28, 104, 213
リスク(risk) 32
リスク比(risk ratio) 32, 206
リスク評価(risk assessment) 76
離脱(中止, withdrawal) 228
両側検定(two-sided test) 107
量的交互作用(quantitative interaction) 206, 212
臨床検査(laboratory test) 22
臨床検査値(laboratory finding/value) 24, 73, 128
臨床試験のための統計的原則(ICH-E9) 57, 94, 96, 99, 134, 203, 207, 218, 222
臨床推奨用量(clinical recommended dose) 3,

144, 145, 172, 175
臨床的に意味のある最小の差(smallest clinically meaningful difference : SCMD) 77, 78
臨床薬理試験(clinical pharmacology study) 2, 48
倫理委員会(ethical committee) 4
倫理性(ethics) 43
倫理的原則(ethical principle) 76

累積効果(cumulative effect) 198, 232

歴史対照(既存対照, historical control) 37, 56
連続投与試験(multiple dose study) 149
連続変数(continuous variable) 28
ロジスティック曲線(logistic curve) 143
ロジスティック反応曲線(logistic dose-response curve) 141
ロジット解析(logit analysis) 180

ワ 行

歪度(skewness) 104, 152
和命題(union of propositions) 110
割付(allocation) 59
割付比(allocation ratio) 63, 67
割付票(randomization code) 71

著者略歴

上坂　浩之
（うえさか　ひろゆき）

1947 年　兵庫県に生まれる
1970 年　京都大学理学部数学科卒業
現　在　日本イーライリリー株式会社
　　　　研究開発本部臨床開発部・臨床統計主幹研究員
　　　　理学博士

医学統計学シリーズ 6
医薬開発のための臨床試験の計画と解析　定価はカバーに表示

2006 年 12 月 5 日　初版第 1 刷
2011 年 7 月 20 日　　　第 4 刷

　著　者　上　坂　浩　之
　発行者　朝　倉　邦　造
　発行所　株式会社　朝倉書店

東京都新宿区新小川町 6-29
郵便番号　１６２-８７０７
電　話　03 (3260) 0141
F A X　03 (3260) 0180
http://www.asakura.co.jp

〈検印省略〉

© 2006 〈無断複写・転載を禁ず〉

中央印刷・渡辺製本

ISBN 978-4-254-12756-0　C 3341　　Printed in Japan

前国立保健医療科学院 丹後俊郎・
日本イーライリリー 上坂浩之編

臨床試験ハンドブック
―デザインと統計解析―

32214-9 C3047　　　　A5判 772頁 本体26000円

ヒトを対象とした臨床研究としての臨床試験のあり方、生命倫理を十分考慮し、かつ、科学的に妥当なデザインと統計解析の方法論について、現在までに蓄積されてきた研究成果を事例とともに解説。〔内容〕種類／試験実施計画書／無作為割付の方法と数理／目標症例数の設計／登録と割付／被験者の登録／統計解析計画書／無作為化比較試験／典型的な治療・予防領域／臨床薬理試験／グループ逐次デザイン／非劣性・同等性試験／薬効評価／不完全データ解析／メタアナリシス／他

A.アールスレイター著
医薬品医療機器総合機構 佐久間昭・
前北里大 宮原英夫・富山大 折笠秀樹監訳

臨床試験用語事典

32213-2 C3547　　　　A5判 416頁 本体9800円

診断方法、治療方法、予防方法、看護、患者のリスクプロフィールの知識と理解、などを改善し、疾患の原因論と病原論を支援することを目的とした「臨床試験」全般より500語余りを精選した用語辞典。基本的な用語から標準化に欠かせない重要な述語に定義を与えるだけでなく、その背景にある考え方、実際、展望を詳述する。より広く深い理解を得られるよう充実したクロスリファレンス、その先の知識に対しては参考文献を掲げるなど随所に使い勝手の良さを実現したもの

医学統計学研究センター 丹後俊郎著
医学統計学シリーズ1

統計学のセンス
―デザインする視点・データを見る目―

12751-5 C3341　　　　A5判 152頁 本体3200円

データを見る目を磨き、センスある研究を遂行するために必要不可欠な統計学の素養とは何かを説く。〔内容〕統計学的推測の意味／研究デザイン／統計解析以前のデータを見る目／平均値の比較／頻度の比較／イベント発生までの時間の比較

医学統計学研究センター 丹後俊郎著
医学統計学シリーズ2

統計モデル入門

12752-2 C3341　　　　A5判 256頁 本体4000円

統計モデルの基礎につき、具体的事例を通して解説。〔内容〕トピックスⅠ～Ⅳ／Bootstrap／モデルの比較／測定誤差のある線形モデル／一般化線形モデル／ノンパラメトリック回帰モデル／ベイズ推測／Marcov Chain Monte Carlo法／他

長崎大 中村 剛著
医学統計学シリーズ3

Cox比例ハザードモデル

12753-9 C3341　　　　A5判 144頁 本体3400円

生存予測に適用する本手法を実際の例を用いながら丁寧に解説する〔内容〕生存時間データ解析とは／KM曲線とログランク検定／Cox比例ハザードモデルの目的／比例ハザード性の検証と拡張／モデル不適合の影響と対策／部分尤度と全尤度

医学統計学研究センター 丹後俊郎著
医学統計学シリーズ4

メタ・アナリシス入門
―エビデンスの統合をめざす統計手法―

12754-6 C3341　　　　A5判 232頁 本体4000円

独立して行われた研究を要約・統合する統計解析手法を平易に紹介する初の書〔内容〕歴史と関連分野／基礎／代表的な方法／Heterogenietyの検討／Publication biasへの挑戦／診断検査とROC曲線／外国臨床試験成績の日本への外挿／統計理論

医学統計学研究センター 丹後俊郎著
医学統計学シリーズ5

無作為化比較試験
―デザインと統計解析―

12755-3 C3341　　　　A5判 216頁 本体3800円

〔内容〕RCTの原理／無作為割り付けの方法／目標症例数／経時的繰り返し測定の評価／臨床の同等性／非劣性の評価／グループ逐次デザイン／複数のエンドポイントの評価／ブリッジング試験／群内・群間変動に係わるRCTのデザイン

医学統計学研究センター 丹後俊郎・横山徹爾・髙橋邦彦著
医学統計学シリーズ7

空間疫学への招待
―疾病地図と疾病集積性を中心として―

12757-7 C3341　　　　A5判 240頁 本体4500円

「場所」の分類変数によって疾病頻度を明らかにし、当該疾病の原因を追究する手法を詳細にまとめた書。〔内容〕疫学研究の基礎／代表的な保健指標／疾病地図／疾病集積性／疾病集積性の検定／症候サーベイランス／統計ソフトウェア／付録

上記価格（税別）は2011年6月現在